Aus dem Programm Huber: Psychologie Sachbuch

Alan J. Parkin

Erinnern und Vergessen

Wie das Gedächtnis funktioniert – und was man bei Gedächtnisstörungen tun kann

Aus dem Englischen übersetzt von Irmela Erckenbrecht

Verlag Hans Huber
Bern · Göttingen · Toronto · Seattle

Die englische Originalausgabe dieses Buches ist unter dem Titel «Memory and Amnesia: An Introduction. Second edition» erschienen bei Blackwell Publishers Limited, Oxford, UK

Die Deutsche Bibliothek – CIP-Einheitsaufnahme

Parkin, Alan J.:
Erinnern und Vergessen : wie das Gedächtnis funktioniert – und was man bei Gedächtnisstörungen tun kann / Alan J. Parkin. Aus dem Engl. übers. von Irmela Erckenbrecht. – 1. Aufl. – Bern ; Göttingen ; Toronto ; Seattle : Huber, 2000
(Aus dem Programm Huber: Psychologie-Sachbuch)
Einheitssacht.: Memory and amnesia <dt.>
ISBN 3-456-83254-0

1. Auflage 2000

Umschlag: Mühlberg, Basel
Druck: Druckhaus Beltz, Hemsbach
Printed in Germany

Inhalt

Vorwort zur ersten Auflage 7

Vorwort zur zweiten Auflage 9

Teil 1 Das Gedächtnis und wie es funktioniert 11

1. Ein grundlegendes Gedächtnismodell 13

2. Weiterführende Modelle 30

3. Erinnern und Vergessen 46

4. Wie sich die Gedächtnisleistung verbessern läßt 73

Teil 2 Gedächtnisstörungen 87

5. Die Diagnose von Gedächtnisstörungen 89

6. Das amnestische Syndrom 109

7. Die Bedeutung der Frontallappen für das Gedächtnis 141

8. Alter und Demenz 154

9. Vorübergehende Gedächtnisstörungen 180

10. Psychogene Gedächtnisstörungen 200

11. Praktische Hilfen und Gedächtnistherapie 226

Bibliographie 241

Sachregister 271

Vorwort zur ersten Auflage

Das Interesse an den Leistungen des Gedächtnisses und seinen Störungen hat in den letzten Jahrzehnten stark zugenommen. Die verschiedenen Phänomene im Zusammenhang mit Vergeßlichkeit und Erinnerungsverlust sind nicht nur für klinisch, sondern auch für experimentell arbeitende Psycholog(innen), die sich mit der Erklärung der normalen Gedächtnisfunktion befassen, besonders interessant. Das vorliegende Buch versteht sich daher in erster Linie als Einführung für Studierende der Psychologie, die sich im Rahmen ihres Studiums zum ersten Mal mit dem Gedächtnis und seinen (neuro-)psychologischen Aspekten befassen. Aber auch für Vertreter(innen) anderer Disziplinen – der Neurologie, der Neurochirurgie, der Psychiatrie, der Sprachtherapie, der Ergotherapie, der Krankenpflege und der Jurisprudenz – sind die Folgen verschiedener Gedächtnisstörungen relevant. Das Buch richtet sich deshalb ausdrücklich auch an Fachleute, die sich bisher noch nicht mit psychologischen Erklärungsansätzen beschäftigt haben.

Diese Zielsetzung hat zu einer Zweiteilung des Buches geführt: Den ersten Teil bildet eine grundlegende Einführung in die aktuellen psychologischen Theorien zum Gedächtnis des Menschen. Die Darstellung ist selektiv, d. h., sie konzentriert sich auf jene Aspekte der Theorie und Forschung, die für die nachfolgende Diskussion von Gedächtnisstörungen von zentraler Bedeutung sind. Einige meiner Kolleg(innen) werden darüber hinaus bemerken, daß traditionelle Ansätze dabei im Vordergrund stehen und manche neueren theoretischen Entwicklungen bei der Erklärung der Gedächtnisleistung nicht berücksichtigt werden. Der Grund für diese Vorgehensweise liegt in dem Verhältnis zwischen der Gedächtnisstörungsforschung und den Theorien der normalen Gedächtnisfunktion: Die Versuche zur Erklärung von Gedächtnisstörungen stützen sich fast ausschließlich auf Theorien der normalen Gedächtnisfunktion. Die Theoriebildung in der Forschung über die verschiedenen Formen des Gedächtnis*verlusts* hinkt infolgedessen stets ein wenig hinter den Erklärungsversuchen in der Grundlagenforschung her; allerneueste Erklärungsansätze müssen erst noch berücksichtigt werden.

Der zweite Teil beginnt mit einem Überblick über die Diagnose und Differenzierung verschiedener Arten von Gedächtnisstörungen. Verhältnismäßig viel Raum, obgleich es in der klinischen Praxis eher selten ist, wird dem amnestischen Syndrom (Korsakow Syndrom) eingeräumt – ein Ausdruck der großen theoretischen Bedeutung, die diesem Syndrom in der experimentellen Gedächtnisforschung zukommt. Die restlichen Kapitel des Buches befassen sich mit dem Gedächtnisverlust im Alter, vorübergehenden Gedächtnisstörungen, dem psychogenen Gedächtnisverlust und verschiedenen Hilfsmitteln und besonderen Strategien zur besseren Bewältigung von Gedächtnisstörungen. Bei der Zusammenstellung der abschließenden Bibliographie war es mein Ziel, die Auswahl einerseits auf ein vernünftiges Maß zu begrenzen, andererseits aber auch alle wichtigen Aspekte des umfangreichen Forschungsbereichs abzudecken. Mögen die Literaturhinweise interessierten Leser(innen) zu detaillierteren Informationen über bestimmte Themen verhelfen.

An der Vorbereitung dieses Buches waren zahlreiche Menschen beteiligt, denen ich zu großem Dank verpflichtet bin. Für ihre Rückmeldung zu einzelnen Teilen des Manuskripts danke ich insbesondere Nick Leng, Andrew Mayes und Barbara Wilson. Auch Peter Clifton, Sue Leekam, Bronwyn Moorehouse und Nicola Stanhope unterstützten mich durch ihre konstruktive Kritik. Shirley Kirby-Turner und Jenny Marshman von der Sussex University Library sowie Judy Lehmann von der Brighton Postgraduate Medical Library waren mir bei der Beschaffung von Literatur sehr behilflich. Schließlich danke ich Sylvia Turner für ihre wertvolle Mitarbeit bei der Erstellung des Manuskripts, Philip Carpenter für seine ständige Ermutigung und Jean Van Altena für das gründliche Lektorat.

Alan Parkin
Sussex University, Juli 1986

Vorwort zur zweiten Auflage

Die zweite Auflage eines Buches zu schreiben, bietet die willkommene Gelegenheit, neuere Entwicklungen aus dem fraglichen Forschungsbereich einzubeziehen. Es ist schon erstaunlich, was sich seit dem Jahre 1987 auf dem Gebiet der Gedächtnisforschung getan hat. So ist das implizite Gedächtnis als wichtiger Faktor hinzugekommen, und die Frontallappen, die in der ersten Auflage meines Buches nicht einmal im Sachregister vorkamen, füllen jetzt ein eigenes Kapitel. Auch auf dem Gebiet der altersbedingten Gedächtnisstörungen ist die Forschung stark vorangekommen, was sich in der überarbeiteten Ausgabe ebenfalls niederschlägt. Alles in allem fand ich nur sehr wenige Bereiche ohne Neuerungen. Den Leser(innen) bietet sich daher eine Fülle neuen Materials. Wie viele überarbeitete Neuauflagen, so ist auch dieses Buch erheblich dicker geworden als die ursprüngliche Ausgabe. Ich hoffe, daß es mir gelungen ist, den Einführungscharakter dennoch zu erhalten.

Für ihre Hilfe bei der Vorbereitung der zweiten Auflage bin ich zahlreichen Menschen zu Dank verpflichtet. Jean van Altena besorgte wiederum das äußerst gründliche Lektorat. Ella Squires leistete unschätzbare Hilfe bei der Erstellung des Manuskripts, und Narinder Kapur unterstützte mich durch konstruktive inhaltliche Diskussionen. Dank schulde ich außerdem meinem ehemaligen Studenten Sam Hutton, dessen Durchsicht der Literatur zum Gedächtnisverlust im Alter mir beim Verfassen von Kapitel 8 eine große Hilfe war, sowie Frances Aldrich für ihre vielen nützlichen Hinweise über verschiedene Lernstrategien zur besseren Bewältigung von Gedächtnisstörungen.

Alan Parkin
Brighton, Juli 1996

Teil 1
Das Gedächtnis und wie es funktioniert

1. Ein grundlegendes Gedächtnismodell

Auf der Suche nach einer Antwort auf die Frage «Wie funktioniert das Gedächtnis?» liegt es nahe, sich als erstes mit der Anatomie und Physiologie des Gehirns zu beschäftigen. Schließlich ist das Gehirn der Sitz des Gedächtnisses. Von unserem Wissen über die Gehirnfunktion könnten wir deshalb erwarten, daß es die gewünschten Erklärungen liefern kann. Das Gehirn besteht aus Millionen von Nervenzellen oder *Neuronen*, deren grundlegende Struktur in Abbildung 1.1 dargestellt ist. Diese Neuronen kommunizieren durch die Übermittlung von Nervenimpulsen vom *Neurit* (oder Axon) des einen Neurons zum *Dendrit* der anderen Nervenzelle. Die Verbindungsstelle zwischen Neurit und Dendrit zweier Nervenzellen wird *Synapse* genannt. Im Grunde handelt es sich um zwei durch einen winzigen Spalt voneinander getrennte Membranen. Der Impuls wird mit Hilfe einer chemischen Substanz weitergegeben, die man *Neurotransmitter* nennt. Von der *präsynaptischen Membran* freigesetzt, geht sie zur *postsynaptischen Membran* über, wo sie wiederum einen neuen Impuls erzeugt. Die vielfältigen Verbindungen zwischen den einzelnen Nervenzellen sind enorm. Ein voll entwickeltes Neuron ist im Durchschnitt mit über eintausend Synapsen mit anderen Nervenzellen verbunden – eine ideale Basis für die komplexen Prozesse der Gedächtnisleistung.

In den letzten Jahren hat die Neurowissenschaft wichtige Erkenntnisse über die Funktion des Nervensystems hinzugewonnen, jedoch nicht annähernd den Punkt erreicht, an dem sie auf die vielen Fragen der Psychologie zum menschlichen Gedächtnis befriedigende Antworten geben könnte. Zwar sind wir in der Lage, bestimmte Gehirnstrukturen und Neurotransmitter zu benennen, die an der Gedächtnisleistung beteiligt sind; all das sagt aber noch nichts darüber aus, wie das Gedächtnis tatsächlich organisiert ist, warum die eine Lernstrategie besser ist als die andere oder – sicherlich das größte Rätsel – wie aus der Interaktion von Nervenzellen bewußte Erinnerungen entstehen. Wir wissen, daß die untereinander eng

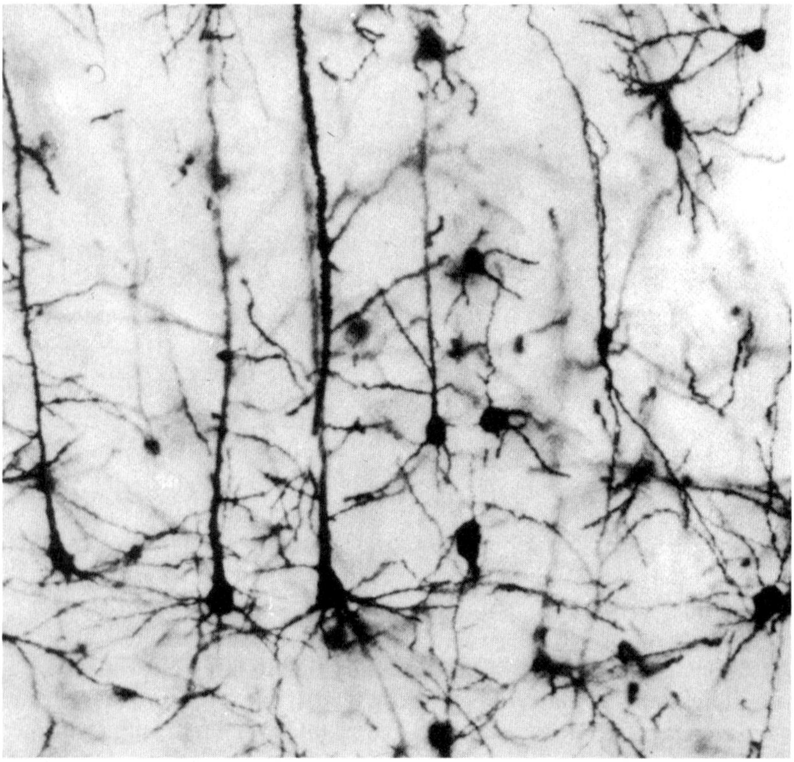

Abbildung 1.1. Untereinander vernetzte Neuronen im Hirngewebe (Querschnitt).

vernetzten Nervenzellen des Gehirns ständig Impulse austauschen, doch solange wir keine Theorie über die Organisation dieses neuronalen Austauschs besitzen, sind wir kaum besser dran als jemand, der versucht, die Schaltkreise eines Fernsehers zu verstehen, von Elektrizitätslehre aber nicht die geringste Ahnung hat.

Weil aus der physischen Struktur des Gehirns die Funktion des Gedächtnisses nicht ersichtlich ist, müssen sich alle Erklärungen der Gedächtnisleistung auf *Analogien* mit Vorgängen stützen, über die wir bessere Kenntnisse besitzen. Das früheste und vielleicht berühmteste Beispiel für die Beschreibung der Gedächtnisleistung mit Hilfe einer Analogie stammt von Platon:

So setze mir nun, damit wir doch ein Wort haben, in unsern Seelen einen wächsernen Guß, welcher Abdrücke aufnehmen kann, bei dem einen größer, bei dem anderen kleiner, bei dem einen von reinerem Wachs, bei dem anderen von schmutzigerem, auch härter bei einigen und bei andern feuchter, bei einigen auch gerade so, wie er sein muß . . .; und wessen wir uns erinnern wollen von dem Gesehenen oder Gehörten oder auch selbst Gedachten, das drücken wir in diesen Guß ab, indem wir ihn den Wahrnehmungen und Gedanken unterhalten, wie beim Siegeln mit dem Gepräge eines Ringes. Was sich nun abdrückt, dessen erinnern wir uns und wissen es, solange nämlich sein Abbild vorhanden ist. Hat sich aber dieses verlöscht oder hat es gar nicht abgedruckt werden können, so vergessen wir die Sache und wissen sie nicht. (*Theaitetos*, in der Übersetzung von Friedrich Schleiermacher, Heidelberg 1982, S. 633)

Mit Hilfe einer einfachen Analogie liefert Plato eine Erklärung für das Herausbilden von Erinnerungen, die Kapazität des Gedächtnisses und individuelle Unterschiede in der Lernfähigkeit, ja, er differenziert sogar zwischen verschiedenen Vorgängen des Vergessens. An späterer Stelle vergleicht Plato das Gedächtnis mit einem Vogelhaus, in dem einzelne Wissensfragmente herumflattern wie Vögel, die erst wieder «eingefangen» werden müssen, wenn das fragliche Wissen zum Einsatz kommen soll. Diese Analogie geht über das Bild vom Wachsguß in zwei wichtigen Aspekten hinaus: Erstens macht sie das Gedächtnis als Raum vorstellbar, in dem individuelle Erinnerungen an spezifischen Orten gespeichert sind, und zweitens unterscheidet sie zwischen dem ursprünglichen Speichern und späteren Abrufen der fraglichen Informationen.

Die Ursprünge unserer heutigen Gedächtnismodelle gehen auf William James (1842–1910) zurück. Obgleich er sich ganz auf die *Introspektion* verließ, formulierte James zahlreiche wichtige Einsichten über das Gedächtnis und andere psychologische Prozesse, so daß wir immer wieder auf ihn Bezug nehmen werden. Wie Plato nutzte James eine räumliche Analogie, um das Gedächtnis zu beschreiben: Er verglich den Akt des Erinnerns mit dem «Durchsuchen des ganzen Hauses nach einem verlorenen Gegenstand». Darüber hinaus führte James eine weitere wichtige Unterscheidung ein. Er beobachtete nämlich, daß neue Eindrücke nicht unmittelbar aus dem Bewußtsein verschwinden, sondern noch für eine kurze Zeitspanne im Bewußtsein bleiben – ein Phänomen, das er unter den Begriff *Primärgedächtnis* faßte. James ging davon aus, daß der Inhalt des primären Gedächtnisses nicht abgerufen werden muß: «Ein Objekt des Primärgedächtnisses braucht nicht . . . zurückgeholt zu werden, da es nie verschwunden war. Es war zeitlich im Bewußtsein niemals vom gerade gegenwärtigen Augenblick abgeschnitten und scheint uns wirklich eher dem Endabschnitt des gegenwärtigen Zeitraums zugehörig als der eigentlichen Vergangenheit» (James, 1890, S. 646–647).

Nach James' Vorstellung gehen die Inhalte des primären Gedächtnisses nach einer Weile ins *Sekundärgedächtnis* über, eine Art riesiges Lager, in dem all unser erworbenes Wissen dauerhaft gespeichert ist. Anders als die im primären Gedächtnis gespeicherten Informationen, müssen die Inhalte des sekundären Gedächtnisses erst abgerufen werden, ehe sie wieder zur Anwendung kommen können. Leider wurden James' wertvolle Einsichten in die Funktion des Gedächtnisses über die erste Hälfte des zwanzigsten Jahrhunderts hinaus weitgehend ignoriert. Zu einem großen Teil lag dies am starken Einfluß des *Behaviorismus* auf die experimentelle Psychologie jener Zeit. Ein Ansatz, der auch das Bewußtsein in seine Erklärungen einbezog, war für den Behaviorismus des wissenschaftlichen Interesses unwürdig. James' Dichotomie, deren Schwerpunkt auf der Beziehung zwischen Bewußtsein und Gedächtnis lag, gelang es daher nicht, die Aufmerksamkeit der experimentellen Psychologie auf sich zu lenken.

Das Mehr-Speicher-Modell des Gedächtnisses

Heute zur Erklärung des Gedächtnis herangezogene Analogien werden als Modelle bezeichnet. Auch diese Modelle beschreiben das Gedächtnis in räumlichen Dimensionen, vergleichen seine innere Organisation jedoch mit der eines Computers. Abbildung 1.2 zeigt ein typisches Beispiel für diesen Ansatz. Das Gedächtnis wird in eine Reihe verschiedener Speicher unterteilt, die jeweils für ein bestimmtes Niveau der Informationsverarbeitung stehen. Als erstes kommen neue Informationen in einen sensorischen Speicher, eine Form des Gedächtnisses, dessen Existenz erst mit Hilfe moderner experimenteller Techniken bestätigt werden konnte. Alle Informationen erreichen das Nervensystem über eines oder mehrere Sinnesorgane. Entsprechende Experimente haben gezeigt, daß das Muster der Reizumstände auch dann noch für kurze Zeit erhalten bleibt, wenn der Reiz selbst schon beendet ist. Im Zusammenhang mit visuellen Informationen ist diese Art der sensorischen Speicherung als *ikonisches Gedächtnis* bekannt. Sperling wies seine Existenz bereits im Jahre 1960 nach. In seinem Experiment zeigte er den Versuchspersonen 50 Millisekunden lang drei Reihen mit Buchstaben, z. B. TDR, SRN und FRZ. Als die Versuchspersonen gebeten wurden, alle Buchstaben zu nennen, konnten sie höchstens vier oder fünf wiedergeben. Alternativ wurde den Versuchspersonen unmittelbar nach der Präsentation der Buchstabenreihen durch ein Signal angezeigt, welche der drei Reihen sie wiedergeben sollten. Unter diesen Umständen wurden bei fast allen Versuchen sämtliche drei Buchstaben korrekt erinnert. Da den Versuchspersonen nicht vorher gesagt wurde, welche Reihe sie später wiedergeben sollten, mußten ihnen beim Erscheinen des Signals noch alle Reihen präsent sein, obwohl sie in dem Moment nicht mehr sichtbar waren. Sperling untersuchte auch die zeitli-

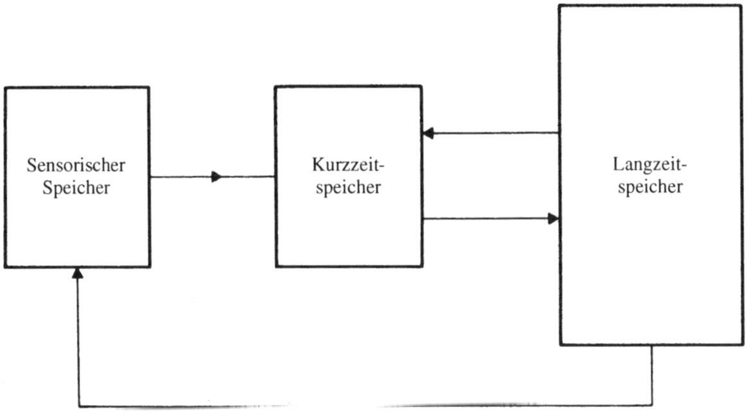

Abbildung 1.2. Das Mehr-Speicher-Modell des Gedächtnisses. (Nach Atkinson & Shiffrin, 1968)

che Dimension dieses Phänomens und stellte fest, daß es nur dann auftrat, wenn zwischen Beendigung des Reizes und dem Signal weniger als eine Sekunde verstrich. Das ikonische Gedächtnis ist also äußerst kurzlebig. Die sensorische Speicherung ist auch im Zusammenhang mit anderen Modalitäten untersucht worden; eine ausführlichere Diskussion dieses Themas würde jedoch den hier gesteckten Rahmen sprengen.

Im Stadium der sensorischen Speicherung durchlaufen Informationen grundlegende Identifikationsprozesse, ehe sie in den *Kurzzeitspeicher* (KZS) übergehen. Dieser Speicher entspricht von der Vorstellung her James' primärem Gedächtnis und bietet die Basis für unsere bewußten mentalen Aktivitäten. Innerhalb des Gedächtnissystems übt der KZS die Kontrolle aus. Er bestimmt darüber, welche Informationen unsere Aufmerksamkeit erhalten und auf welche Art und Weise Informationen verarbeitet werden. Er reguliert auch die Suche nach bereits existierenden Erinnerungen. Der KZS ist vom Wesen her begrenzt, d. h., er kann nur eine bestimmte Menge von Informationen fassen. Diese Kapazität bezeichnen wir als *Gedächtnisspanne*. Das Maß für diese Spanne ist die Anzahl der unmittelbar nach der Darbietung erinnerten Items, meist willkürlich angeordnete Ziffern. Ermittelt wird, wie viele Ziffern die Versuchsperson in der richtigen Reihenfolge wiederholen kann, nachdem sie die Ziffern kurz gehört oder gesehen hat. Bei gesunden Erwachsenen liegt die Gedächtnisspanne durchschnittlich bei sieben (plus/minus zwei) Items.

Wie wichtig der KZS ist, wird deutlich, wenn wir uns einige unserer alltäglichen Aufgaben vergegenwärtigen. Beim Lesen z. B. müssen wir die frühen Teile eines Satzes im Gedächtnis behalten, um den ganzen Satz verstehen zu können. Und beim Kopfrechnen müssen wir uns an das Ergebnis einer Teilrechnung erinnern, während wir die Lösung einer weiteren Teilrechnung ermitteln. Aus eigener Anschauung wissen wir jedoch alle, daß die im KZS gespeicherten Informationen leicht wieder verloren gehen können, wenn wir abgelenkt oder gestört werden. Nach einer kurzen Ablenkung im Gespräch nicht mehr zu wissen, was man gerade gesagt hat, ist dafür ebenso ein Beispiel wie der vorübergehende Gedächtnisverlust von Menschen, die eine Gehirnerschütterung erlitten haben und sich nicht mehr an die Ereignisse unmittelbar vor dem Unfall erinnern können.

Einmal in den KZS gelangt, gibt es für die Informationen zwei Möglichkeiten: Sie werden entweder in den *Langzeitspeicher* (LZS) transferiert, oder sie werden vergessen. Den LZS können wir uns als eine Struktur mit ungleich größerer Kapazität analog zu James' sekundärem Gedächtnis vorstellen. Wie der Transfer vonstatten geht, werden wir später noch erörtern. Für den Augenblick soll uns der Hinweis genügen, daß ein wirksamer Transfer von Informationen in den LZS die Bildung einer dauerhaften Gedächtnisspur umfaßt, die später als Grundlage für die Rückholung dieser Informationen ins Bewußtsein dient. Wie Sie sehen, gibt es in Abbildung 1.2 einen Pfeil, der direkt vom LZS zum sensorischen Gedächtnis führt. Dieser Pfeil zeigt an, daß der LZS auch für aktuelle Identifikationsprozesse benötigt wird. Diese allerersten Prozesse, in denen es z. B. um die Identifikation von Wörtern und das Wiedererkennen von Gegenständen geht, sind in sich bereits äußerst komplex. In dem Moment, in dem die Informationen den KZS erreichen, hat also schon ein beachtliches Maß an Verarbeitung stattgefunden. Allerdings sind wir uns dieser unmittelbaren Prozesse nicht bewußt. Was ins Bewußtsein und daher in den KZS übergeht, ist nur das Endergebnis. Diese Tatsache legt nahe, daß nur Informationen, die bewußt wahrgenommen wurden, vom KZS in den LZS transferiert werden. Grundsätzlich können wir erst einmal davon ausgehen, daß dies so ist, sollten aber auch die Möglichkeit in Betracht ziehen, daß wir uns durchaus auch an Unbewußtes erinnern können (siehe z. B. Eich, 1984).

Experimentelle Beweise für den Unterschied zwischen KZS und LZS

Intuitiv spricht einiges für eine Unterscheidung zwischen KZS und LZS, dennoch ist es wichtig, auch mit Hilfe von Experimenten nachzuweisen, daß die hypothetischen Speicher tatsächlich deutlich voneinander getrennte

Komponenten innerhalb des Gedächtnissystems bilden. Später werden wir sehen, daß auch die Symptome von Patient(innen) mit Gedächtnisstörungen unsere Hypothese stützen; im Augenblick wollen wir uns jedoch nur mit Experimenten zur normalen Gedächtnisleistung befassen. Im Laufe der Zeit sind zu diesem Zweck eine ganze Reihe verschiedener Techniken entwickelt worden. Wir wollen uns hier auf das Reproduktionsverfahren mit Hilfe des sogenannten freien Erinnerns beschränken: Den Versuchspersonen wird eine Reihe von Items, meist willkürlich angeordnete Wörter, dargeboten. Anschließend werden sie gebeten, so viele Items wie möglich in beliebiger Reihenfolge wiederzugeben.

Das Ergebnis des Experiments wird in Form einer Kurve wiedergegeben, in der die Häufigkeit der erinnerten Wörter in Bezug zu ihrer jeweiligen Position auf der Liste eingetragen ist (siehe Abbildung 1.3). Die ersten Wörter werden häufiger erinnert als die Wörter in der Mitte der Liste; dies nennt man *Primacy-Effekt*. Noch häufiger jedoch werden die letzten Wörter auf der Liste erinnert; dieses Phänomen wird *Recency-Effekt* genannt. Der mittlere Teil der Kurve, der die am wenigsten erinnerten Wörter repräsentiert, trägt die Bezeichnung *Asymptote*.

Die Psychologie war nur allzu bereit, das Ergebnis dieser Experimente als Bestätigung der Unterscheidung zwischen KZS und LZS zu interpretieren: Der Recency-Effekt wurde als Ergebnis des KZS gesehen, während der Primacy-Effekt dem LZS zugeschrieben wurde. Ehe diese Interpretation akzeptiert werden konnte, waren allerdings zusätzliche experimentelle Beweise notwendig. Falls sich in der Kurve tatsächlich die Wirkungen von KZS und LZS widerspiegelten, mußte gezeigt werden, daß die beiden

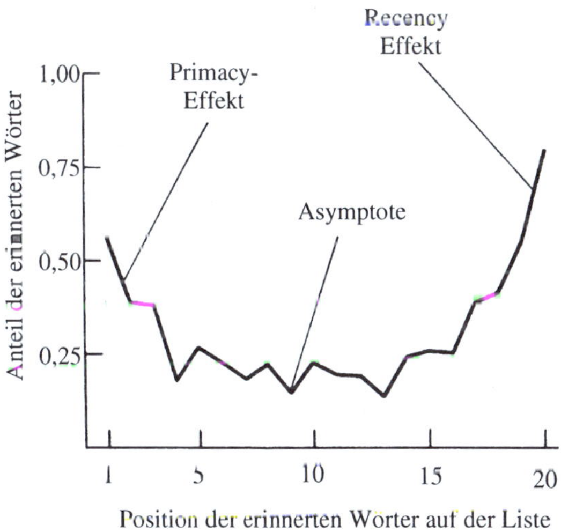

Abbildung 1.3. Typisches Ergebnis eines Reproduktions-Experiments (freies Erinnern) mit den drei Komponenten der seriellen Positionskurve. (Nach Glanzer und Cunitz, 1966)

Teile der Kurve auf die Manipulation bestimmter Faktoren unterschiedlich reagierten. Ließe sich ein Faktor herauskristallisieren, der das Erinnern der ersten Wörter auf der Liste beeinflussen konnte, ohne auf den Recency-Effekt Einfluß zu nehmen, sowie ein anderer Faktor benennen, der nur den Recency-Effekt betraf, spräche dies für die Vorstellung von zwei getrennten Gedächtnisspeichern mit verschiedenen Charakteristika.

In nachfolgenden Experiment wurde das Verfahren deshalb mehrfach variiert. Abbildung 1.4a zeigt, daß eine längere Darbietungszeit das Erinnern der ersten Wörter erleichtert, auf das Erinnern der letzten Wörter aber keinen Einfluß hat. Für eine Anzahl anderer Faktoren wurde eine ähnliche Wirkung nachgewiesen. Die ersten und die mittleren Wörter auf der Liste wurden leichter erinnert, wenn es sich um verwandte oder besonders gebräuchliche Wörter handelte. Nicht miteinander im Zusammenhang stehende und ungewöhnliche Wörter waren entsprechend schwerer im Gedächtnis zu behalten. Der einzige Faktor, der den gegenteiligen Effekt hatte, war eine Ablenkung vor der Wiedergabe. Man verglich die Gedächtnisleistung von Versuchspersonen, die unmittelbar nach der Darbietung mit der Wiedergabe beginnen konnten, mit der von Versuchspersonen, die nach der Darbietung dreißig Sekunden lang in Dreierschritten zurückzählen mußten, ehe sie gebeten wurden, die erinnerten Wörter zu reproduzieren. Unter diesen erschwerten Bedingungen war der Recency-Effekt komplett verschwunden, während die Erinnerung an andere Teile der Liste unverändert blieb (siehe Abbildung 1.4b).

Bei der Interpretation dieser Ergebnisse wird die Erinnerung von verschiedenen Teilen der Liste mit dem Output verschiedener Gedächtnisspeicher gleichgesetzt. Die Leichtigkeit, mit der die jeweils letzten Wörter erinnert werden, und die Anfälligkeit dieses Effekts für jede Art von Ablenkung unterstützen die These von der Existenz eines Kurzzeitspeichers, dessen Informationen direkt verfügbar, aber auch besonders störungsanfällig sind. Die Tatsache, daß die Erinnerung an die ersten Wörter auf der Liste durch Ablenkung nicht beeinträchtigt wird, spricht dafür, daß diese Informationen im LZS dauerhafte Speicherung finden. Auch daß es Faktoren gibt, die das Erinnern der ersten Wörter, nicht aber den Recency-Effekt beeinflussen, spricht für eine Interpretation der Ergebnisse im Sinne des Mehr-Speicher-Modells. Die Variablen, die auf das Erinnern der ersten und mittleren Wörter Einfluß haben, geben außerdem wichtige Hinweise auf die Funktion des LZS. Die Tatsache, daß bedeutsam miteinander verknüpfte Wörter leichter erinnert werden, bestätigt z. B. die intuitive Vermutung, daß unser Gedächtnis bei vorstrukturiertem Material besser funktioniert.

Wenn wir uns die Herausbildung von Erinnerungen als Informationstransfer vom KZS zum LZS vorstellen, stellt sich die Frage, welche Fakto-

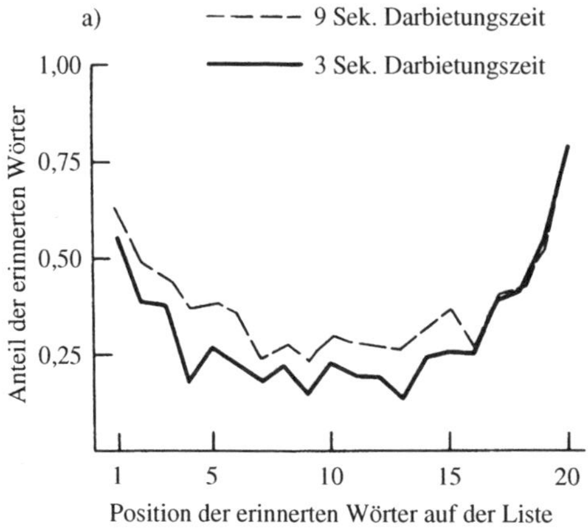

Abbildung 1.4. (a) Auswirkung der Darbietungszeit auf die serielle Positionskurve: Bei einer Darbietungszeit von 9 Sekunden ist das Erinnern im Vergleich zu einer Darbietungszeit von 3 Sekunden deutlich leichter. Der Recency-Effekt ist jedoch nicht betroffen. (b) Auswirkung von Ablenkung auf die serielle Positionskurve: Nach einer Ablenkung von 30 Sekunden verschwindet der Recency-Effekt. Das Erinnern anderer Listenteile ist jedoch nicht betroffen. (Nach Glanzer & Cunitz, 1966)

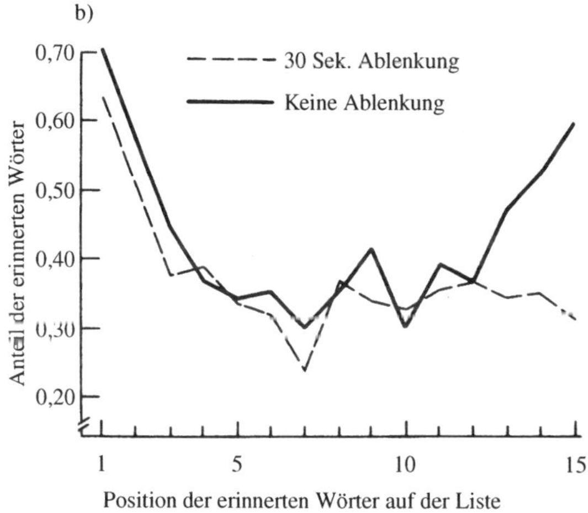

ren diesen Prozeß beeinflussen könnten. Am naheliegendsten ist die Voraussetzung, daß das Gehirn selbst normal arbeitet; tatsächlich werden wir uns in späteren Kapiteln ausführlich mit den Auswirkungen einer gestörten Hirnfunktion auf das Gedächtnis befassen. Auch gesunde Menschen haben jedoch häufig Schwierigkeiten, sich an bestimmte Dinge zu erinnern. Könnte dies auf einen ineffektiven Transfer vom KZS zum LZS zurückzuführen sein? Die Vertreter(innen) des Mehr-Speicher-Modells meinen, ein erfolgreicher Transfer hinge von der *Wiederholung* der empfangenen Informationen ab. Diese Vorstellung gründet auf unserer natür-

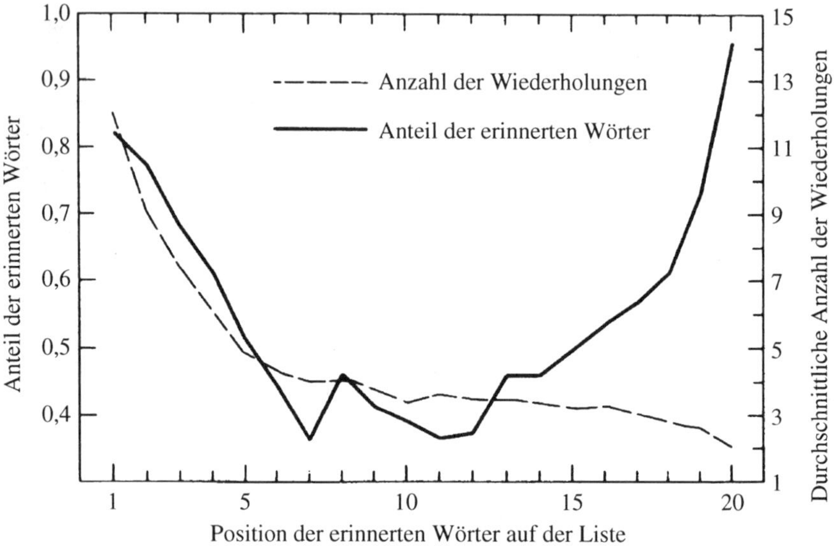

Abbildung 1.5. Auswirkung der Wiederholung einzelner Wörter auf die serielle Positionskurve. (Nach Rundus, 1970)

lichen Neigung, neue Informationen, die wir auf keinen Fall vergessen wollen, laut oder im stillen mehrmals zu wiederholen. Die Beziehung zwischen Wiederholung und Gedächtnisleistung wurde 1971 mit Hilfe einer modifizierten Version der Technik des freien Erinnerns von Rundus demonstriert. Die Versuchspersonen bekamen eine Liste von Wörtern gezeigt und wurden angewiesen, diese Wörter während der Darbietung laut zu wiederholen. Abbildung 1.5 zeigt die Ergebnisse unter Berücksichtigung der Anzahl der jeweiligen Wiederholungen. Bei den ersten Wörtern auf der Liste korrelierte die Erinnerung stark mit der Anzahl der Wiederholungen, bei den letzten Wörtern konnte dies nicht beobachtet werden. Der Transfer von Informationen vom KZS zum LZS scheint daher tatsächlich durch Wiederholungen beeinflußt zu werden: Der Primacy-Effekt verstärkt sich mit der Anzahl der Wiederholungen. Auch das leichtere Erinnern bei längeren Darbietungszeiten geht wahrscheinlich auf die unter diesen Umständen gegebenen Wiederholungszeiten zurück.

Auch wenn wir nun wissen, daß die Anzahl von Wiederholungen Einfluß darauf hat, wie gut wir uns an die im Rahmen des beschriebenen Experiments dargebotenen Wörter erinnern können, hat diese Erkenntnis für unser alltägliches Leben keine allzu große Bedeutung. Wir wiederholen nur selten bewußt neue Informationen und können uns doch Tag für Tag große Mengen neuer Daten merken. Darüber hinaus gibt es bestimmte

Arten von Informationen wie Erinnerungen an Gesichtszüge und Gerüche, die wir gar nicht willentlich wiederholen können und trotzdem behalten. Und schließlich legt die Vorstellung von der Notwendigkeit häufiger Wiederholungen ein viel zu großes Gewicht auf die Rolle der Intentionalität beim Lernen. Es gehört ja gerade zu den paradoxen Phänomenen des menschlichen Gedächtnisses, daß wir uns häufig an Dinge erinnern, die wir eigentlich lieber vergessen würden, und daß uns Dinge entfallen, an die wir uns unbedingt erinnern wollen. Die Schriftstellerin Annie Dillard (1982) beschrieb dieses Phänomen auf ihre Weise:

> Ich ... sah mir das Bild an der Wand des Hotelzimmers an. Es war ... eine detaillierte, lebensechte Darstellung, ein lächelndes Clownsgesicht, aus lauter Gemüsen zusammengesetzt. Es war ein Bild ..., das man sich nicht anschauen mag und doch nie wieder vergißt. Ein geschmackloses Schicksal zwingt einem solche Bilder auf ... Zwei Jahre sind vergangen, und ich habe vieles vergessen, woran ich mich erinnern wollte – aber das Bild von dem Clown und seine irrwitzige Umgebung in dem alten Hotel habe ich nicht vergessen können. (S. 85)

Die Herausbildung neuer Erinnerungen hängt also nicht nur von der bewußten Intention ab. In späteren Kapiteln werden wir überlegen, welche anderen Faktoren daran beteiligt sein könnten.

Problematische Aspekte der seriellen Positionskurve

Eine zentrale Hypothese über den KZS lautet, daß er eine begrenzte Kapazität besitzt. Wir sollten daher messen können, wie groß diese Kapazität tatsächlich ist. Bei Experimenten mit Hilfe des freien Erinnerns ist der Recency-Effekt als Output des KZS gewertet worden. Wenn wir eine verläßliche quantitative Schätzung des Recency-Effekts vornehmen, werden wir damit also auch die Kapazität des KZS eingeschätzt haben. Glanzer und Razel (1974) gaben aufgrund der Ergebnisse von 21 verschiedenen Experimenten den durchschnittlichen Umfang des Recency-Effekts mit 2,2 Wörtern an. Als sie statt Wörtern Sprichwörter (z. B. «Viele Köche verderben den Brei») einsetzten, ergab sich ein Recency-Effekt von 2,2 Sprichwörtern. Zum Abschluß setzten sie unbekannte Sätze ein und ermittelten einen Recency-Effekt von 1,5 Sätzen.

Glanzer und Razels Ergebnisse zeigen, daß sich der Umfang des Recency-Effekts nicht in einer allgemeingültigen Einheit messen läßt. Sie werfen damit ein Schlaglicht auf das grundlegende Problem bei dem Versuch, die Kapazität des menschlichen Gedächtnisses zu messen. Künstliche Speichersysteme wie z. B. eine Computerdiskette, eine CD oder ein Magnetband haben meß- und eingrenzbare Kapazitäten, weil auf ihnen die Informationen in Form bestimmter Einheiten (z. B. Bytes) gespeichert sind. Um die Kapazität des menschlichen Gedächtnisses zu messen, müßten wir zuerst alle Informationen auf allgemeingültige Einheiten reduzieren – ein Unterfangen, das zumindest momentan noch unmöglich erscheint.

Ein weiteres Untersuchungsergebnis hat ebenfalls zu einer Neubewertung des Recency-Effekts beigetragen. Mehrere Autor(innen) haben die Gedächtnisleistung von Versuchspersonen beim unmittelbaren freien Erinnern, beim verzögerten freien Erinnern und bei *kontinuierlicher Ablenkung* ermittelt (siehe Abbildung 1.6). Bei der kontinuierlichen Ablenkung war jedes Wort durch eine 12 Sekunden andauernde Ablenkungsphase vom nächsten Wort getrennt; nach dem letzten Wort wurde außerdem eine weitere 20 Sekunden lange Ablenkungsphase eingeschoben, ehe die Versuchspersonen aufgefordert wurde, die Wörter wiederzugeben. Wie in Abbildung 1.6 zu sehen, ergab sich beim unmittelbaren freien Erinnern eine typische serielle Positionskurve, beim verzögerten freien Erinnern war der Recency-Effekt außer Kraft gesetzt. Überraschenderweise gab es aber bei

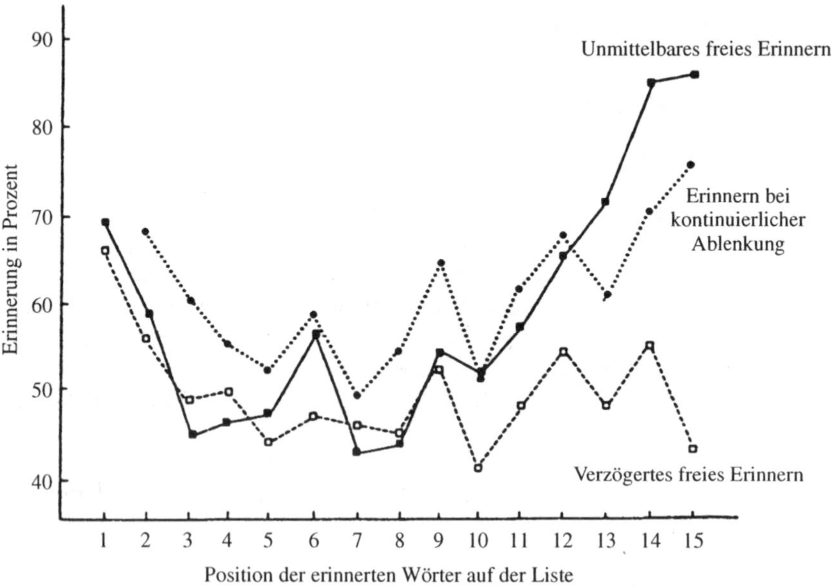

Abbildung 1.6. Recency-Effekte bei unmittelbarem freien Erinnern, verzögertem freien Erinnern und Erinnern bei kontinuierlicher Ablenkung. (Nach Baddeley, 1986)

der kontinuierlichen Ablenkung einen signifikanten Recency-Effekt – und das, obgleich dem letzten Wort eine Ablenkungsphase folgte, die beim verzögerten freien Erinnern ausreichte, um den Recency-Effekt aufzuheben.

Glenberg et al. (1980) stellten die These auf, daß das in Abbildung 1.6 dargestellte Muster des Recency-Effekts unter den drei verschiedenen experimentellen Bedingungen durch eine einzige Funktion beschrieben werden kann, welche die Wiedergabewahrscheinlichkeit mit Hilfe des folgenden Verhältnisses berechnet:

$$\text{Wiedergabewahrscheinlichkeit} = \frac{\text{Präsentationsintervall zwischen Items}}{\text{Zeitverzögerung zwischen Präsentation und Erinnerungsbeginn}}$$

Nach dieser *konstanten Quotientenregel* besteht der wesentliche Faktor nicht in der absoluten Menge der zwischen Darbietung und Erinnerung verstrichenen Zeit, wie dies bei einer Erklärung durch einfache Verdrängung aus dem KZS der Fall wäre. Statt dessen sagt sie voraus, daß Items am Ende der Liste leichter erinnert werden, wenn die Abstände innerhalb der Darbietung und die vor dem Erinnern verstrichene Zeit konstant bleiben. Experimente, die diese Konstante berücksichtigen, werden daher Recency-Effekte nachweisen können, die von den Zeitabständen zwischen den einzelnen Items unabhängig sind.

Eine Formel, die in der Lage ist, unter bestimmten Bedingungen erzielte Recency-Effekte vorauszusagen, stellt an sich jedoch noch keine Erklärung dar. Allerdings legt sie die Vermutung nahe, daß sich die verschiedenen Formen von Recency-Effekten mit einer einzigen Theorie erklären lassen. Zum gegenwärtigen Zeitpunkt haben wir nur eine vage Vorstellung davon, wie der gemeinsame Mechanismus aussehen könnte, der ihnen zugrunde liegt. Eine Möglichkeit liegt in einem *Scanning* genannten Rückholprozeß (Craik & Jacoby, 1976). Dieser Prozeß wird als eine Art «Rückschau» begriffen, die Inhalte der unmittelbaren Vergangenheit auf automatische, mühelose Weise verfügbar macht. Eine wesentliche Aufgabe beim Scanning ist es, die Zielinformation von allen anderen, ebenfalls präsenten Informationen zu unterscheiden. Je weiter die Informationen zurückliegen, desto schwächer wird der Recency-Effekt, weil die Zielinformation von anderen Informationen weniger unterscheidbar wird ähnlich wie eine Reihe von Telegrafenmasten, die, aus immer weiterer Ferne gesehen, allmählich miteinander verschmelzen. In der oben aufgeführten Formel spiegelt sich womöglich die Tatsache wider, daß der Scanning-Prozess effizienter ist, wenn die Zielinformation in regelmäßigen Abständen abgesetzt wird – also dann, wenn die Speicherungszeit und die Zeit zwischen der Darbietung der einzelnen Items die gleiche Länge hat. Das Scanning kann mit den *rekonstruktiven Prozessen* verglichen werden, die notwendig sind, um weiter zurückliegende Informationen zu aktivieren. In Kapitel 3 werden wir diese Prozesse ausführlich erörtern. Für den Augenblick soll der Hinweis genügen, daß die Rückholung durch Rekonstruktion die mühelose Interaktion zwischen aktuell im Bewußtsein befindlichen und im LZS gespeicherten Informationen möglich macht.

Kurz- und Langzeitspeicher aus biologischer Sicht

Auf physischer Ebene können wir eine *Gedächtnisspur* als dauerhafte, einen Aspekt einer vergangenen Erfahrung repräsentierende Veränderung des Gehirns definieren. Über die biologische Form von Gedächtnisspuren sind die unterschiedlichsten Vermutungen geäußert worden. Im Mittelalter stellte man sich vor, daß die Erinnerungen in der Flüssigkeit der Gehirnkammern enthalten sind. Später bezeichnete Descartes mit Recht die feste Substanz des Gehirns als Sitz des Gedächtnisses, lokalisierte es jedoch fälschlicherweise in der Pinealdrüse. Sehr viel später, als die Nukleinsäuren (RNA und DNA) entdeckt wurden, glaubten manche, die RNA mit ihrer wandelbaren Fähigkeit zur Speicherung von Informationen könnte auch als Basis für das menschliche Gedächtnis dienen. In der Folge wurde jedoch bald klar, daß die Nukleinsäuren zwar durchaus an der Herausbildung von Erinnerungen beteiligt sind, aber nicht den eigentlichen Sitz des Gedächtnisses bilden.

Heute ist allgemein anerkannt, daß das biologische Substrat des Gedächtnisses in dauerhaften Veränderungen der synaptischen Verbindungen zwischen den Nervenzellen des Gehirns liegen muß. Für diese Annahme gibt es mindestens zwei gute Gründe: Erstens scheint die Modifikation von Synapsen der einzige Mechanismus zu sein, der dazu in der Lage wäre, die riesigen Mengen an Informationen zu speichern, die im Gedächtnis versammelt sind. Man hat geschätzt, daß es im Gehirn etwa 10^{13} Synapsen gibt – eine Anzahl, die dem Niveau der Gedächtnisleistung angemessen wäre. Zweitens stellen die Synapsen sehr geringe Anforderungen an die Energieversorgung. Für ihre Funktion ist nur erforderlich, daß die Grundumsatzrate des Gehirns aufrechterhalten wird – wodurch sich auch erklären läßt, wieso trotz der erheblich reduzierten elektrischen Aktivität während eines Komas das Gedächtnis erhalten bleiben kann. Wie die Synapsen genau modifiziert werden, ist bis heute allerdings unbekannt.

Eine Möglichkeit besteht darin, daß sich die Mengen der in bestimmten Synapsen freigesetzten Neurotransmitter verändern. Es ist aber auch denkbar, daß beim Herausbilden von Erinnerungen völlig neue Synapsen entstehen.

Der Prozeß der Veränderung von Neuronen zur Herausbildung neuer Erinnerungen wird *Konsolidierung* genannt. Hebb (1949) formulierte eine einflußreiche Theorie über die Beziehung zwischen Hirnphysiologie und Gedächtnis. Seine Theorie geht davon aus, daß die ursprüngliche Darbietung eines Reizes zur Aktivierung von Neuronengruppen, zu sogenannten «Zellversammlungen» führt. Die Aktivität dieser Zellversammlungen bewahrt so lange eine Repräsentation des dargebotenen Reizes, bis die Herausbildung einer dauerhaften Spur abgeschlossen ist. Für die Dauer dieses Prozesses veranschlagte Hebb etwa 30 Minuten. Studien über Gedächtnisstörungen legen jedoch nahe, daß der Transfer von der aktiven zur passiven Speicherung sehr viel schneller vonstatten geht.

Ein wichtiges Merkmal von Hebbs Erklärungsansatz ist, daß die aktiven und passiven Speicherungsmodi unterschiedliche Grundmechanismen nutzen. Die auf der aktiven Speicherung von Informationen beruhende Gedächtnisleistung müßte demnach auch dann weiter möglich sein, wenn die Mechanismen der Konsolidierung außer Kraft gesetzt sind. (Das Gegenteil ist nicht möglich, weil die passive Speicherung auf dem von der aktiven Speicherung gebotenen Input beruht.) Es müßten also Situationen zu beobachten sein, in denen Informationen sofort erinnert werden, weil sie sich in der aktiven Speicherung befinden, die gleichen Informationen aber fünf Minuten später vergessen sind. In späteren Kapiteln werden Sie zahlreiche Beispiele für diese Trennung bei verschiedenen pathologischen Gedächtnisstörungen finden. Für den Augenblick wollen wir uns jedoch auf die Ergebnisse von Experimenten mit gesunden Versuchspersonen beschränken.

So bieten z. B. neuere Entwicklungen in der *Neuropharmakologie* interessante Möglichkeiten zur Untersuchung des menschlichen Gedächtnisses (siehe z. B. Warburton & Rusted, 1991; Polster, 1993). Wie wir gesehen haben, ist die allen Hirnfunktionen zugrundeliegende enge Vernetzung der Nervenzellen auf Neurotransmitter angewiesen, die in der Lage sind, nervliche Impulse über die Synapsen von einer Zelle zur anderen weiterzugeben. Die Beteiligung verschiedener Kommunikationswege im Gedächtnis lassen sich genauer verfolgen, wenn man neuropharmakologische Mittel einsetzt, welche die Aktivität bestimmter Neurotransmitter hemmen *(Antagonisten)* oder fördern *(Agonisten)*.

Die Technik der *cholinergen Blockade* basiert auf der Gabe des Medikaments *Scopolamin*, einem Antagonisten des am Prozeß der Konsolidierung wesentlich beteiligten Neurotransmitters *Acetylcholin*. Abbildung

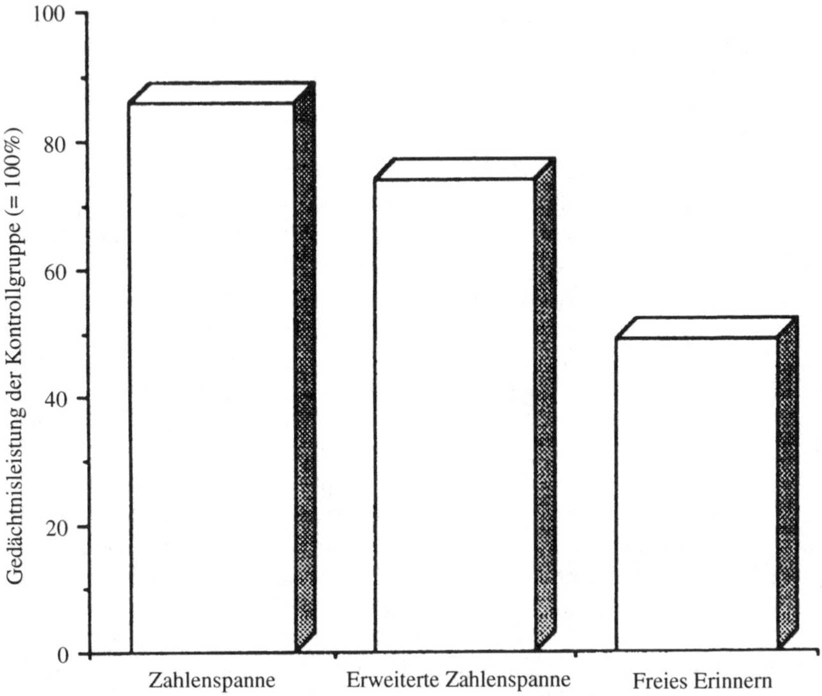

Abbildung 1.7. Gedächtnisleistung von Versuchspersonen unter dem Einfluß von Scopolamin im Vergleich zu einer Kontrollgruppe bei drei verschiedenen Gedächtnistests. (Nach Drachman & Sahakian, 1979, S. 354)

1.7. zeigt die Wirkung von Scopolamin auf drei Arten von Gedächtnistests. Beim ersten Test («Zahlenspanne») sollten die Versuchspersonen eine Reihe von Zahlen in der dargebotenen Reihenfolge wiedergeben. Gesunden Versuchspersonen gelingt dies normalerweise bei durchschnittlich sieben (plus/minus zwei) Ziffern. Die so ermittelte Gedächtnisspanne wird allgemein als gutes Maß für den KZS angesehen. Daß sie unter dem Einfluß von Scopolamin nicht abnimmt, spricht dafür, daß der KZS nicht auf cholinerge Aktivitäten angewiesen ist. Auch die Leistung beim zweiten Gedächtnistest («Erweiterte Zahlenspanne») scheint durch Scopolamin nur eine minimale Störung zu erfahren. Im Gegensatz dazu steht die dritte Aufgabe, bei der eine Liste von Wörtern gelernt und nach einer 60 Sekunden dauernden Phase der Ablenkung wiedergegeben werden soll. Die Gedächtnisleistung bei diesem Test ist durch Scopolamin deutlich beeinträchtigt, was darauf hindeutet, daß die langfristige Speicherung von cholinergen Mechanismen abhängig ist und aktive Speicherungsprozesse nach einer Verzögerung von 60 Sekunden nicht mehr zur Verfügung stehen.

Die aktive Speicherung scheint also eher kurzlebig zu sein. Dennoch wäre es falsch zu schließen, daß die Konsolidierung innerhalb einer Minute abgeschlossen wäre. Viele Fachleute vertreten die Ansicht, daß es sich bei der Konsolidierung um einen Prozeß handelt, an dem mehrere Speicher beteiligt sind. Die ursprüngliche Fixierung vollzieht sich zwar relativ schnell, darauf folgt jedoch noch eine gründlichere Konsolidierung, in deren Verlauf neue Gedächtnisspuren mit vorbestehenden Erinnerungen vernetzt werden – Aspekte der Gedächtnisleistung, die sich durch eine einfache Wiedergabe von Listen nicht demonstrieren lassen. Die Zeitspanne, in der diese zusätzliche, gründliche Konsolidierung erfolgt, kann Minuten, Stunden oder gar Jahre betragen! (Squire, 1987; Remple-Clower et al., 1996).

Die Erklärung des Gedächtnisses aus rein biologischer Sicht ist nach dem gegenwärtigen Kenntnisstand nicht möglich. Wir wissen, daß komplexe Muster der neuralen Vernetzung an der Gedächtnisfunktion beteiligt sind, doch wie genau Erinnerungen angelegt werden, ist daraus allein nicht ersichtlich. In der Psychologie wurden deshalb Modelle des Gedächtnisses konstruiert, die auf Analogien zwischen der Gedächtnisfunktion und bekannteren Prozessen beruhen. Aktuelle psychologische Theorien begreifen das Gedächtnis als eine Reihe von Speichern mit jeweils eigenen funktionellen Charakteristika. In diesem Kapitel sind wir besonders auf die Unterscheidung zwischen KZS und LZS eingegangen. Phänomene wie der Recency-Effekt deuten darauf hin, daß erst kürzlich erlebte Ereignisse anders behandelt werden als Vorgänge, die schon längere Zeit zurückliegen. Dennoch ist es bisher nicht möglich, genaue Messungen darüber zu erhalten, wie lange die jeweiligen Informationen im KZS verbleiben, oder dessen genaue Kapazität einzuschätzen. Die Unterscheidung zwischen KZS und LZS scheint von biologischen Studien über das Gedächtnis gestützt zu werden. Vor allem zeigte sich, daß Arzneimittel, welche die Aktivität des für die langfristige Speicherung wesentlichen Neurotransmitters hemmen, auf den KZS und die Gedächtnisspanne keinen Einfluß haben.

2. Weiterführende Modelle

In Kapitel 1 haben wir dargelegt, was für eine grundlegende Unterscheidung zwischen KZS und LZS spricht. Wir haben gesehen, daß es sowohl psychologische als auch biologische Argumente für die Annahme gibt, daß zwischen unserem Gedächtnis für die unmittelbare Vergangenheit und unserem langfristigen Gedächtnis wichtige Unterschiede bestehen. In diesem Kapitel wollen wir uns etwas genauer mit der langfristigen Speicherung, einem erweiterten Mehr-Speicher-Modell sowie alternativen Gedächtnismodellen befassen.

Die Organisation des LZS

Der LZS eines jeden Individuums enthält eine Fülle von Informationen. Um effektiv funktionieren zu können, muß der LZS nach irgendwelchen Prinzipien organisiert sein. Die Erforschung dieser Prinzipien kann auf vielerlei Weise angegangen werden. Die Psycholinguistik z. B. befaßt sich damit, wie das Wissen über Wörter und deren Bedeutung im Gedächtnis gespeichert ist. Unser etwas allgemeinerer Ansatz geht von der Vermutung aus, daß im LZS gespeicherte Informationen einer von drei grundlegenden Formen zugerechnet werden können. Nehmen wir die serielle Positionskurve aus Abbildung 1.3 zum Ausgangspunkt unserer Diskussion. Nach dieser Kurve erinnerten die Versuchspersonen lediglich etwa 20 Prozent der Wörter im mittleren Listenteil. Ihr Gedächtnis hat in dieser Hinsicht also deutlich versagt. Wie konnte das geschehen? In den Experimenten kamen nur allgemein gebräuchliche Wörter vor. Schuld war also nicht, daß die Versuchspersonen die betreffenden Wörter nicht kannten. Vielmehr war ihnen entfallen, daß man ihnen diese Wörter zu einer bestimmten Zeit dargeboten hatte.

1972 formulierte Tulving eine für die Diskussion des Vergessens bei Experimenten des freien Erinnerns geeignete Gedächtnistheorie. Seine These lautet, daß sich die im LZS gespeicherten Erinnerungen als entweder episodisch oder semantisch klassifizieren lassen. Das *episodische Gedächtnis* ist ein «autobiographisches» Gedächtnis, das für die Darstellung der Ereignisse in unserem Leben verantwortlich ist. Es befähigt uns, auf Fragen wie «Was hast du gestern gemacht?» oder «Wann warst du das letzte Mal im Kino?» zu antworten. Ausschlaggebend für das episodische Gedächtnis ist, daß die Erinnerungen mit einem Gefühl des Wiedererlebens verbunden sind. Meist umfaßt dies ein Bild des fraglichen Ereignisses vor unserem «geistigen Auge».

Das *semantische Gedächtnis* dagegen enthält unser Wissen über die Welt, unsere Begriffe und Vorstellungen, allgemeine Regeln und die Sprache. Ausschlaggebend ist, daß dieses Wissen ohne Bezug zu den Ereignissen genutzt werden kann, die ursprünglich für seine Herausbildung verantwortlich waren. So sind wir uns, wenn wir z. B. gerade sprechen oder eine arithmetische Aufgabe lösen, der ursprünglichen Umstände, unter denen wir gelernt haben, diese Aufgaben auszuführen, nicht bewußt, sondern greifen dabei auf unser ständig verfügbares Wissen zurück. Das Vergessen von Wörtern im Rahmen des freien Erinnerns kann also als ein Versagen des episodischen Gedächtnisses gelten. Schließlich geht es darum, ein spezifisches Ereignis zu erinnern: die Darbietung eines bestimmten Wortes als Teil einer umfangreicheren Wortliste.

Allerdings kann auch das semantische Gedächtnis persönliche Informationen speichern. Werden wir z. B. gefragt, was wir getan haben oder was unsere Meinung zu einem bestimmten Thema ist, erinnern wir uns bei der Antwort nicht, wie dies beim episodischen Gedächtnis der Fall wäre, an spezifische Erfahrungen aus der Vergangenheit. Vielmehr beziehen wir uns auf ein allgemeines Selbstkonzept, das häufig ausreicht, um eine große Bandbreite persönlicher Fragen zu beantworten. Natürlich können diese Informationen wiederum mit Erinnerungen an spezifische Erfahrungen verknüpft werden und die Antwort mit weiterführenden Details bereichern. Fragt man Sie z. B. nach Ihrer Meinung zu einem bestimmten Musikstück, könnten Sie ihre positive Reaktion verstärken, indem Sie erzählen, bei welcher Gelegenheit Sie dieses Stück besonders genossen haben.

Tulving (1985) und andere (z. B. Anderson, 1995) argumentierten später, daß es neben dem episodischen und dem semantischen Gedächtnis noch eine weitere Form des Gedächtnisses gibt, die sie *prozedurales Gedächtnis* nannten. Es enthält diejenigen Informationen im LZS, die sich der bewußten Überprüfung entziehen. So ist z. B. das Fahrradfahren eine komplexe Fähigkeit, welche die meisten von uns im Laufe ihres Lebens erwerben. Werden wir jedoch gebeten zu erklären, was genau diese Fähigkeit ausmacht, können wir bestenfalls oberflächliche Erklärungen geben. Ähnliches gilt für die Beherrschung der Muttersprache. Auch wer sie fließend spricht, kann häufig nicht die komplizierten grammatischen Regeln erklären, mit deren Hilfe er korrekte Sätze produziert. Dies stellt einen deutlichen Unterschied zum episodischen und semantischen Gedächtnis dar, dessen Inhalte bewußt überprüft, beschrieben und anderen vermittelt werden können.

Obgleich es notwendig ist, konzeptuell zwischen ihnen zu unterscheiden, sind das episodische, das semantische und das prozedurale Gedächtnis Teile eines eng miteinander verwobenen, interaktiven Systems. So ist es sehr gut möglich, daß das Verhalten eines Individuums zu einem gegebenen Zeitpunkt von Informationen aus allen drei Quellen geleitet wird. Auch die Beiträge der verschiedenen Formen des Gedächtnisses können sich im Laufe der Zeit verändern, und die Herausbildung neuer semantischer Erinnerungen kann auf Informationen aus dem episodischen Gedächtnis beruhen. Nehmen wir als Beispiel jemanden, der die Computerterminologie erlernt. Für Neulinge ist diese Fachsprache völlig neu und unbekannt, und es fällt ihnen äußerst schwer, sich an die fremden Ausdrücke zu gewöhnen. Die Anweisung, das System «zu booten», bleibt rätselhaft, bis man sich daran erinnert, daß es bei einer früheren Gelegenheit bedeutete, den Computer zu starten. Durch ständige Wiederholung wird der Ausdruck jedoch bald Teil des Allgemeinwissens, der ohne Rückgriff auf das episodische Gedächtnis interpretiert werden kann. Ähnliche Formen der Interaktion spielen sich auch beim Erlernen bestimmter Fertigkeiten ab. Ein gutes Beispiel hierfür ist das Tippen. Anfangs ist es noch notwendig, sich an die Anordnung der Tasten zu erinnern, um die Finger korrekt zu plazieren. Mit zunehmender Übung geschieht dies jedoch automatisch, und die Tasten werden ohne Erinnerung an deren Anordnung korrekt angeschlagen. In diesem Stadium stützen wir uns weder auf das episodische noch auf das semantische Gedächtnis. Die Fähigkeit zum Tippen ist zu einem Teil des prozeduralen Gedächtnisses geworden. Ja, bittet man geübte Tipper, die Anordnung der Buchstabentasten wiederzugeben, müssen sie oft passen. Wo einzelne Buchstaben plaziert sind, erinnern sie jetzt nur noch, indem sie versuchen, sie anzutippen, und dann nachvollziehen, wo ihre Finger die Tastatur berühren (Posner, 1973).

Tulvings Erklärung der Gedächtnisfunktion ist von ihrem Wesen her introspektiv: Jeder Teil des Gedächtnisses wird mit einer anderen Art von bewußter Erfahrung verbunden. Unser prozedurales Gedächtnis ist uns allerdings nicht bewußt; seine Existenz läßt sich nur daraus schließen, daß unser Organismus in einer schlüssigen Weise auf einen bestimmten Reiz reagiert. Wir können annehmen, daß es jedem lernfähigen Organismus innewohnt. Aus diesem Grund wird es auch als primitivste Art des Gedächtnisses angesehen. Das semantische Gedächtnis dagegen ist bewußten Gedanken zugänglich, weil wir über die Merkmale unserer externen Umwelt innerlich reflektieren können. Seine Inhalte können im Licht neuer Erfahrungen bestätigt oder verändert werden. Nehmen wir z. B. jemanden, der glaubt, alle Autos führen mit Benzin, dann aber ein Auto sieht, das Diesel tankt. Die neue Beobachtung modifiziert das Wissen, das diese Person im Laufe ihres Lebens über Autos erworben hat. Das episodische Gedächtnis ist mit einem zusätzlichen, qualitativ unterschiedlichen Bewußtsein verbunden. Es basiert auf einem ständigen Selbstbezug und befähigt uns dazu, uns selbst in der Vergangenheit zu erinnern und in der Zukunft vorzustellen. Der Wahrheitsgehalt episodischer Erinnerungen wird weniger durch Beobachtung als durch ihre subjektive Vertrautheit bestimmt. Bei der Erinnerung an persönliche Erfahrungen haben wir keinen externen Beweis für deren Richtigkeit; nur die Art und Weise, in der sie in unser Bewußtsein treten, gibt uns ein Gefühl der Authentizität.

Das semantische und episodische Gedächtnis werden als höhere, später entwickelte Formen des Gedächtnisses angesehen und sind untrennbar mit dem Bewußtsein verbunden. Wir wissen bisher nicht, ob auch andere Tiere ein Bewußtsein besitzen, was es schwierig macht, dieses Gedächtnismodell auf andere Spezies zu übertragen. In der Psychologie wurden verschiedentlich konzeptuelle Unterscheidungen vorgeschlagen, die Tulvings Modell sehr ähneln, und es herrscht eine gewisse Übereinstimmung darüber, daß eine derartige Klassifikation intuitiv Sinn ergibt; experimentelle Beweise zur Unterstützung des Modells beginnen sich jedoch erst in letzter Zeit abzuzeichnen. Die stärkste Unterstützung leitet sich bis heute aus den Symptomen des amnestischen Syndroms ab, das wir in Kapitel 6 ausführlich erörtern werden.

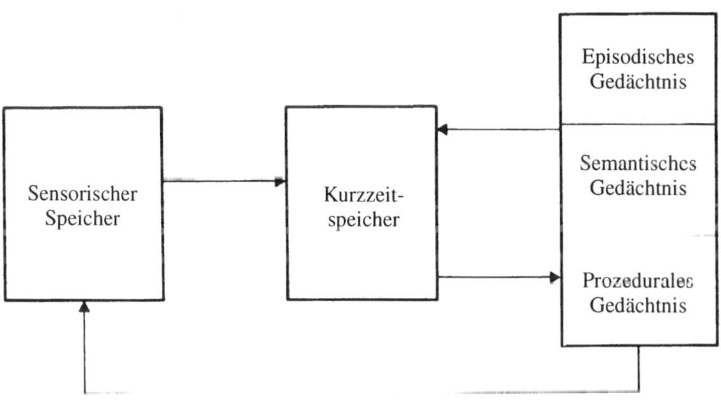

Abbildung 2.1. Revidiertes Mehr-Speicher-Modell mit einer Dreiteilung des LZS.

Abbildung 2.1 faßt die bisher diskutierten Differenzierungen des Gedächtnissystems zusammen. Das Mehr-Speicher-Modell wurde durch eine Dreiteilung des LZS in episodisches, semantisches und prozedurales Gedächtnis ergänzt. Die Vorstellung von der Unterteilung des LZS in drei verschiedene Speicher hat weite Verbreitung gefunden, die Unterscheidung von episodischem und semantischem Gedächtnis stieß gelegentlich jedoch auch auf Kritik. Dabei wurde argumentiert, daß eine einfachere Unterscheidung zwischen prozeduralem und *deklarativem Gedächtnis* eine bessere Beschreibung der Gedächtnisleistung ermögliche. Diese Unterscheidung bezieht sich ganz allein darauf, ob die gespeicherten Informationen dem Bewußtsein zugänglich sind oder nicht. Daß die Inhalte des prozeduralen Gedächtnisses nicht bewußt reflektiert werden können, haben wir bereits gesehen. Merkmal des deklarativen Gedächtnisses ist das genaue Gegenteil: Es enthält alle dauerhaften Erinnerungen, die wir bewußt beschreiben können, unabhängig davon, ob es sich um allgemeines Wissen oder persönliche Erlebnisse handelt. In Kapitel 6 werden wir uns mit dieser Frage noch einmal auseinandersetzen.

Ebenen der Verarbeitungstiefe

In Kapitel 1 haben wir gesehen, daß man bei der Entwicklung einer exakten Unterscheidung zwischen KZS und LZS zur Messung spezifischerer Probleme wie der Kapazität oder zeitlichen Begrenzung des KZS auf Schwierigkeiten stieß. Dies veranlaßte Craik und Lockhart (1972), einen alternativen Erklärungszusammenhang vorzuschlagen, bei dem die jeweiligen *Ebenen der Verarbeitungstiefe* im Mittelpunkt stehen. Es ist wichtig festzuhalten, daß Craik und Lockhart die Unterscheidung zwischen KZS und LZS nicht verwarfen. Sie argumentierten jedoch, daß das Mehr-Speicher-Modell keine weiterführenden Einsichten in die Funktionsweise des Gedächtnisses biete und sich jeder Versuch, es weiterzuentwickeln, als kontraproduktiv erweisen müsse.

Die Vorstellung von der Existenz verschiedener Ebenen der Verarbeitungstiefe basiert auf der einleuchtenden Annahme, daß die Gedächtnisspur Hinweise auf die Analysen enthält, die mit der bewußten Verarbeitung der jeweiligen Information zum Zeitpunkt ihrer Speicherung verbunden waren. Daraus folgt, daß die jeweilige Verarbeitung neuer Informationen möglicherweise auch auf den späteren Vorgang des Erinnerns Einfluß hat. Aus diesen Überlegungen ergibt sich die These, daß die Analyse eines neuen Reizes verschiedene Ebenen durchläuft, die jeweils unterschiedliche Dimensionen dieses Reizes repräsentieren. Dabei stehen komplexem Verarbeiten auf «tieferer» Ebene einfachere Verarbeitungsprozesse gegenüber. Beim Erinnern von Wörtern z. B. sind drei verschiedene Ebenen relevant: die *orthographische*, die *phonologische* und die *semantische* Ebene, wobei die letztere als die tiefste Ebene gilt. Die Verarbeitung neuer Informationen steht nach diesem Modell unter der Kontrolle eines *zentralen Prozessors* (siehe Abbildung 2.2). Wie der KZS steht dieser für die bewußte mentale Aktivität. Craik und Lockharts Hauptinteresse galt jedoch nicht den strukturellen Aspekten des Verarbeitens. Vielmehr wollten sie ergründen, welchen Einfluß verschiedene Arten der Verarbeitung auf das Behalten neuer Informationen nehmen.

Für ihre Forschung setzten Craik und Lockhart die Technik des *inzidentiellen (beiläufigen) Lernens* ein. Dabei wird den Versuchspersonen eine Reihe von Items dargeboten, über die sie bestimmte Entscheidungen treffen sollen. Durch Manipulation der geforderten Entscheidungen können verschiedene *Orientierungsaufgaben* gestellt werden, die jeweils eine andere Ebene der Verarbeitungstiefe ansprechen. Hier einige Beispiele für Orientierungsaufgaben, die sich auf die orthographische, phonologische und semantische Ebene der Verarbeitung beziehen: «Ist das Wort in Großbuchstaben geschrieben?» (Orthographisch); «Reimt es sich auf Nil»?

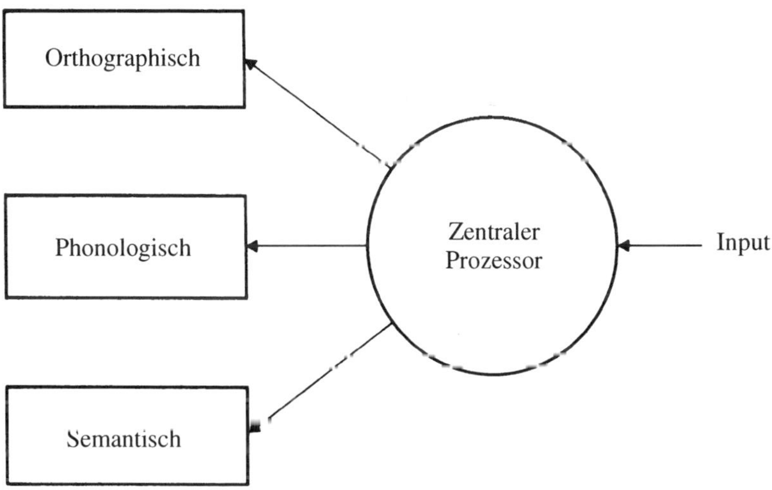

Abbildung 2.2. Gedächtnismodell mit verschiedenen Ebenen der Verarbeitung. Die Verarbeitung neuer Informationen wird von einem zentralen Prozessor gesteuert und kann sich auf einer oder mehreren Ebenen bewegen. Die Abbildung bezieht sich auf verbale Gedächtnisleistungen.

(Phonologisch); «Schnappt es kräftig zu?» (Semantisch). Alle diese Fragen führen bei dem Wort KROKODIL zu einer Antwort mit Ja. Zur Vereinfachung werden die orthographischen und phonologischen Aufgaben gemeinsam als «nicht-semantisch» klassifiziert. Ein wichtiges Merkmal des inzidentiellen Lernens besteht darin, daß die Versuchspersonen nicht merken, daß ihre Gedächtnisleistung getestet wird; anders als bei bewußten Erinnerungsbemühungen der Versuchspersonen kann deshalb das beobachtete Erinnerungsmuster der durch die Aufgabe ausgelösten Verarbeitung zugeschrieben werden.

Abbildung 2.3 zeigt die Ergebnisse eines auf dieser Technik basierenden Experiments. Dabei wurden nicht nur semantische und nicht-semantische Aufgaben, sondern auch eine Kontrollaufgabe gestellt, die das bewußte Lernen der genannten Wörter beinhaltete. Das wichtigste Ergebnis lautet, daß die semantische Aufgabe zu einer deutlich besseren Gedächtnisleistung führte als die nicht-semantischen Aufgaben. Zu beachten ist außerdem, daß die semantische Aufgabe ebenso effektiv war wie die Kontrollaufgabe; dies stützt das zuvor angeführte Argument, daß die Absicht, uns an etwas zu erinnern, nicht unbedingt darüber bestimmt, ob wir den jeweiligen Inhalt auch tatsächlich im Gedächtnis behalten. Jedenfalls kam man auf der Grundlage dieser Versuchsergebnisse zu dem Schluß, daß eine «tiefergehende» semantische Verarbeitung auch eine bessere, dauerhafte-

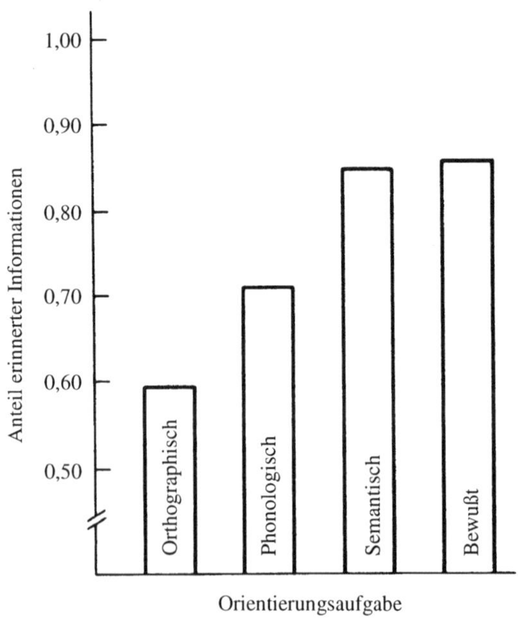

Abbildung 2.3. Typische Effekte unterschiedlicher Ebenen der Verarbeitungstiefe auf die Gedächtnisleistung. (Nach Craik, 1977)

re Gedächtnisspur zur Folge hat. Die Überlegenheit der semantischen Verarbeitung wurde in zahlreichen Studien dokumentiert und führte zur Formulierung des Prinzips, daß die Wahrscheinlichkeit, sich an einen bestimmten Inhalt zu erinnern, positiv mit der Tiefe seiner Verarbeitung korreliert.

Craik und Lockharts Ansatz gewann an Popularität, als sich herausstellte, daß sich damit auch die Auswirkungen der jeweiligen Verarbeitungsebenen auf das Erinnern sehr verschiedener Gedächtnisinhalte zeigen ließ. Dies erschien als großer Vorteil im Vergleich zum Mehr-Speicher-Modell, dessen Experimente fast ausschließlich auf das verbale Gedächtnis beschränkt waren. Winograd (1976) z. B. bot den Versuchspersonen eine lange Folge unbekannter Gesichter dar und bat sie, zu jedem Gesicht eine Entscheidung zu treffen. Diese betrafen Urteile über physische Eigenschaften («Hat er glattes Haar?»), die Persönlichkeit («Sieht er freundlich aus?») oder die Rolle («Sieht er wie ein Schauspieler aus?»). Nachfolgend wurde die Fähigkeit der Versuchspersonen getestet, die dargebotenen Gesichter wiederzuerkennen. Dabei stellte sich heraus, daß die Urteile über physische Eigenschaften zu den schlechtesten Wiedererkennungsquoten führten. Auch dieses Ergebnis paßt ins Bild, legt es doch nahe, daß das Gedächtnis am besten funktioniert, wenn die Versuchspersonen sich während des Lernens auf die Bedeutung des gelernten Inhalts konzentrieren. Spätere Forschungsarbeiten zeigen jedoch, daß die Beziehung zwischen verschiedenen Orientierungsaufgaben und dem Gedächtnis für Gesichter komplexer ist als ursprünglich gedacht (siehe Parkin, 1993).

Darüber hinaus sind feinere Differenzierungen als die zwischen semantischen und nicht-semantischen Verarbeitungsebenen möglich. Craik und Tulving (1975) z. B. unterschieden innerhalb der Ebene der semantischen Verarbeitung zwischen verschiedenen Graden der *Elaboration*. Sie stützten sich dabei auf Experimente, die ergeben hatten, daß die Erinnerung von Gedächtnisinhalten um so erfolgreicher ist, je ausführlicher die Versuchspersonen die Bedeutung dieser Inhalte verarbeitet haben. Schon James (1890) erkannte die Bedeutung der Elaboration für die Gedächtnisleistung. Seine Formulierung bringt den Sachverhalt auf den Punkt:

> Je mehr andere Tatsachen in unserem Geist mit einer Tatsache verbunden sind, desto leichter erlangt unser Gedächtnis Besitz davon. Jedes Bindeglied wird zu einem Haken, an dem wir ansetzen und es wieder hinaufziehen können, wenn es erst einmal unter die Oberfläche gesunken ist. ... Das «Geheimnis eines guten Gedächtnisses» besteht folglich darin, möglichst viele und vielfältige Verbindungen zwischen all den Tatsachen herauszubilden, die wir im Gedächtnis behalten wollen. (S. 662)

In unserer heutigen Terminologie können wir die Elaboration als Schaffung komplex kodierter Gedächtnisspuren beschreiben, die leichter zugänglich sind, weil sie im Zuge des Rückholprozesses auf vielfältige Art und Weise angesprochen werden können.

Verarbeitungstiefe und Elaboration sind nur zwei aus einer ganzen Reihe von Begriffen, die von Craik und Lockharts Ansatz abgeleitet wurden. Mit dem Auftreten gewisser methodologischer Probleme ließ das Interesse an diesem Ansatz jedoch merklich nach. Das größte Problem betrifft das Erklärungspotential des Ebenenbegriffs. In dem im Abbildung 2.3 illustrierten Experiment behielten die Versuchspersonen bei der semantischen Orientierungsaufgabe mehr Wörter als bei den nicht-semantischen Aufgaben. Dieser Effekt wird dadurch erklärt, daß die semantische Aufgabe eine «tiefere» Ebene der Verarbeitung und damit eine komplexere Kodierung auslöste. Doch wie kommen wir zu dieser Annahme? Die Antwort lautet: «Weil die mit dieser Aufgabe verbundenen Wörter leichter erlernt wurden.» Bei dieser Argumentation handelt es sich allerdings um einen Zirkelschluß: Unterschiede bei der Verarbeitungstiefe werden als Grund für Unterschiede bei der Gedächtnisleistung unterstellt, diese wiederum werden als Folge verschiedener Ebenen der Verarbeitungstiefe erklärt. Die Zirkelschluß-Problematik bildete ein wichtiges Hindernis bei der Weiterentwicklung der Theorie. Zwar habe ich einige Möglichkeiten aufgezeigt, wie es sich überwinden ließe, doch wurde auch dadurch wenig Fortschritt erzielt (Parkin, 1979).

Trotz dieser Schwierigkeiten leistete die Vorstellung von den verschiedenen Ebenen der Verarbeitungstiefe einen bedeutsamen Beitrag zum Verständnis der Gedächtnisfunktion. Die vorhergehenden Gedächtnistheorien tendierten dazu, die psychischen Faktoren bei der Herausbildung neuer Erinnerungen zu simplifizieren. Auf dem Mehr-Speicher-Modell beruhende Arbeiten konnten nur die Wiederholung als signifikanten Faktor benennen. Wie bereits in Kapitel 1 festgestellt, ist das Modell relativ begrenzt und kann nur einen winzigen Teil der Vorgänge beim Erwerb neuer Gedächtnisinhalte erklären. Die Erkenntnis, daß dieser Erwerb kein rigide definierter Prozeß ist und Abweichungen beim Umgang mit neuen Informationen die Erinnerungsleistung beeinflussen können, hatte wichtige Auswirkungen auf die weitere psychologische Erforschung des Gedächtnisses. Beim Versuch der Erklärung einer großen Bandbreite von Gedächtnisphänomenen geht man jetzt allgemein davon aus, daß die jeweiligen Verarbeitungsstrategien eine große Rolle spielen.

Arbeitsgedächtnis

Das *Arbeitsgedächtnis*-Modell von Baddeley und Hitch (1974) stellt einen weiteren Ansatz für die Erforschung des Gedächtnisses dar. Dieses Modell richtet das Augenmerk vor allem darauf, wie das Gedächtnis die für unser tägliches Leben charakteristischen mentalen Aktivitäten unterstützt. Dabei entwickelt es die in Kapitel 1 beschriebene Vorstellung vom KZS weiter, begreift den KZS jedoch nicht mehr als einheitliches System, sondern als «Verbund kurzfristig operierender, von einer zentralen Einheit gesteuerter Speichersysteme» (Baddeley, 1984, S. 15).

Ausgangspunkt für die Entwicklung dieses Modells war die Überlegung, daß eine Versuchsperson, deren KZS-Kapazität («Gedächtnisspanne») tatsächlich in einer bestimmten Anzahl von Items gemessen werden kann, bei einer einheitlichen Struktur des KZS große Schwierigkeiten haben müßte, sich eine Ziffernfolge einzuprägen und gleichzeitig andere Aufgaben durchzuführen.

Um dies zu überprüfen, stellten Baddeley und Hitch ein *Doppel- oder Zweitaufgabenparadigma* auf: Die Versuchspersonen sollten zur selben Zeit eine *Erstaufgabe* und eine *Zweitaufgabe* bewältigen. In einem entsprechenden Experiment hatten die Versuchspersonen Listen visuell dargebotener Wörter zu lernen sowie simultan entweder sich eine Folge von drei oder sechs gesprochenen Ziffern einzuprägen oder gesprochene Ziffernpaare zu kopieren.

Würde die durch eine bestimmte Anzahl von Items meßbare Gedächtnisspanne tatsächlich für die maximale KZS-Kapazität stehen, hätten die Versuchspersonen unter diesen Versuchsbedingungen in ihrer Gedächtnisleistung stark beeinträchtigt sein müssen.

Das Erlernen der Wörter allein hätte die Gedächtnisspanne von sieben plus/minus zwei Items erschöpft. Die zusätzliche akustische Darbietung von sechs Ziffern reduzierte die Gedächtnisleistung jedoch nicht annähernd in dem erwarteten Ausmaß. Darüber hinaus war der Recency-Effekt, den wir ebenfalls den Prozessen innerhalb des KSZ zugeschrieben hatten, von der zusätzlichen Ziffernfolge kaum beeinträchtigt.

In weiteren Experimenten untersuchten Baddeley et al. den Einfluß der Zweitaufgabe auf die Gedächtnisleistung bei der Erstaufgabe und bezogen dabei andere Arten der bewußten Verarbeitung ein. In einer ihrer Studien baten sie die Versuchspersonen, Sätze wie «Kanarienvögel haben Flügel» oder «Hunde haben Federn» zu verifizieren. Ehe die einzelnen Sätze dargeboten wurden, bekamen die Versuchspersonen eine bis zu acht Ziffern umfassende Zahlenreihe, die sie sich einprägen und ständig wiederholen sollten, während sie die dargebotenen Sätze bestätigten oder verneinten. Selbst unter diesen erschwerten Bedingungen lösten die Versuchspersonen die Verifikationsaufgabe mit 95%iger Genauigkeit. Diese und ähnliche Ergebnisse (z. B. Baddeley & Hitch, 1974) sind nur äußerst schwer mit der Vorstellung von einem einheitlichen KZS zu versöhnen, dessen Kapazität («Gedächtnisspanne») mit dem Behalten von durchschnittlich sieben Items erschöpft sein soll. In diesem Fall hätte die Verifikationsleistung durch das Wiederholen der Ziffern stark beeinträchtigt sein müssen.

Diese Experimente führten zu der Ansicht, daß das für die Gedächtnisspanne verantwortliche System nicht mit dem Gedächtnissystem gleichzusetzen ist, das im Alltag unsere bewußten mentalen Aktivitäten unterstützt. Statt dessen scheint das Behalten kurzer Ziffernfolgen zum großen Teil von einem anderen System bewältigt zu werden, das an komplizierteren, semantischen Gedächtnis- und Entscheidungsprozessen nicht beteiligt ist. Auf der Grundlage ihrer experimentellen Ergebnisse stellten Baddeley und Hitch (1974) die These auf, daß die kurzfristig gespeicherte Information phonologisch repräsentiert ist. Das zugrundeliegende System nannten sie *artikulatorische Schleife*.

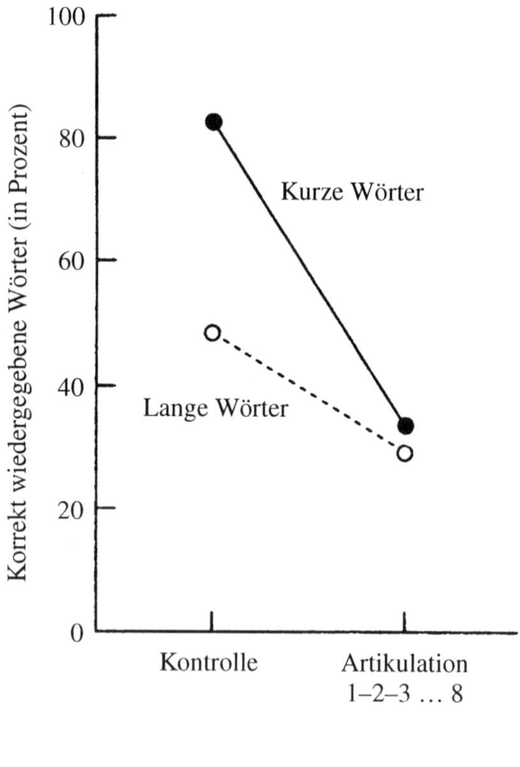

Abbildung 2.4. Einfluß der artikulatorischen Unterdrükkung auf den Wortlängeneffekt. (Nach Baddeley et al., 1975, S. 584)

Hinweise auf die Existenz einer solchen artikulatorischen Schleife lieferten auch Experimente, bei denen sich die Gedächtnisspanne bei kurzen Wörtern (z. B. STAMM, KITT) im Vergleich zu längeren Wörtern (z. B. ALUMINIUM, UNIVERSITÄT) als größer erwies. Baddeley et al. (1975) prüften darüber hinaus, ob dieser *Wortlängeneffekt* mit der Anzahl der Silben oder mit der Sprechdauer zusammenhängt. Zu diesem Zweck verglichen sie die Gedächtnisspanne bei Wörtern mit gleicher Silbenzahl aber kürzerer bzw. längerer Sprechdauer (z. B. SOMMER im Gegensatz zu SPAGAT). Bei Wörtern mit längerer Sprechdauer war die Gedächtnisspanne kleiner; aus diesem Ergebnis schlossen sie, daß das der Gedächtnisspanne zugrundeliegende Systeminformationen phonologisch speichern muß.

Weitere Hinweise auf die Existenz der artikulatorischen Schleife gab eine zweite Studie, die den Wortlängeneffekt bei gleichzeitiger *artikulatorischer Unterdrückung* prüfte. Die Zweitaufgabe bestand in diesem Fall im Wiederholen einer zusammenhanglosen Wörterfolge. Abbildung 2.4 zeigt, daß der Wortlängeneffekt unter dem Einfluß der artikulatorischen Suppression verschwindet. Ja, die Gedächtnisleistung beim Behalten kurzer Wörter wird auf die bei langen Wörtern reduziert. All dies spricht dafür, daß der Vorteil beim Erinnern kurzer Wörter im Zuge eines Gedächtnisspannen-Tests von einem artikulatorischen Kodierungssystem abhängig ist. Wird dies z. B. durch die Unterdrückung entsprechender Informationen gestört, sind wir beim Einprägen kurzer und langer Worte auf die gleichen Gedächtnisprozesse angewiesen, und der Vorteil beim Behalten kurzer Wörter ist aufgehoben.

Diese Ergebnisse führten zum ersten spezifischen Modell des Arbeitsgedächtnisses (siehe Abbildung 2.5). Es benennt drei Komponenten: die artikulatorische Schleife, einen *räumlich-visuellen Hilfsspeicher* und eine *zentrale Exekutiv-Einheit* (auf die letzteren beiden werden wir später noch eingehen). Auf der Basis experimenteller Ergebnisse wurde die artikulatorische Schleife als Struktur mit der Fähigkeit charakterisiert, ein begrenztes Maß phonologisch determinierter Informationen zu behalten und wiederzuverwenden. Diese Struktur bildet die Grundlage für die Fähigkeit von Versuchspersonen, sich eine Ziffernfolge einzuprägen und gleichzeitig anspruchsvollere mentale Aufgaben auszuführen. Weil das Einprägen der Ziffernfolge von der artikulatorischen Schleife bewältigt wird, werden die anderen Komponenten des Arbeitsgedächtnisses dadurch nicht belastet. Was die Bewältigung alltäglicher Aufgaben betrifft, schreibt man der artikulatorischen Schleife eine besondere Rolle z. B. beim Lesen zu. Ihr kurzfristiges Speichersystem unterstützt das Leseverständnis, indem es z. B. die Reihenfolge der Wörter behält oder die implizite Intonation verdeutlicht. Baddelay und Lewis (1981) untersuchten den

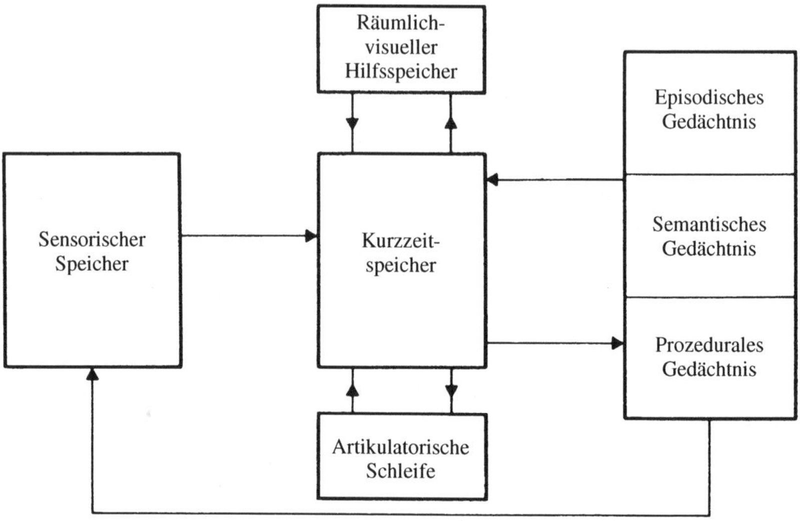

Abbildung 2.5. Integriertes Mehr-Speicher- und Arbeitsgedächtnis-Modell.

Einfluß der artikulatorischen Suppression auf die Fähigkeit von Versuchspersonen, unsinnige Wörter in Texten aufzuspüren. Verwendet wurden komplexe Sätze (z.B. «Es macht ihr nichts aus, zum Zahnarzt zu gehen und sich neue Füllungen machen zu lassen, nur vor den Mietzahlungen bei der Spritze hat sie Angst»). Das Erkennen unsinniger Wörter war bei gleichzeitiger artikulatorischer Suppression weniger präzise, die Fähigkeit, bedeutsame Sätze zu klassifizieren, war dagegen nicht betroffen. An dieser Stelle soll auch darauf hingewiesen werden, daß die Erforschung der artikulatorischen Schleife inzwischen weitere Fortschritte gemacht hat und es deutliche Hinweise darauf gibt, daß dieses System wiederum zwei Subsysteme umfaßt: einen artikulatorischen Speicher und einen artikulatorischen Kontrollprozeß (siehe Baddeley, 1990).

In einem späteren Kapitel werden wir auf das Phänomen *mentaler Bilder* ausführlicher eingehen. Kurz gesagt, geht es dabei um die uns allen bekannte Erfahrung, Dinge vor unserem «geistigen Auge» zu sehen. Wenn ich Sie bitten würde, sich einen bestimmten Gegenstand wie z.B. einen Regenschirm vorzustellen, würde sich bei Ihnen sicherlich ohne Schwierigkeiten ein entsprechendes Bild einstellen. Wenn ich Sie bäte, sich diesen Regenschirm darüber hinaus drehend vorzustellen, wäre auch dies für Sie gewiß kein Problem. Diese Art von Introspektion, auf deren Existenz es auch deutliche experimentelle Hinweise gibt (siehe Anderson, 1995; Parkin, 1993), legen nahe, daß wir ein inneres Medium besitzen, das Bilder

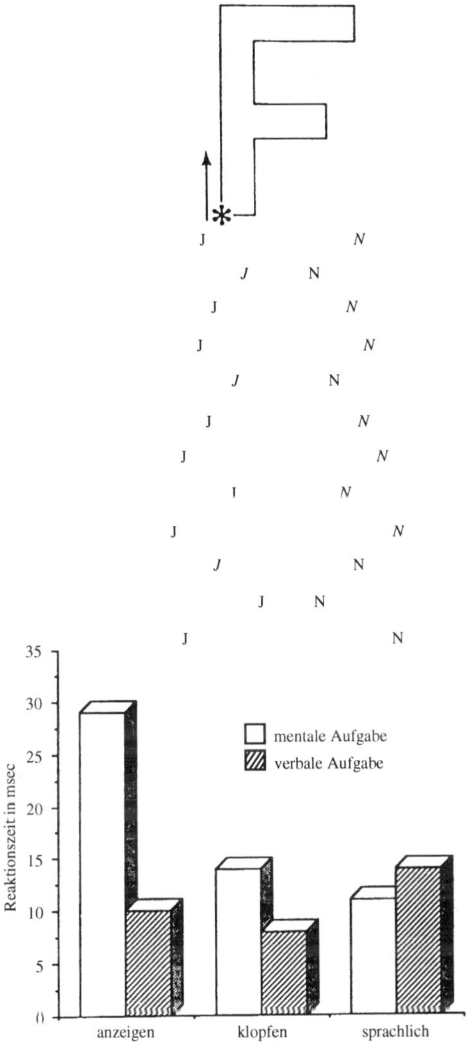

Abbildung 2.6. Einfaches Schaubild von Brooks (1968) zum Scanning mentaler Bilder (oben). Anordnung für den Zeige-Modus (Mitte). Reaktionszeiten bei den einzelnen Modi (unten). (Nach Brooks, 1968, S. 350–3)

und andere räumlich angelegte Repräsentationen behalten und manipulieren kann. Im Arbeitsgedächtnis-Modell wird diese Funktion dem räumlich-visuellen Hilfsspeicher zugeschrieben.

Hinweise auf die Existenz eines solchen Hilfsspeichers stammen aus Studien, wie sie z. B. Brooks (1968) durchgeführt hat. Die Versuchspersonen wurden gebeten, sich einen Buchstaben F zu merken und sich dann ein Sternchen vorzustellen, das um das F wandert (siehe Abbildung 2.6).

Bei jedem Richtungswechsel sollten die Versuchspersonen anzeigen, ob sich das Sternchen an den äußeren Rändern oder an einer der Längsseiten des Buchstabens befand. Dabei gab es drei Antwortmodalitäten: sprachlich (ja/nein), klopfen (einmal für ja/zweimal für nein) und direktes Anzeigen. Beim letzten Modus hatten die Versuchspersonen eine Ansammlung räumlich verteilter J- und N-Symbole vor sich. Während sie sich vorstellten, daß sich das Sternchen um den Buchstaben bewegte, zeigten die Versuchspersonen auf Anfrage auf das nächste verfügbare J- oder N-Symbol.

Die gleichen drei Modalitäten wurden auch für eine verbale Aufgabe verwendet, bei der die Versuchspersonen in Gedanken Wort für Wort ein Sprichwort durchgehen und dabei anzeigen sollten, ob es sich beim jeweils nachfolgenden Wort um ein Substantiv handelte oder nicht. Bei der verbalen Aufgabe ergaben sich für die drei Antwortmodalitäten vergleichbare Reaktionszeiten. Bei der visuellen Aufgabe wiesen die Versuchspersonen jedoch im Zusammenhang mit dem direkten Zeige-Modus deutlich langsamere Reaktionszeiten auf als bei den beiden anderen Modalitäten. Die Tatsache, daß das Zeigen nur bei der visuellen Aufgabe eine signifikante Verzögerung mit sich brachte, legt nahe, daß die Versuchspersonen ein räumliches Bild hatten, das mit der ebenfalls räumlich bestimmten Reaktion konkurrierte.

Alles in allem tragen die artikulatorische Schleife und der räumlich-visuelle Hilfsspeicher jedoch nur zu einem kleinen Prozentsatz unserer bewußten mentalen Aktivität bei. Im Rahmen des Arbeitsgedächtnis-Modells wird der Großteil dessen, was wir tagtäglich tun, von der zentralen Exekutiv-Einheit gesteuert. Diese Einheit ähnelt der ursprünglichen Vorstellung vom KZS sowie Craik und Lockharts Vorstellung von einem zentralen Prozessor, da sie für den Sitz der bewußten Kontrolle steht. In der Exekutiv-Einheit fallen die Entscheidungen darüber, wie Informationen kodiert und abgerufen werden. Da er am komplexesten ist, überrascht es nicht, daß dieser Aspekt des Arbeitsgedächtnis-Modells bisher am wenigsten ausgeführt ist. Wie wir später noch sehen werden, geben jedoch die Gedächtnisstörungen bei bestimmten Arten von Hirnschädigungen einige Hinweise auf seine konkrete Funktion.

In diesem Kapitel haben wir eine Erweiterung des Mehr-Speicher-Modells vorgenommen, indem wir den LZS in drei voneinander unterscheidbare Subsysteme unterteilten: das episodische, das semantische und das prozedurale Gedächtnis. Gleichzeitig stellten wir fest, daß die erklärende Eigenschaft des Mehr-Speicher-Modells eher begrenzt ist. Deshalb haben wir zwei alternative Ansätze herangezogen: das Verarbeitungsebenen-Modell und das Arbeitsgedächtnis-Modell. Beide unterscheiden auch weiterhin zwischen KZS und LZS, setzen jedoch unterschiedlich Akzente. Während der erste Ansatz den Einfluß unterschiedlicher Verarbeitungsstrategien auf das Kodieren und Abrufen von Gedächtnisinhalten untersucht, differenziert das Arbeitsgedächtnis-Modell zwischen mehreren Komponenten des KZS, die unterschiedliche Arten von Informationen verarbeiten.

3. Erinnern und Vergessen

Sich an etwas zu erinnern heißt, eine bestimmte Information im LSZ zu lokalisieren und erneut ins Bewußtsein zu rufen. Theorien dieses *Abrufprozesses* müssen erklären können, wie es uns gelingt, innerhalb kürzester Zeit aus der Fülle der im LZS gespeicherten Erinnerungen genau die gewünschte Information hervorzuholen. Der Abrufprozeß muß also auf irgendeine Weise organisiert und geleitet sein. William James schrieb bereits 1899: «Nehmen wir an, ich schwiege einen Augenblick und sagte dann ... ‹Erinnert euch! Erinnert euch!› Folgt euer ... Gedächtnis meinem Befehl und kramt irgendein bestimmtes Bild aus eurer Vergangenheit hervor? Mit Sicherheit nicht. Statt dessen steht es still und starrt ins Leere, und schließlich fragt ihr mich: ‹Woran genau sollen wir uns erinnern?›!» (S. 117–118). James argumentiert, daß es sich bei dem Abrufen von Erinnerungen um einen rekonstruktiven Prozeß handelt, an dem gegenwärtig verfügbare Informationen beteiligt sind, indem sie die Suche initiieren und leiten. Moderne Theorien versuchen, eine detailliertere Beschreibung dafür zu geben, wie diese Interaktion genau vonstatten geht.

Moderne Theorien zum Abruf von Erinnerungen

Ehe wir den Abruf theoretisch diskutieren können, müssen wir drei verschiedene Arten des Erinnerns unterscheiden. Abbildung 3.1 illustriert ein hypothetisches Experiment, bei dem die Versuchspersonen sich an eine Liste von Wörtern erinnern sollten. Bedingung A steht für das *freie Erinnern*: Die Versuchspersonen nannten ohne jegliche Hilfe von außen die erinnerten Wörter. Bedingung B repräsentiert den *spezifisch signalisierten Abruf*, d. h., die Versuchspersonen erhielten einen expliziten Hinweis, der ihnen beim Erinnern half (z. B. «Eines der Wörter, an die Sie sich erinnern sollen, beginnt

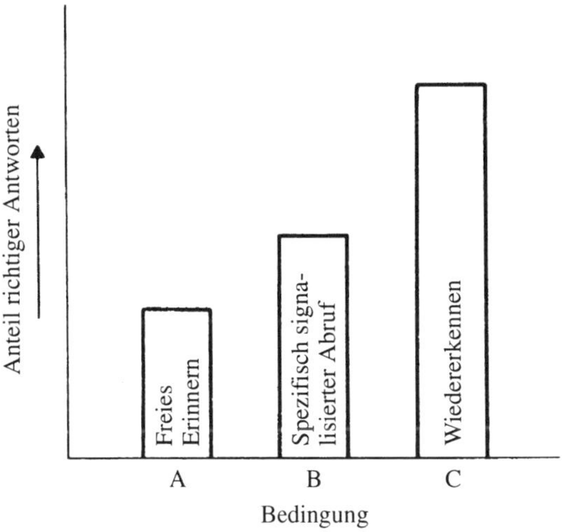

Abbildung 3.1. Typische Ergebnisse im Vergleich zwischen verschiedenen Arten von Abruftests.

mit dem Buchstaben W»). Bedingung C steht für das *Wiedererkennen*: Den Versuchspersonen wird ein Wort dargeboten, und sie werden gefragt, ob es eines der Wörter ist, an die sie sich erinnern sollten (z. B. «Stand das Wort UHR auf der Liste?»). Die in der Abbildung dargestellten Ergebnisse sind typisch für die zahlreichen Experimente, die mit diesen drei Arten des Erinnerns durchgeführt wurden. Das Wiedererkennen ist für die Versuchspersonen im allgemeinen am einfachsten, gefolgt vom spezifisch signalisierten Abruf und der freien Erinnerung. Diese Ergebnisse stimmen mit unserer tagtäglichen Erfahrung überein. Manchmal fällt uns z. B. die Antwort auf eine Frage nicht ein, aber wir erkennen sie sofort, wenn man sie uns zeigt. Oder wir können uns nicht an den Namen einer Person erinnern, wissen ihn aber gleich, wenn man uns deren Initialen nennt.

Eine gültige Theorie des Abrufprozesses muß auch erklären können, wieso das Wiedererkennen leichter fällt als das spezifisch signalisierte oder freie Erinnern. Eine mögliche Erklärung besteht darin, daß Erinnerungen unterschiedlich «stark» sind und für das Erinnern eine stärkere Gedächtnisspur nötig ist als für das Wiedererkennen (Kintsch, 1970). Dies steht jedoch im Widerspruch zu bestimmten experimentellen Ergebnissen. So werden gebräuchlichere Wörter (z. B. TISCH) leichter erinnert als seltenere Ausdrücke (z. B. SPULE), während beim Wiedererkennen seltenere Wörter eher erkannt werden als gebräuchliche. Käme es nur auf die «Stärke» der Gedächtnisspur an, müßten die am leichtesten erinnerten Wörter auch am ehesten wiedererkannt werden.

Auf der Suche nach Faktoren, die das Erinnern und Wiedererkennen beeinflussen, gelangte man bald zu der Vorstellung, daß es sich dabei um zwei separate Prozesse handeln könnte. Dieses Annahme bildet die Grundlage von *Generierungs-Wiedererkennungs-Modellen* (Generation-Recognition-(GR)-Models). Die bekanntesten Beispiele sind die GR-Modelle von Kintsch (1970) sowie Anderson und Bower (1972). Diese Modelle konzentrieren sich vor allem darauf, wie Versuchspersonen in einem verbalen Lernexperiment Wörter abrufen; dennoch gilt es zu bedenken, daß letztlich eine allgemeine Erklärung dafür gefunden werden soll, wie der Abrufprozeß vonstatten geht. Die GR-Modelle unterstellen die Existenz einer Struktur, die dem semantischen Gedächtnis ähnelt. Innerhalb dieser Struktur ist jedes bekannte Wort durch einen «Knoten» repräsentiert. Sieht die Versuchsperson ein Wort, wird der entsprechende Knoten mit einem «Marker» versehen, der anzeigt, daß das Wort Teil der dargebotenen Liste war. Beim anschließenden Versuch des Erinnerns werden mehrere in Frage kommende Wörter generiert und die entsprechenden Knoten auf Marker überprüft; werden Marker entdeckt, kommt es zur Wiedererkennung und damit zum Abruf des gesuchten Wortes. Der spezifisch signalisierte Abruf ist in diesem Zusammenhang effizienter als das freie Erinnern, weil das spezifische Signal die Generierung der in Frage kommender Wörter leitet. Beim Wiedererkennen findet der Zugang zum Knoten automatisch statt, so daß es nur noch darum geht, den Marker zu entdecken.

GR-Modelle geben uns eine überprüfbare Voraussage an die Hand: Damit eine Information erinnert werden kann, müssen die Generierungs- und Wiedererkennungsphasen erfolgreich verlaufen sein. Daraus folgt, daß jede Information, die erinnert werden kann, auch wiederzuerkennen sein muß. Wenn wir uns daran erinnern können, daß das Wort UHR zur dargebotenen Liste gehörte, müßten wir auch in der Lage sein, dieses Wort wiederzuerkennen, da der Vorgang des Wiedererkennens im Erinnern enthalten ist.

Tulving und Thomson führten 1973 ein Experiment aus, mit dem sie diese Voraussage überprüften. Ihr Experiment bestand aus vier Phasen. In Phase 1 wurden den Versuchspersonen «Zielwörter» dargeboten, die sie lernen sollten. Jedes davon wurde von einem «Hinweiswort» begleitet, das die Versuchspersonen zur Kenntnis nehmen, sich aber nicht absichtlich einprägen sollten. (Ein typisches Beispiel wäre z.B. das Zielwort MASCHINE mit dem Hinweiswort «schwarz».) In Phase 2 bekamen die Versuchspersonen eine weitere Liste mit Wörtern, zu denen sie jeweils Assoziationen bilden sollten. Die Wörter auf dieser Liste waren so gewählt, daß dabei mit hoher Wahrscheinlichkeit die in Phase 1 gelernten Zielwörter generiert wurden. (Für das Wortpaar MASCHINE und «schwarz» hätte hier z.B. das Wort «Dampf» gewählt werden können.) Tatsächlich wurden von den Versuchspersonen eine große Anzahl der Zielwörter aus Phase 1 genannt. In Phase 3 sollten sich die Versuchspersonen die von ihnen genannten Wörter anschauen und die heraussuchen, die als Zielwörter in Phase 1 vorkamen. In Phase 4 schließlich wurden den Versuchspersonen noch einmal die Hinweiswörter aus Phase 1 vorgelegt, und sie wurden gebeten, sich an die jeweiligen Zielwörter zu erinnern. Das wichtigste Ergebnis war, daß sich die Versuchspersonen in Phase 4 häufig an Wörter erinnerten, die sie in Phase 3 nicht wiedererkannt hatten.

Die Voraussage, daß wir jedes Wort wiedererkennen, an das wir uns erinnern können, hat dieses Experiment also nicht bestätigt. Tulving und Thomson verwarfen daher das GR-Modell und ersetzten es durch das *Prinzip der Enkodierungsspezifität.* Dieses Prinzip besagt, daß es sich beim Erinnern und Wiedererkennen nicht um separate Phasen des Abrufprozesses handelt. Statt dessen wird der Abruf als einheitlicher Prozeß gesehen, in dem gegenwärtige Informationen direkt mit den Inhalten des Gedächtnisses interagieren. Nach dieser Theorie hängt der Abruferfolg vom Grad der Überlappung zwischen gespeicherten und gegenwärtigen Informationen ab. Je größer diese Überlappung, desto größer auch die Wahrscheinlichkeit, daß ein Gedachtnisinhalt erfolgreich aktiviert werden kann. Die Überlegenheit des Wiedererkennens im Vergleich zum Erinnern wird damit erklärt, daß uns beim Wiedererkennen mehr Informationen darüber zur Verfügung stehen, was wir abzurufen versuchen, die Überlappung also größer ist. Wie läßt sich dann jedoch das Ergebnis von Tulving und Thomson erklären, daß der spezifisch signalisierte Abruf in ihrem Experiment effektiver war als das Wiedererkennen? Die Antwort auf diese Frage liegt in der Enkodierung des Zielworts. Die begleitenden Hinweiswörter in Phase 1 sorgten dafür, daß die Versuchspersonen die Zielwörter auf eine spezifische Weise enkodierten. Als diese Hinweiswörter nachfolgend in Phase 2 generiert wurden, geschah dies in Reaktion auf völlig andere Stichwörter. Die Zielwörter wurden also in einem anderen *Kontext* präsentiert, als dies der ursprünglichen Lernsituation entsprach. Beim Wiedererkennungstest gab es daher weniger Überlappung mit der Zielgedächtnisspur als mit dem ursprünglichen Hinweiswort. Dieser Unterschied führte dazu, daß die Versuchspersonen beim spezifisch signalisierten Abruf besser abschnitten als beim Wiedererkennen.

Das Enkodieren kontextueller Information ist eine wesentliche Voraussetzung für einen effizient organisierten LZS. Kontextuelle Information kann grob als diejenige Information definiert werden, die mit einer bestimmten Erinnerung verbunden ist und uns in die Lage versetzt, diese Erinnerung von allen anderen zu unterscheiden. Hewitt (1973) differenziert in diesem Zusammenhang zwischen *intrinsischem* und *extrinsischem Kontext.* Zu einer Veränderung im intrinsischen Kontext kommt es, wenn ein Aspekt der Zielinformation (z. B. die Haarfarbe einer Person) verändert wird, während bei einer Veränderung des extrinsischen Kontexts die

Zielinformation die gleiche bleibt und sich die Begleitinformation wandelt. Ein gutes Beispiel dafür ist, wenn man gute Bekannte an einem ungewohnten Ort wiedertrifft. Ihr äußeres Erscheinungsbild ist unverändert; allein die Tatsache, daß man sie normalerweise unter anderen Umständen sieht, kann das Wiedererkennen erschweren.

Ein wichtiges Merkmal des episodischen Gedächtnisses ist dessen Fähigkeit, Fragen nach der zeitlichen Lokalisierung vergangener Ereignisse beantworten zu können. Das episodische Gedächtnis muß deshalb so organisiert sein, daß es Ereignisse nach zeitlichen Kriterien unterscheiden kann. Dabei spielen offenbar logische Abfolgen eine große Rolle – z. B. muß die Schulzeit der Studienzeit vorausgegangen sein. Ähnlich fungieren «Schlüsselereignisse» wie z. B. die eigene Hochzeit als zeitliche Marker oder «Meilensteine»: Andere Geschehnisse werden danach unterschieden, ob sie vor oder nach dem fraglichen Ereignis stattfanden. Doch gibt es zahlreiche Gelegenheiten, bei denen sehr viel feinere Unterscheidungen erforderlich sind. Nehmen wir an, jemand würde Sie fragen: «Was hast du dir gestern abend im Fernsehen angeschaut?» Vermutlich haben Sie schon an vielen Abenden ferngesehen. Wie unterscheiden Sie also die Ereignisse des letzten Abends von denen vieler früherer, ähnlicher Situationen? Um diese Fähigkeit erklären zu können, geht man davon aus, daß jede kontextuelle Information eine spezifische Komponente besitzt, die ein bestimmtes Ereignis zeitlich definiert. In der Psychologie wird dies *zeitlicher Kontext* genannt, doch liegen noch keine stichhaltigen Theorien darüber vor, wie die entsprechenden Informationen im LZS gespeichert sind.

Das Prinzip der Enkodierungsspezifität stieß auf nachhaltige Kritik. Stellen wir uns ein hypothetisches Experiment vor, in dessen Verlauf eine Versuchsperson neue Informationen lernt. Anschließend werden zwei Signale (X und Y) gegeben, von denen nur Y der Versuchsperson dabei hilft, sich an die Zielinformation zu erinnern. Das Prinzip der Enkodierungsspezifität geht davon aus, daß ein Abrufsignal nur dann erfolgreich ist, wenn sich seine Informationen mit denen der Gedächtnisspur überlappen. Daraus würde folgen, daß Y eine Überlappung mit der Gedächtnisspur aufweist, bei X dagegen keine Form der Überlappung besteht. Wäre jedoch X das einzig hilfreiche Signal, käme man zu der umgekehrten Folgerung – ein Zirkelschluß, der viele dazu geführt hat, das Prinzip als gültige wissenschaftliche Theorie abzulehnen. Andere Einwände zielen auf die Voraussage, daß Signale nur dann effektiv sind, wenn es zu einer Überlappung mit der Gedächtnisspur kommt. Dies unterstellt dem Abrufsystem eine starke Inflexibilität, da neue Informationen nicht genutzt werden können. Im Gegensatz dazu sieht das GR-Modell vor, daß auch neue Informationen für das Erinnern hilfreich sind, solange sie in der Lage sind, den Generierungsprozeß adäquat zu leiten.

Obgleich das Prinzip der Enkodierungsspezifität als wissenschaftliche Theorie recht begrenzt ist, erfüllt es eine wichtige Funktion: Es lenkt die Aufmerksamkeit auf die Rolle des Kontexts im Abrufprozeß. Frühere Theorien hatten auf kontextuelle Einflüsse wenig Rücksicht genommen. Nachdem Tulving und Thomsons jedoch einmal gezeigt hatten, daß veränderte Bedingungen beim Darbieten der Zielinformation das Wiedererkennen erschweren können, mußten auch alle nachfolgenden Theorien auf die Auswirkungen des Kontexts eingehen. Das GR-Modell läßt sich so anpassen, daß es den Auswirkungen des Kontexts Rechnung trägt (Reder et al., 1974), liefert jedoch auch in dieser Form keine ausreichende Erklärung für die Funktionsweise des Abrufsystems. Eine Schwierigkeit besteht darin, daß unser Gedächtnis normalerweise vor dem Erinnern nicht erst verschiedene Möglichkeiten generiert. Im Gegenteil, die meisten Erinnerungen scheinen uns mühelos zuzufließen, und nur in seltenen Fällen wenden wir bewußte generative Strategien an, um unserem Gedächtnis nachzuhelfen. Schwierig ist auch, genauer zu spezifizieren, wie das Generieren verschiedener Möglichkeiten beginnt. Wird ein spezifisches Signal gegeben, mag das noch erklärlich sein, für alltägliche Situationen ist das jedoch nicht repräsentativ. Das GR-Modell bietet eine Erklärung dafür, wie der Abruf funktioniert, wenn explizite Informationen über die zu erinnernden Dinge zur Verfügung stehen. Die grundlegende Annahme, daß es sich beim Abruf von Erinnerungen um einen rekonstruktiven Akt handelt, mag durchaus richtig sein, doch ist der normale Abrufprozeß sehr viel komplexer, als er im Rahmen des GR-Modells darstellbar ist.

Vertrautheit und Wiedererkennen

Bisher haben wir das Wiedererkennen als einheitlichen Prozeß gesehen. Eine detailliertere Analyse zeigt jedoch, daß wir auch hier differenzieren müssen. Die wörtliche Bedeutung des Wortes «Wiedererkennen» läßt darauf schließen, daß wir das *Wieder*erkannte schon vorher *kannten*. Mandler (1980) stellte die These auf, daß unser Gedächtnissystem beim Wiedererkennen auf zweierlei Weise reagiert. Seine Analyse basiert auf einer Erfahrung, die wir gelegentlich alle machen: Wir sehen Gegenstände oder Personen und empfinden sie als «vertraut», auch wenn wir nicht benennen können, worauf dieses Gefühl genau beruht. So kommt es, daß wir jemanden auf der Straße treffen und wissen, daß wir ihn kennen, auch wenn wir in diesem Moment vielleicht nicht sagen können, wie er heißt und wo wir ihn zuletzt gesehen haben. Um den Namen dieser Person herauszufinden, muß erst ein zweiter Prozeß initiiert werden, in dessen Verlauf der LZS durchsucht wird, bis die Identität der Person festgestellt ist. Dabei ist vor allem die Rolle der Person wichtig. («Ist es der Postbote? Oder der Verkäufer aus dem Schuhgeschäft?».) Nach Mandler legen all diese Beobachtungen die Existenz zweier Phasen des Wiedererkennens nahe: eine erste *Vertrautheitsreaktion* und eine nachfolgende Identifikation durch einen *Kontextabruf.* Im Rahmen dieser Theorie ist das Wiedererkennen daher entweder *kontextfrei*, wenn nur eine Vertrautheitsreaktion vorliegt, oder *kontextabhängig*, wenn die Reaktion räumlich oder zeitlich weiter spezifiziert werden muß.

Um besser unterscheiden zu können, in welchem Maße Wiedererkennungsreaktionen durch Vertrautheitsreaktion oder Kontextabruf zustande kommen, entwickelte Jacoby (1991) ein besonderes *Dissoziationsverfahren*. Den Versuchspersonen wurden dabei zwei Listen mit Wörtern dargeboten, die eine in gesprochener, die andere in visueller Form. Darauf folgten zwei «Exklusion» und «Inklusion» genannte Wiedererkennungstests. Bei der *Exklusion* wurde eine kontextabhängige Erinnerung gefordert, da die Versuchspersonen nur Wörter von der zweiten Liste nennen sollten. Bei der *Inklusion* wurden keine kontextuellen Anforderungen gestellt; den Versuchspersonen wurde lediglich gesagt, sie sollten die Wörter nennen, die sie vorher gesehen hatten. Dieser Methode liegt die Annahme zugrunde, daß das Wiedererkennen eines Wortes von Liste 1 bei der Exklusion darauf hinweist, daß die Versuchsperson den ursprünglichen Kontext des Wortes vergessen hat, die Wiedererkennungsreaktion also allein auf Vertrautheit beruht. Das Ausmaß von Vertrautheitsreaktionen wird im Zuge des Dissoziationsverfahrens durch den Vergleich falscher Wiedererkennungen von Wörtern aus Liste 1 in der Exklusionsaufgabe mit der Wiedererkennungsrate bei der Inklusionsaufgabe ermittelt.

Mit dem gleichen Verfahren erforschte Jacoby auch die Auswirkungen der geteilten Aufmerksamkeit auf die beiden Komponenten der Wiedererkennung. In diesem Fall wurden die Versuchspersonen gebeten, eine Hauptaufgabe durchzuführen, z. B. eine Liste mit Wörtern zu lernen, und im Rahmen einer Zweitaufgabe z. B. eine Zahlenfolge auf bestimmte Gesetzmäßigkeiten durchzusehen. Mit Hilfe der geteilten Aufmerksamkeit läßt sich feststellen, ob ein psychischer Prozeß automatisch abläuft oder auf bewußter Verarbeitung beruht. Hat die geteilte Aufmerksamkeit auf die Leistung einen negativen Effekt, geht man davon aus, daß die Aufgabe bewußtes Bemühen erfordert. Wird kein negativer Effekt beobachtet, gilt die Aufgabe als automatisch durchgeführt. In Jacobys Experiment wurde durch die geteilte Aufmerksamkeit die Anzahl der korrekt erkannten gehörten Wörter reduziert und die Anzahl der korrekt erkannten gesehenen Wörter erhöht. Es kam also zu Leistungseinschränkungen bei der Exklusion mit einer Minderung des kontextgestützten und einem Anstieg des vertrautheitsgestützten Wiedererkennens.

Einen alternativen Ansatz zum Verständnis von Vertrautheitsreaktion und Kontextabruf entwickelte Tulving (1985) mit dem RCA («Recognition and Conscious Awareness»)-Experiment. Es basiert auf der Beobachtung, daß sich die Erinnerung an ein bestimmtes Ereignis entweder auf das episodische Gedächtnis stützt, also mit einem Gefühl des «Wiedererlebens» verbunden ist, oder auf dem eher allgemeinen Wissen beruht, daß das Ereignis geschehen ist, ohne mit einer episodischen Erinnerung verbunden zu sein. Den Versuchspersonen wurde zuerst eine Liste von Wörtern gezeigt, die sie sich einprägen sollten. Dann wurden sie im Rahmen eines Wiedererkennungstests gebeten, die Worte anzuzeigen, die ihrer Erinnerung nach auf der Liste enthalten waren. Bei jedem Wiedererkennen sollten sie ihre Reaktion als «erinnern» («remember» = R) oder «wissen» («know» = K) klassifizieren. R-Reaktionen standen für ein Wiedererkennen mit episodischer Erinnerung an das vorherige Auftreten des Wortes (durch Wachrufen eines Bildes oder eines Gefühls), während K-Reaktionen als Wiedererkennen ohne spezifische Erinnerung (Vertrautheitsreaktion) interpretiert wurden.

Eine Reihe jüngerer Studien haben übereinstimmend gezeigt, daß R- und K-Reaktionen unterschiedliche Eigenschaften besitzen (einen Überblick geben Gardiner & Java, 1993). Gardiner und Parkin (1990) baten Versuchspersonen, einmal mit konzentrierter Aufmerksamkeit und das andere Mal während der Ausführung einer Zweitaufgabe eine Liste von Wörtern zu lernen. Bei den anschließenden Wiedererkennungstests waren die R-Reaktionen direkt mit den Anforderungen der Zweitaufgabe verbunden, während die K-Reaktionen davon unberührt blieben. Dieses Ergebnis legt nahe, daß R-Reaktionen im Gegensatz zu K-Reaktionen von bewußten Verarbeitungsprozessen abhängen – eine Schlußfolgerung, die auch von anderen Testergebnissen gestützt wird. Diese ergaben, daß R-Reaktionen außerdem von der jeweiligen Verarbeitungsebene, intentionalen Lernstrategien und Tranquilizern beeinflußt werden (Gardiner, 1988; Gardiner & Java, 1993; Curran et al., 1993), alles Faktoren, die sich auf Ressourcen der bewußten Verarbeitung auswirken.

Alles in allem gibt es also deutliche Hinweise darauf, daß der Prozeß des Wiedererkennens zwei Komponenten hat: die spontane Vertrautheitsreaktion und den kontextabhängigen Abruf von Erinnerungen. Die Ergebnisse der zu diesem Thema durchgeführten experimentellen Studien sprechen dafür, daß das kontextabhängige Wiedererkennen bewußte Verarbeitung erfordert, während dies bei der Vertrautheitsreaktion nicht der Fall ist. Die Signifikanz dieser Erkenntnis wird im nächsten Abschnitt deutlich.

Explizites und implizites Gedächtnis

Bisher haben wir das Erinnern stets als bewußten Akt betrachtet. Alle Versuchspersonen in den beschriebenen Experimenten sollten sich ganz bewußt bestimmte Informationen wie z. B. die Wörter auf einer Liste ins Gedächtnis rufen. In letzter Zeit haben sich Psycholog(innen) jedoch zunehmend für eine Gegenüberstellung der Leistungen bei direkten und indirekten Gedächtnistests interessiert.

Dieser Forschungsbereich trifft eine grundlegende Unterscheidung zwischen Tests des *expliziten* und des *impliziten Gedächtnisses*. Tests des expliziten Gedächtnisses sind die bereits beschriebenen Experimente rund um das Erinnern und Wiedererkennen. Tests des impliziten Gedächtnisses konzentrieren sich auf die Erinnerungen eines Individuums an ein Ereignis, ohne daß dieses Ereignis selbst erinnert werden muß. In diesem Zusammenhang ist wichtig zu erwähnen, daß diese Begriffe die Anforderungen bei den Gedächtnistests beschreiben und sich nicht auf hypothetische Gedächtnissysteme beziehen.

Tulving et al. (1982) entwickelten ein spezielles Verfahren zur Untersuchung des impliziten Gedächtnisses. Sie baten ihre Versuchspersonen, eine Liste relativ ungebräuchlicher, mehrsilbiger Wörter wie EISSTOCKSCHIESSEN zu lernen. Nach einer vorher festgesetzten Zeitspanne von einer Stunde oder einer Woche kehrten die Versuchspersonen zurück und unterzogen sich zwei Arten von Gedächtnistests. Der erste war ein Wiedererkennungstest mit Ja/Nein-Antworten, der das explizite Gedächtnis für die Zielwörter überprüfte, der zweite ein *Lückentest*, der angeblich nicht mit dem ursprünglichen Lernereignis in Zusammenhang stand. Die Versuchspersonen wurden gebeten, unvollständige Wörter (z. B. __S__OC__SC__ I__SS__N) zu ergänzen. Die Hälfte der Lösungen waren Wörter aus der Zielliste, was den Versuchspersonen jedoch nicht mitgeteilt wurde. Der Lückentest diente also in diesem Fall der Überprüfung des impliziten Gedächtnisses.

Tulving et al. fanden heraus, daß die Versuchspersonen mit größerer Wahrscheinlichkeit diejenigen Aufgaben des Lückentests lösten, deren Lösung einem Zielwort entsprach – ein Phänomen, das als *Wiederholungs-Priming* bezeichnet wird. (Beim «Priming» sind bestimmte Reize «voraktiviert» und werden deshalb leichter assoziiert.) Das Ergebnis mag nicht besonders überraschend erscheinen. Man könnte auch meinen, die Versuchspersonen hätten bemerkt, daß einige der Lösungen mit den Zielwörtern identisch sind, und ihr explizites Gedächtnis genutzt, um den Test auszuführen. Träfe diese Annahme zu, stellte das Wiederholungs-Priming nur eine andere Form des expliziten Gedächtnisses dar. Tulving et al.

schlossen diese einfache Interpretation jedoch mit Hilfe eines besonderen Verfahrenstricks aus: In Rahmen ihres Experiments wurde jedes Zielwort sowohl durch einen Wiedererkennungstest als auch durch einen Lückentest überprüft. Dabei stellte sich heraus, daß die Wahrscheinlichkeit einer richtigen Lösung beim Lückentest für Wiedererkannte Zielwörter nicht größer war als bei Zielwörtern, die von den Versuchspersonen im Wiedererkennungstest nicht korrekt genannt wurden. Die nachgewiesene *stochastische Unabhängigkeit* legt nahe, daß das Wiederholungs-Priming nicht mit der Leistung des expliziten Gedächtnisses zusammenhängt.

In Kapitel 1 haben wir die Existenz verschiedener Gedächtnisformen durch deren unterschiedliche Charakteristika begründet. Diese Argumentation geht von der Annahme aus, daß zwei verschiedene Gedächtnissysteme auch unterschiedliche Eigenschaften besitzen müssen und daß es darüber hinaus experimentelle Variablen geben muß, die jedes dieser Systeme unterschiedlich beeinflussen. Tulving et al. überprüften sowohl die Wiedererkennung als auch das Wiederholungs-Priming nach Retentionsintervallen von einer Stunde und sieben Tagen. Abbildung 3.2 zeigt, daß die Wiedererkennung nach einer Woche deutlich nachließ, das Wiederholungs-Priming sich jedoch nicht signifikant veränderte. Der Nachweis, daß das implizite Gedächtnis von der verstrichenen Zeit merklich weniger beeinträchtigt wird als das explizite Gedächtnis, ist seitdem mehrfach erbracht worden. Ja, man weiß inzwischen, daß sich der Priming-Effekt auch noch nach 16 Monaten beobachten läßt (Sloman et al., 1988).

Daß die geteilte Aufmerksamkeit sich auf das explizite Gedächtnis negativ auswirkt, ist ebenfalls nachgewiesen. Im letzten Abschnitt haben wir beschrieben, daß die geteilte Aufmerksamkeit die Fähigkeit zur kontextgestützten Erinnerung reduziert. Parkin et al. (1990b) untersuchten, wie sich die Durchführung der gleichen Zweitaufgabe auf das Lückentest-Priming auswirkt. Dabei stellte sich heraus, daß die geteilte Aufmerksamkeit die Leistung beim Wiedererkennen signifikant reduzierte, auf das Priming jedoch keinen Einfluß hatte. Mit einer anderen Form von implizitem Gedächtnistest, bei dem Bilder vervollständigt werden sollten, wurde das Ergebnis ebenfalls erfolgreich repliziert (Parkin & Russo, 1990). Die Daten beider Studien weisen darauf hin, daß implizite Gedächtnisleistungen automatisch erfolgen, während explizite Gedächtnisleistungen vom Ausmaß des bewußten Erinnerns abhängen. Diese Schlußfolgerungen stimmen mit dem Ergebnis von Nissen et al. (1988) überein, daß Scopolamin (siehe Kapitel 1), eine Substanz, von der man weiß, daß sie bewußte Gedächtnisfunktionen wie das freie Erinnern hemmt, auf das Priming bei Lückentests keine Auswirkungen hat.

Graf et al. (1984) untersuchten das gleiche Phänomen mit Hilfe einer Variante des Lückentests, dem sogenannten *Wortstamm-Test*. Die Ver-

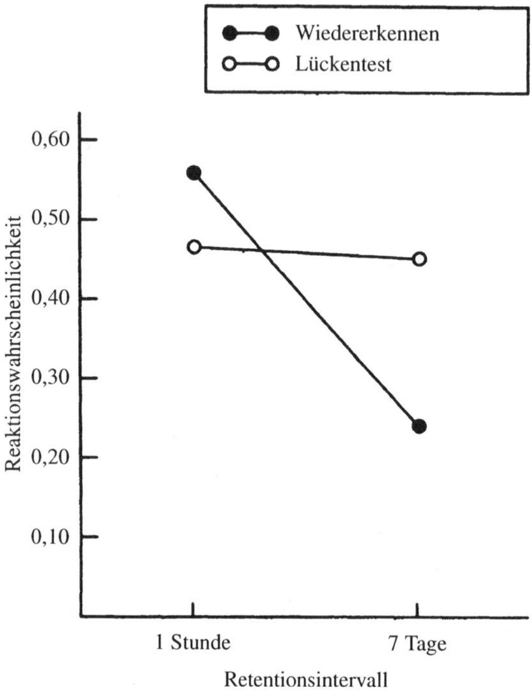

Abbildung 3.2. Einfluß verschiedener Retentionsintervalle auf Wiedererkennung und Wiederholungs-Priming beim Wort-Lückentest (nach Tulving et al., 1982, S. 339).

suchspersonen bekamen eine Liste zu lernender Wörter (z. B. SEHEN). Später sollten sie eine Reihe von Wortstämmen (z. B. SEH__) vervollständigen. Der Wortstamm-Test fungiert als expliziter Gedächtnistest, wenn die Wortstämme als spezifische Signale für den Abruf von Erinnerungen dienen. Als impliziter Gedächtnistest gilt er, wenn die Versuchspersonen gebeten werden, das erste mit den genannten drei Buchstaben beginnende Wort zu nennen, das ihnen in den Sinn kommt. Graf et al. fanden heraus, daß der spezifisch signalisierte Abruf bei den Wörtern, die in einem semantischen Kontext gelernt wurden, zu einer besseren Gedächtnisleistung führte als bei Wörtern, die unter nicht-semantischen Bedingungen dargeboten worden waren – ein Ergebnis, das mit den Thesen des in Kapitel 2 vorgestellten Verarbeitungsebenen-Ansatzes übereinstimmt. Wurde der Wortstamm-Test dagegen als impliziter Gedächtnistest eingesetzt, gaben die Versuchspersonen häufiger Zielwörter aus der ursprünglichen Lernaufgabe an – ein Priming-Effekt, der von der jeweiligen Verarbeitungsebene nicht beeinflußt war.

Um die Existenz zweier Gedächtnissysteme nachweisen zu können, müssen wir darüber hinaus jedoch noch Variablen finden, die das implizite, nicht aber das explizite Gedächtnis beeinflussen. Jacoby und Dallas (1981) verwendeten einen impliziten Gedächtnistest, der unter dem Stichwort *perzeptuelle Identifikation* bekannt wurde. Die Versuchspersonen wurden kurz mit einem Reiz konfrontiert, den sie später identifizieren sollten. Die Effizienz bei der Identifikation wiederholter Items zeigte einen deutlichen Priming-Effekt – ein Phänomen, das als *flüssige Perzeption* bezeichnet wird. In einem Experiment wurden die Modalitäten der Darbietung bei den einzelnen Wiederholungen verändert, d.h., beim ersten Mal wurden Wörter visuell präsentiert, beim zweiten Mal gesprochen, was den Priming-Effekt deutlich reduzierte. Auf das explizite Gedächtnis hatte die gleiche *Veränderung der Darbietungsmodalitäten* dagegen keine oder nur geringe Auswirkungen. Modalitäts-änderungen reduzierten auch bei anderen Arten von impliziten Gedächtnistests wie Wortstamm- und Lückentests (z.B. Bassili et al., 1989) die implizite Gedächtnisleistung, ja selbst Veränderungen innerhalb einer Modalität konnten die Leistung beeinflussen. So ist z.B. der Priming-Effekt beim Lückentest durch Veränderungen der gedruckten Testanweisungen merklich reduziert worden (Roediger & Blaxton, 1987).

Zusammenfassend läßt sich sagen, daß das explizite Gedächtnis offenbar auf eine Reihe von Variablen sensibel reagiert. Dazu gehören die geteilte Aufmerksamkeit, die jeweilige Verarbeitungsebene und die seit der Lernaufgabe verstrichene Zeit (Retentionsintervall). Das implizite Gedächtnis dagegen scheint eher für die perzeptuellen *Oberflächenmerkmale* der jeweiligen Stimuli sensibel zu sein. Diese Unterschiede vermitteln uns eine gewisse Vorstellung davon, wie die der impliziten und expliziten Leistung zugrundeliegenden Formen des Gedächtnisses organisiert sein könnten. In einem späteren Abschnitt werden wir uns noch einmal mit diesem Thema befassen.

Was genau ist das implizite Gedächtnis?

Im letzten Abschnitt haben wir das implizite Gedächtnis durch eine Reihe spezifischer Anforderungen definiert, also durch bestimmte Bedingungen, denen das Gedächtnis beim Abruf von Erinnerungen unterworfen ist. In jüngster Zeit hat es jedoch Versuche gegeben, die für Priming-Effekte zugängliche Art von Gedächtnis genauer zu spezifizieren. So stellte z.B. Schacter (1990) die These auf, daß implizite Gedächtniseffekte auf ein *perzeptuelles Repräsentationssystem* (PRS) zurückgehen, das wiederum eine Reihe von jeweils mit einer besonderen Domäne der Information beschäftigten Subsysteme umfaßt. Jedes dieser Subsysteme enthält Informationen über die Form und Struktur einer bestimmten Reizkategorie, speichert aber keine Informationen über deren Bedeutung ab und wird deshalb *prä-semantisch* genannt.

Die Ergebnisse mehrerer Studien (Schacter et al. 1990; Schacter, 1992) geben Hinweise darauf, daß am impliziten Gedächtnis ein PRS beteiligt ist (1990; Schacter, 1992). In einer Studie wurden gesunden Versuchspersonen eine Reihe von Zeichnungen dargeboten, von denen die eine Hälfte realistische, die andere unrealistische Objekte darstellte (siehe Abbildung 3.3) Nach ausführlicher Betrachtung sollten die Versuchspersonen entscheiden, in welche Hauptrichtung (links oder rechts) das Objekt zeigte, oder ein reales Objekt nennen, an das die Zeichnung sie erinnerte. Anschließend wurden zwei Tests durchgeführt. Beim impliziten Gedächtnistest sollten die Versuchspersonen so rasch wie möglich entscheiden, ob die jeweilige Zeichnung ein realistisches Objekt zeigte oder nicht. Für diese Aufgabe wurde ein Priming-Effekt nachgewiesen: Die Versuchspersonen trafen raschere Entscheidungen über realistische Objekte, die ihnen bereits in der ersten Phase des Experiments gezeigt worden waren. Auf die Art der jeweiligen Verarbeitung und bei den Entscheidungen über unrealistische Objekte dagegen gab es keinen Priming-Effekt. Bei den Zeichnungen, die ausführlich gezeigt worden waren, war die Wiedererkennung deutlich besser.

Schacter et al. interpretierten diese Ergebnisse im Sinne eines Priming auf der strukturellen Beschreibungsebene des PRS. Bei den realistischen

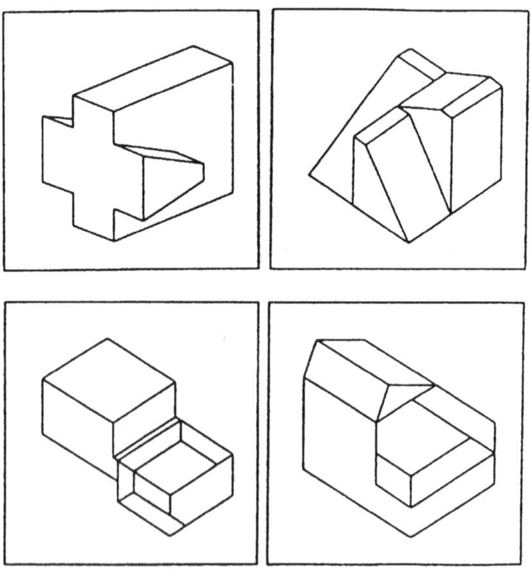

Abbildung 3.3. Zeichnungen realistischer und unrealistischer Objekte aus dem Experiment von Schacter et al. Die beiden oberen Zeichnungen zeigen realistische Objekte, die unteren beiden unrealistische Objekte. (Aus Schacter et al., 1990, S. 7)

Objekten kommt es zu einem Priming-Effekt, weil mögliche Relationen zwischen den einzelnen Elementen es dem System erlauben, eine strukturelle Beschreibung abzuleiten. Diese Beschreibung bietet nachfolgend die Basis zur Wiedererkennung des Objekts, so daß die Entscheidung rascher vonstatten gehen kann. Die Annahme, daß das Priming auf einer prä-semantischen Ebene anzusiedeln ist, stützt sich auf die Beobachtung, daß eine Manipulation, die das Wiedererkennen verbessert (ausführliches Betrachten oder Elaboration), auf das Priming keinen Einfluß hat.

Die Untersuchungen von Schacter et al. über das implizite Gedächtnis im Sinne eines perzeptuellen Repräsentationssystems (PRS) sind auch auf die Bereiche der auditiven und visuellen Worterkennung erweitert worden. Wie bei den gezeichneten Objekten ergab sich der Schluß, daß das implizite Gedächtnis auf prä-semantischer Ebene agiert. Daraus ergibt sich die Frage, ob es nur für nicht-semantische Verarbeitungsebenen Relevanz besitzt. Hirshman et al. (1990) z. B. zeigten, daß sich aus der Präsentation von Wörtern sowohl beim Lückentest als auch bei der Wiedererkennung von Bildern Priming-Effekte erzielen lassen. Im letzteren Fall ist es allerdings deutlich reduziert – ein Phänomen, das auf die semantische Ebene zurückgeführt wird, da es zwischen Wörtern und Bildern keine direkte Überlappung gibt, weshalb man von *konzeptuellem Priming* spricht (siehe auch Hamann, 1994).

Implizites Lernen

Parallel zur Erforschung des impliziten Gedächtnisses hat es eine große Anzahl von Studien über das *implizite Lernen* gegeben. Dies bezieht sich auf alle Lernvorgänge, die stattfinden, ohne daß die betreffende Person erklären kann, wie es dazu gekommen ist. Sie mag sich zwar an manche Episoden aus der Lernsituation erinnern, doch sind diese für das Gelernte selbst nicht weiter relevant. In der Forschung über das implizite Lernen kommen zwei Arten von experimentellen Aufgaben zur Anwendung: das Erlernen künstlicher Grammatiken und die Kontrolle komplexer Systeme. Im ersten Fall werden die Versuchspersonen gebeten, sich eine von einer künstlichen Grammatik erzeugte Buchstabenfolge einzuprägen. Als nächstes wird ihnen erklärt, daß die Anordnung der Buchstaben grammatischen Regeln folgt. Sie bekommen dann weitere Buchstabenfolgen vorgelegt und sollen entscheiden, ob diese grammatisch sind oder nicht. Inzwischen wurde mehrfach nachgewiesen, daß Versuchspersonen in der Lage sind, solche Grammatiken zu erlernen, ohne deren Regeln explizit erklären zu können (Reber, 1989; Berry & Dienes, 1992).

Bei der Kontrolle komplexer Systeme sollen die Versuchspersonen in die Rolle von Manager(innen) einer Zuckerfabrik schlüpfen. Ihre Aufgabe besteht darin, die Produktionsmenge auf einem vorgegebenen Niveau zu halten, indem sie die Anzahl der Mitarbeiter(innen) manipulieren. Mehrere Studien haben gezeigt, daß Versuchspersonen lernen, diese Aufgabe optimal zu meistern, obgleich sie das dahinterstehende Prinzip nicht erklären können (siehe z. B. Berry & Broadbent, 1984). Ja, es gibt Hinweise darauf, daß Versuchspersonen, die versuchen, Hypothesen über das Prinzip herauszubilden, bei der Bewältigung der Aufgabe vergleichsweise schlechter abschneiden.

Vergessen

Wenn Sie jemand fragt, welches Buch Sie gerade lesen, können Sie ihm wahrscheinlich eine ganze Menge darüber erzählen. Fragt Sie jemand mehrere Monate später nach diesem Buch, wird ihre Erinnerung dagegen nicht mehr so lebhaft sein. Diese alltägliche Erfahrung deutet darauf hin, daß es sich beim Vergessen um einen zeitabhängigen Prozeß handelt. Doch wie schnell geht dieser Prozeß vonstatten? Die erste systematische Untersuchung dieses Problems stammt von Hermann Ebbinghaus (1885), der als Begründer der experimentellen Gedächtnisforschung gilt. Ebbinghaus ging sehr gründlich vor und gab sich große Mühe, den Einfluß äußerer Faktoren gänzlich auszuschließen. Seine Techniken sind von einigen als künstlich bezeichnet worden, doch schlägt sich die Strenge, mit der er seine wissenschaftlichen Experimente betrieb, zum Teil noch in der heutigen Forschung nieder. Im Selbstversuch maß er die jeweilige Anzahl der nach bestimmten Zeitabständen noch erinnerten, aber zuvor vollständig gelernten sinnlosen Silben. Außerdem hielt er die Anzahl von Wiederholungen fest, die er brauchte, um eine Liste sinnloser Silben vollständig auswendig zu lernen, und maß nach bestimmten Zeitabständen, wie viele Wiederholungen er jeweils brauchte, um sich die Liste erneut einzuprägen. Die Differenz zwischen der ursprünglich benötigten und der beim erneuten Test notwendigen Anzahl von Wiederholungen diente ihm als Grundlage seiner *Vergessenskurve.* Weil dabei die Anzahl der ersparten Wiederholungen gemessen wird, spricht man in diesem Zusammenhang von der *Ersparnismethode.* Abbildung 3.4 zeigt das Ausmaß der Ersparnis beim erneuten Lernen nach verschiedenen Zeitabständen – ein Muster, das, wie man inzwischen weiß, für das Vergessen im allgemeinen typisch ist. Zum Anfang vollzieht sich der Prozeß des Vergessens sehr schnell (60% Differenz nach 20 Minuten, 45 % Differenz nach einer Stunde), danach ver-

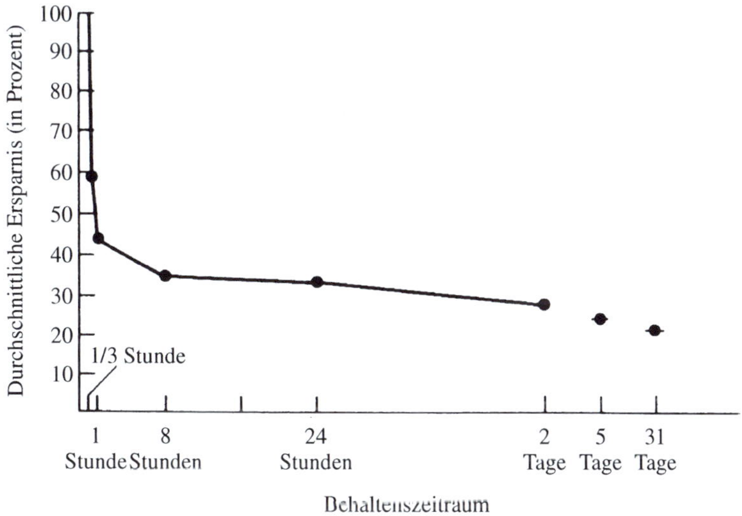

Abbildung 3.4. Vergessenskurve nach Ebbinghaus: In den ersten Stunden verblassen die Erinnerungen am schnellsten. (Aus Baddeley, 1976, S. 8)

langsamt er sich auffallend (nur noch 5% Differenz zwischen dem 2. und dem 31. Tag).

Die daraus folgende und sehr viel schwerer zu beantwortende Frage lautet, *wie* das Vergessen vonstatten geht. Eine Theorie stützt sich auf das «Gesetz der Nichtbenutzung» (Thorndike, 1913), welches besagt, daß Erinnerungen im Laufe der Zeit ganz natürlich verfallen. Diese Ansicht war sehr verbreitet, bis McGeoch (1932) zwei wichtige Einwände erhob: Erstens scheint sich die Nichtbenutzung auf viele Erinnerungen nicht negativ auszuwirken. Zweitens, und dies ist der wichtigere Einwand, bietet die Nichtbenutzung, selbst wenn sie tatsächlich zum Vergessen führt, an sich noch keine Erklärung. McGeoch zog einen Vergleich mit der Tatsache, daß Nägel im Laufe der Zeit immer rostiger werden, die Zeit aber dennoch nicht als Ursache des Rostens gelten kann, sondern nur die logische Voraussetzung für den Prozeß der Oxidation bildet. Ähnlich, so McGeoch, ist es auch mit dem Vergessen. Wenn eine Erinnerung durch Nichtbenutzung verblaßt, ist nicht die verstrichene Zeit schuld daran, sondern etwas anderes, das während dieser Zeit geschah.

McGeoch schlug eine alternative Erklärung des Vergessens vor, die zur Entwicklung der Interferenztheorie führte. Grundlage dieser Theorie ist die These, daß jeder Lernvorgang auf der Herausbildung von Assoziationen basiert (z. B. A→B). Bei weiteren Lernvorgängen ergeben sich Gemeinsamkeiten zwischen alten und neuen assoziativen Elementen (z. B.

A→C), und diese «assoziative Interferenz» führt zum Vergessen. Eine häufig genutzte Technik zur Erforschung dieses Effekts ist das *paarweise Assoziieren.* Die Versuchsperson soll zunächst eine Reihe willkürlicher Assoziationen zwischen Wörtern lernen. Auf diese Weise lernt sie z. B., auf das Stimuluswort KLAVIER mit dem Wort «Zigarre» (A→B) zu reagieren. Anschließend wird eine zweite Reihe von Wortpaaren mit den gleichen Stimuli aber anderen Verknüpfungen präsentiert. Jetzt lernt die Versuchsperson z. B., KLAVIER mit «Giraffe» (A→C) zu assoziieren. Im Rahmen dieses Experiments lassen sich zwei Formen von Interferenz unterscheiden: Erstens die *retroaktive Interferenz* (RI), bei der die ältere Erinnerung (A→B) durch die nachfolgend gelernte Verknüpfung (A→C) geschwächt wird. Und zweitens die *proaktive Interferenz* (PI), bei der die ältere Erinnerung das nachfolgende Lernen neuer Verknüpfungen hemmt.

Beide Formen der Interferenz sind auf unterschiedliche Weise nachgewiesen worden; in den meisten Fällen kamen in den Experimenten jedoch Listen mit einzelnen Wörtern oder einfachen binären Assoziationen zur Anwendung. Kritisiert wurde daraufhin, daß es der Interferenztheorie an externer Gültigkeit mangelt, weil sie sich auf Experimente mit Lernaufgaben stützt, die für das Alltagsleben nicht charakteristisch sind. Dies stimmt nicht ganz, denn den weitverbreiteten Fehler, in der ersten Zeit nach dem Umzug noch die alte Adresse anzugeben, kann man sich durchaus durch die Assoziationskette A→B, A→C erklären. Dennoch ist das meiste von dem, was wir lernen und anschließend wieder vergessen, nur schlecht in Form einfacher Assoziationen vorstellbar. Darüber hinaus hat die Interferenztheorie bis heute nicht erklären können, *wie* das eigentliche Vergessen vonstatten geht. Dieses Defizit bringt uns dazu, das Vergessen einmal aus einer anderen, weniger theoretischen Perspektive zu betrachten.

Das Penfield-Phänomen

In den vierziger Jahren des 20. Jahrhunderts führte Wilder Penfield eine große Anzahl von Gehirnoperationen an epileptischen Patient(innen) aus, um besonders schwere Anfälle zu lindern. Die Patient(innen) wurden zunächst voll anästhesiert, der entsprechende Bereich des Schädels wurde geöffnet und so ein Zugang zum Gehirn freigelegt. Dann wurde das Bewußtsein wieder hergestellt und nur noch eine lokale Betäubung beibehalten (siehe Abbildung 3.5). Während der Operation wurde die Oberfläche des Gehirns mit einer Elektrode stimuliert. Dabei bemerkte Penfield, daß die Stimulation einer bestimmten Gehirnregion (des Schläfenlappens) bei den Patient(innen) zu spontanen «Erinnerungen» führte. Ein Patient sagte: «Ich habe gerade eines meiner Kinder sprechen gehört ... Es war Frank. Ich habe auch die Geräusche aus der Nachbarschaft gehört.» Ein anderer sagte: «Plötzlich erinnere ich mich an etwas. Ich sehe die Seven-Up Abfüllfabrik ... Harrison Bakers» (Penfield, 1958). Die Erinnerungen waren lebhaft, detailliert und mit scheinbar unbedeutenden Ereignissen aus der Vergangenheit befaßt. Penfield war von diesem Phänomen zutiefst beeindruckt und glaubte, den Sitz des «Bewußtseinsstroms» gefunden zu haben. Die augenscheinliche Trivialität der Inhalte führte ihn zu der Annahme, daß «aus dem Gedächtnis nichts verlorengeht, der Erfahrungsschatz eines jeden Menschen vollständig erhalten bleibt.» Schwierigkeiten beim Erinnern gingen nach Penfields Meinung allein auf einen mangelnden Zugang zu den jeweiligen Erinnerungen zurück.

Penfields Sicht des Gedächtnisses als eine Art Videorecorder, der getreulich jedes Detail unseres Lebens aufzeichnet, stieß auf heftige Kritik. Loftus und Loftus (1980) nahmen die Beobachtungen, auf die Penfield seine Thesen stützte, etwas genauer unter die Lupe. So berichtete Penfield, zu den spontanen Erinnerungen sei es nur dann gekommen, wenn der Schläfenlappen stimuliert wurde – ein Ergebnis, das mit der bekannten Beteiligung dieses Gehirnlappens an der Gedächtnisfunktion korreliert (siehe Kapitel 6). Von den 520 auf diese Weise stimulierten Patient(innen) zeigten jedoch nur 40 das beschriebene Phänomen, und von diesen schienen wiederum nur zwölf echte Erinnerungen zu haben. Bei einer genaueren Überprüfung der Inhalte stellte sich heraus, daß diese eher Träumen glichen als tatsächlichen Erinnerungen.

Der Zusammenhang zwischen Gehirnstimulation und Gedächtnis ist bis heute immer wieder erforscht worden, und die meisten Daten stützen Loftus und Loftus' Schlußfolgerungen. So berichtete z. B. Gloor (1990), daß eine ähnliche Stimulation fragmentarische «Erinnerungen» produzierte, die scheinbare Authentizität besaßen, weil die Stimulation ein sonst nur für echte Erinnerungen typisches, in diesem Fall aber illusorisches Maß an Lebhaftigkeit auslöste. Bancaud et al. (1994) berichteten ebenfalls von durch Stimulation ausgelösten «Erinnerungen», bezweifelten jedoch deren Authentizität und sprachen statt dessen von einer Art «Traumzustand».

Alles in allem erscheint es wenig praktisch und plausibel, daß unser Gedächtnis mit der Speicherung von Millionen nebensächlicher Erfahrungen belastet sein soll, die für uns keine Nützlichkeit mehr besitzen. Daß das Erinnern ein selektiver Prozeß ist, bei dem nur bestimmte Aspekte unserer Erfahrungen im LZS gespeichert werden, erscheint dagegen als attraktivere Hypothese. In diesem Zusammenhang sollten wir festhalten, daß ein KZS, in dem Informationen nur vorübergehend behalten werden,

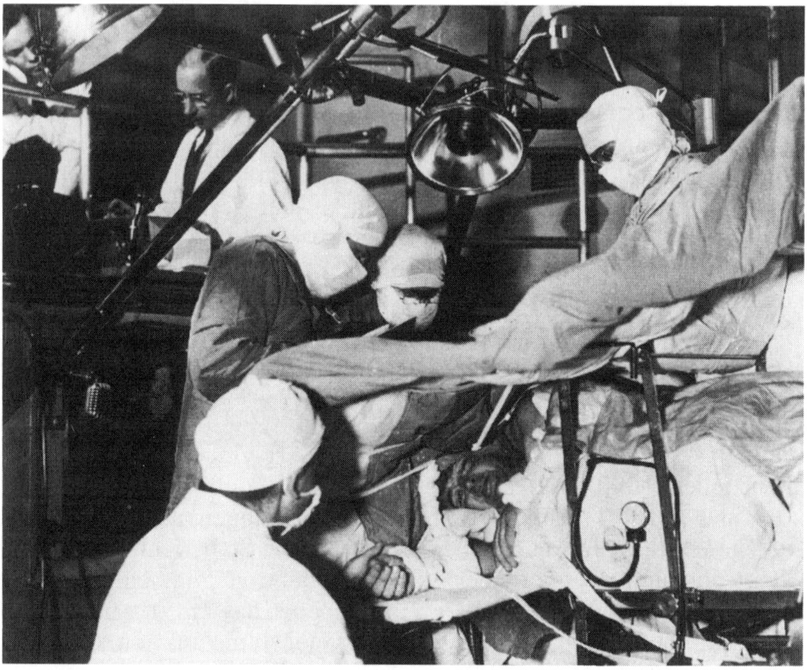

Abbildung 3.5. Foto einer «offenen Schädeloperation». Der Patient ist wach. Während solcher Operationen wurden die Gehirne der Patient(innen) stimuliert und damit scheinbar spontane Erinnerungen ausgelöst. (Aus Penfield & Roberts, 1959)

eine ideale Voraussetzung dafür bietet, erinnernswerte und weniger erinnernswerte Informationen zu unterscheiden. Die Vergänglichkeit der Gedächtnisspuren im KZS ist also weit davon entfernt, ein Nachteil zu sein. Im Gegenteil, sie hat die Entwicklung eines effektiveren Gedächtnissystems überhaupt erst ermöglicht. Was gespeichert werden muß, wird dem Prozeß der Konsolidierung unterzogen, während der Rest einfach verlorengeht, sobald die Phase der aktiven Speicherung vorüber ist. Vor diesem Hintergrund resultiert das Vergessen entweder aus Defiziten beim Speichern oder aus Defiziten beim Erinnern.

Defizite beim Speichern lassen sich recht einfach in Experimenten nachweisen, in denen das cholinerge System blockende Medikamente wie Scopolamin gegeben werden (siehe Kapitel 1). Ein weiteres Medikament mit ähnlichen Eigenschaften ist Imipramin. Calev et al. (1989) untersuchten, wie es sich auf das Gedächtnis von Menschen auswirkt, die wegen einer Depression in Behandlung sind. Sie stellten fest, daß die Versuchspersonen, die Imipramin bekamen, beim Erlernen neuer Informationen ähnliche Schwierigkeiten hatten wie Patient(innen), die infolge einer Elektroschocktherapie (siehe Kapitel 9) einen Gedächtnisverlust erlitten hatten. Im Gegensatz zu diesen Patient(innen) hatten die Versuchspersonen, die Imipramin bekamen, jedoch keine Probleme, sich an Ereignisse vor der Behandlung zu erinnern.

Medikamentenstudien sind schwierig auszuführen. Standarduntersuchungen über das Vergessen konzentrieren sich deshalb auf Defizite beim Erinnern. Diese können untersucht werden, ohne daß man in den Organismus der Versuchspersonen eingreifen muß.

Kontext-Effekte

Der Einfluß des Kontexts auf unsere Fähigkeit, Dinge zu identifizieren, ist vielfach nachgewiesen worden. In einem klassischen Experiment zeigten Light und Carter-Sobell (1970), wie Veränderungen des mit einem Zielwort assoziierten intrinsischen Kontexts das Wiedererkennungs-Gedächtnis beeinträchtigten. Die Versuchspersonen sollten sich einfache Sätze einprägen, die sie bei der Interpretation eines doppeldeutigen Worts in eine bestimmte Richtung lenkten (z. B. «Am Morgen krähte der HAHN»). Anschließenden sollten die Versuchspersonen das Zielwort benennen, das nun in einen Satz eingebettet war, der eine andere Interpretation nahelegte («Das Wasser tropfte aus dem undichten HAHN»). Dabei stellte sich heraus, daß das Wiedererkennen der Zielwörter signifikant beeinträchtigt war, wenn der Kontext in der Lernsituation sich vom Kontext in der Testsituation unterschied.

Störende Effekte dieser Art mögen nicht überraschen, zeigen sie doch im Grunde nur, daß Versuchspersonen sich schwerer tun, wenn sie einen anderen Stimulus erinnern sollen als den, den sie sich kurze Zeit vorher eingeprägt haben. Interessanter ist da schon die Tatsache, daß auch der extrinsische Kontext Einfluß auf das Erinnern nimmt.

Umwelt-Effekte

Godden und Baddeley (1975) untersuchten die Gedächtnisleistung von Versuchspersonen in zwei unterschiedlichen Umgebungen: unter Wasser und an Land. Dabei stellte sich heraus, daß das freie Erinnern besser funktionierte, wenn die Umwelt in der Lern- und in der Testsituation die gleiche war. In einem späteren Experiment konnten Godden und Baddeley (1980) diesen Effekt für das Wiedererkennen jedoch nicht nachweisen. Smith (1986) unterzog eine Gruppe von Versuchspersonen in einem Zimmer sowie in einem Schwimmtank mehreren Gedächtnisspannentests. Später folgte dann noch ein unerwarteter Gedächtnistest mit den gleichen Items, bei dem sich sowohl für das Erinnern als auch für das Wiedererkennen ein signifikanter Umwelt-Effekt ergab. Eine ergänzende Studie untersuchte die Auswirkungen eines Raumwechsels auf das Erinnern und das Wiedererkennen. Wieder diente ein Gedächtnisspannentest als Grundaufgabe. Diesmal wurde jedoch die Hälfte der Versuchspersonen darüber informiert, daß ihr Gedächtnis später noch einmal getestet würde. Der Umwelt-Effekt trat nur auf, wenn die Versuchspersonen nicht wußten, daß ihnen ein weiterer Test bevorstand.

Die jeweilige Umwelt scheint auch die Genauigkeit von Augenzeugenberichten zu beeinflussen. Smith und Vela (1992) inszenierten den Auftritt einer eingeweihten Person in einem ihrer Psychologie-Einführungskurse. Die Person kam herein und sagte, sie wolle einer Kursteilnehmerin zum Geburtstag gratulieren, nannte einen fiktiven Namen und fragte in die Runde, ob das Geburtstagskind anwesend sei. Als sich niemand meldete, ging sie wieder. Nach unterschiedlichen Zeiträumen wurden die Studierenden entweder im gleichen oder in einem anderen Raum einem Wiedererkennungstest unterzogen. Von denen, die in einem anderen Raum befragt wurden, wurde ein Teil gebeten, sich den Auftritt der Person noch einmal bewußt ins Gedächtnis zu rufen, während die anderen keinerlei Anweisungen bekamen. Dabei stellte sich heraus, daß die Gedächtnisleistung der Studierenden, die im gleichen Raum befragt wurden, deutlich besser war als die der in einen anderen Raum geschickten Gruppe. Darüber hinaus hatten diejenigen, die man gebeten hatte, sich das Ereignis noch einmal bewußt ins Gedächtnis zu rufen, besonders große Schwierigkeiten, die Person wiederzuerkennen – ein interessantes Ergebnis, wenn man bedenkt, daß das bewußte Vergegenwärtigen unter anderen Bedingungen das Gedächtnis von Augenzeugen verbessern soll (z. B. Malpass & Devine, 1981).

Zustandsabhängiges Lernen

Bei verschiedenen psychoaktiven Zuständen im Zusammenhang mit Medikamenten und Alkohol läßt sich der Effekt des zustandsabhängigen Lernens beobachten. Dabei wird die Lernleistung verbessert, wenn die psychoaktiven Zustände beim Lernen und beim Erinnern die gleichen sind. Goodwin (1974) maß Erinnern und Wiedererkennen bei Versuchspersonen, die entweder einen Soft Drink oder eine beträchtliche Menge hochprozentigen Wodka getrunken hatten. Am nächsten Tag wurden die Versuchspersonen gebeten, die gleichen Aufgaben entweder im gleichen oder veränderten Zustand noch einmal auszuführen. Dabei stellte sich heraus, daß die Erinnerungsleistung der Versuchspersonen deutlich geringer war, wenn sie die Items in einem Zustand (z. B. nüchtern) gelernt und in einem anderen (z. B. angetrunken) erinnern sollten; für das Wiedererkennen dagegen ließ sich kein zustandsabhängiger Effekt nachweisen.

In den darauffolgenden Jahren wurden zahlreiche Experimente über die zustandsabhängigen Effekte verschiedener Medikamente durchgeführt, deren Ergebnisse sich jedoch als äußerst inkonsistent erwiesen. In einer zusammenfassenden Auswertung dieser Studien stellte Eich (1980) fest, daß 88% der Experimente, die zustandsabhängige Effekte demonstrierten, das freie Erinnern gemessen hatten, während 90% der Studien, die keine zustandsabhängigen Effekte nachweisen konnten, entweder den spezifisch signalisierten Abruf oder das Wiedererkennen überprüft hatten. Wie beim Umwelteinfluß treten solche Effekte also verläßlich nur beim Erinnern auf.

Wie es zum zustandsabhängigen Lernen kommt, konnte noch nicht geklärt werden. Eine These lautet, daß bestimmte psychoaktive Zustände zu ungewöhnlichen Strategien beim Lernen und Abrufen von Informationen führen. Die in einem berauschten Zustand erlernten Information könnten so mit der im nüchternen Zustand verwendeten Abrufstrategie inkompatibel sein. Bisher haben wir allerdings nur spärliche Beweise für diese Theorie, obgleich es eine Reihe von Studien gibt, die darauf hinweisen, daß im Marihuana-Rausch ungewöhnliche Assoziationen gebildet werden (siehe z. B. Block & Wittenborn, 1985). Im Rahmen eines Gedächtnistests könnte dies zu der Herausbildung ungewöhnlicher Repräsentationen oder atypischer Abrufstrategien führen. Solange Lern- und Testsituation im berauschten Zustand erlebt werden, ergeben sich daraus für das Erinnern keine Probleme; erst wenn der Zustand verändert ist, gestaltet sich der Abruf schwierig.

Stimmung und Gedächtnis

Auch die Auswirkung der Stimmung auf das Gedächtnis ist wiederholt erforscht worden (siehe Blaney, 1986). Bower (1981) bat Versuchspersonen, über die emotionalen Aspekte ihres Lebens Tagebuch zu führen.

Nach einer Woche wurden sie mit Hilfe eines *stimmungsinduzierenden Verfahrens* (hypnotische Suggestion) in eine «glückliche» oder «traurige» Stimmung versetzt und anschließend aufgefordert, sich an bestimmte Ereignisse zu erinnern. Dabei wurde ein *Stimmungs-Kongruenz-Effekt* festgestellt: Die Versuchspersonen, die sich in einer guten Stimmung befanden, hatten mehr angenehme Erinnerungen, die schlechter gestimmten Versuchspersonen dagegen mehr unangenehme Erinnerungen. In einer zweiten Studie von Bower et al. (1981) wurden die Versuchspersonen wiederum in unterschiedliche Stimmungen versetzt. Dann wurde ihnen die Geschichte von Paul Smith vorgelesen. Die Hälfte der Erlebnisse, die Paul in der Geschichte hatte, waren positiv, die andere Hälfte negativ. Auch bei diesem Experiment ergab sich ein deutlicher Stimmungs-Kongruenz-Effekt. Ergebnisse wie diese wurden in ein Netzwerk-Modell integriert, in dem Stimmungszustände selektiv vorherbestimmten, welche Aspekte einer Erfahrung erinnert wurden (Bower et al., 1981). Ob Stimmungs-Kongruenz-Effekte verläßlich auftreten, wird allerdings kontrovers diskutiert. Der Einsatz der Hypnose zur Herbeiführung bestimmter Stimmungszustände trägt, wie wir im nächsten Abschnitt sehen werden, hinsichtlich der Interpretation positiver Stimmungseffekte ebenfalls zur Unsicherheit bei.

Eich und Metcalfe (1989) argumentierten, daß die Erinnerung an «interne Ereignisse», die infolge mentaler Vorgänge wie logischem Denken und phantasiegesteuertem Assoziieren entstehen, durch Stimmungen leichter beeinflußt werden als externe Ereignisse. Träfe dies zu, müßte die Erinnerung an solche internen Ereignisse für Stimmungs-Kongruenz-Effekte anfälliger sein. Zur Überprüfung dieser Hypothese wurden Versuchspersonen zunächst durch das Vorspielen klassischer Musik (z. B. Mozarts *Eine Kleine Nachtmusik* oder Albinonis *Adagio in g-Moll*), in eine «fröhliche» oder «traurige» Stimmung versetzt. In der Lernphase lasen die Versuchspersonen dann entweder ein Ziel-Item gepaart mit einer Kategoriebezeichnung und einem Beispiel (z. B. Geschmacksrichtungen bei Milk Shakes: Schokolade – VANILLE), oder sie generierten das Ziel-Item mit großer Wahrscheinlichkeit, wenn der Anfangsbuchstabe angegeben war (z. B. Geschmacksrichtungen bei Milk Shakes: Schokolade – V____). Die Autoren gingen davon aus, daß die generative Reaktion mit einem internen Ereignis korrespondiert, während das Lesen als extern empfunden wird. Ein nachfolgender Gedächtnistest, bei dem wiederum vorher entweder die gleiche oder eine andere Stimmung erzeugt wurde, lieferte zwei wichtige Ergebnisse: Stimmungs-Kongruenz-Effekte waren bei den generierten Items deutlicher als bei den durch Lesen angeeigneten Items – allerdings traf dies nur auf das freie Erinnern zu. Beim Wiedererkennen ließ sich keine Auswirkung der Stimmung nachweisen.

Auch wenn wir vielleicht nicht ganz sicher sein können, ob die Stimmung tatsächlich die Gedächtnisleistung gesunder Menschen beeinflußt, scheint doch wenig Zweifel daran zu bestehen, daß sich krankhafte Stimmungszustände nachhaltig auf das Gedächtnis auswirken können. So stellten z. B. Lloyd und Lishman (1975) fest, daß die Zeit, die depressive Patient(innen) zum Erinnern negativer Erfahrungen benötigen, mit dem Fortschreiten ihrer Depression kürzer wurde. Clark und Teasdale (1981) erforschten die natürlichen Stimmungsschwankungen depressiver Patient(innen). Waren sie relativ fröhlich, erinnerten sie mehr angenehme als unangenehme Dinge, waren sie dagegen in tiefe Depressionen versunken, wurde ihr Gedächtnis von unangenehmen Erinnerungen dominiert (siehe auch Williams et al., 1988). Williams und Broadbent (1986) fanden heraus, daß depressive Suizidpatient(innen) es schwieriger fanden, Erinnerungen abzurufen, wenn man ihnen positive Signalwörter gab, und diese Erinnerungen darüber hinaus weniger spezifisch waren als die mit Hilfe negativer Signalwörter abgerufenen Gedächtnisinhalte (in Kapitel 6 werden wir auf dieses Ergebnis noch näher eingehen). Burke und Mathews (1992) gaben Patient(innen) mit Angstzuständen neutrale Stichwörter und stellten fest, daß die ängstlichen Versuchspersonen mehr angstbezogene Erinnerungen assoziierten als die Mitglieder einer gesunden Vergleichsgruppe. Insgesamt deuten diese Studien darauf hin, daß klinische Stimmungszustände einen wichtigen Einfluß auf das Muster der abgerufenen Erinnerungen nehmen – ein Ergebnis, das für das Verständnis dieser teilweise sehr hartnäckigen Störungen möglicherweise Signifikanz besitzt.

Hypnose

Jeder, der schon einmal einer Hypnose beiwohnte, hat sicherlich den Eindruck gewonnen, daß dabei etwas sehr Ungewöhnliches geschieht. Wie kommt es, daß hypnotisierte Menschen glauben (und danach handeln), daß eine Zauberbrille sie dazu befähigt, durch die Kleider anderer Menschen zu sehen, oder mit Genuß einen Apfel verspeisen, der in Wirklichkeit eine rohe Zwiebel ist? Die zeitgenössische Hypnose-Forschung gruppiert sich um zwei konkurrierende Erklärungen: Die eine spricht von einem *eigenem Bewußtseinszustand* während der Hypnose, die andere von einem *sozialpsychologischen Phänomen* (Spanos, 1986). Nach der ersten Theorie führt die Hypnose zu unfreiwilligem Verhalten, das sich von dem Verhalten der Person im nicht-hypnotisierten Zustand grundlegend unterscheidet. Im Gegensatz dazu argumentiert die zweite Theorie, das Verhalten hypnotisierter Menschen sei freiwillig, da sie bewußt mit dem Hypnotiseur kooperieren und sich mit den Zielen der hypnotischen Situation identifizieren. Ja, möglicherweise weiß die hypnotisierte Person sehr wohl, daß die Zwiebel gar kein Apfel ist; nur die Macht der *Compliance* (Wagstaff, 1981) sorgt dafür, daß sie auch weiterhin so tun, als handelte es sich um einen Apfel.

In Experimenten über die *hypnotische Amnesie* bekommen die Versuchspersonen die Anweisung, bestimmte Items zu lernen und später einen Teil oder die gesamte Information solange zu vergessen, bis ein bestimmtes Stichwort fällt. Eine hypnotische Amnesie ist dann gegeben, wenn die Versuchspersonen sich tatsächlich nicht mehr an die Information erinnern können, bis das fragliche Stichwort gefallen ist. Die Theorie des veränderten Zustands durch die Hypnose argumentiert, daß diese Art der Amnesie durch eine echte Dissoziation des Gedächtnisses und die Schaffung «amnestischer Blockade» entsteht. Die sozialpsychologische Theorie dagegen argumentiert, daß hypnotisierte Versuchspersonen sich lediglich dem Wunsch des Hypnotiseurs unterordnen. Welche dieser Theorien trifft zu?

Eine weitverbreitete Methode zur Evaluation der hypnotischen Amnesie besteht darin, den Versuchspersonen die Gelegenheit zu geben, offen einzugestehen, daß sie nur so tun als hätten sie die Information vergessen. Bei solchen Studien zeigt sich meist eine deutliche Schwächung der hypnotischen Amnesie. Bei Personen jedoch, von denen bekannt ist, daß sie für hypnotische Verfahren sehr empfänglich sind, bleibt die Amnesie bestehen (siehe z. B. Kihlstrom, 1980). Theoretiker(innen), die bei der hypnotisierten Person einen eigenen Bewußtseinszustand unterstellen, interpretieren die hypnotische Amnesie als Folge einer echten Interferenz mit dem üblichen Prozeß des Informationsabrufs. Sozialpsychologisch orientierte Theoretiker(innen) dagegen argumentieren, daß jeder Versuch, die hypnotische Amnesie zu «durchbrechen», den für die Hypnose äußerst empfänglichen Versuchspersonen eine weitere Möglichkeit gibt, sich den vermeintlichen Zielen des Hypnotiseurs zu unterwerfen. Die letzte Interpretation wird von den meisten Forscher(innen) favorisiert (siehe z. B. Spanos, 1992).

Ein anderer Forschungszweig beschäftigt sich mit der Frage, ob der Abruf normaler Erinnerungen durch die Hypnose verbessert werden kann. Geiselman und Machlovitz (1987) analysierten 38 mit dieser Frage beschäftigte Studien. Fünf Studien hatten positive Ergebnisse vorzuweisen. Sie hatten Methoden angewandt, die dem Einsatz der Hypnose bei echten Zeugenbefragungen ähnelten. Ob die Hypnose einen besonderen Zustand oder nur eine entspanntere Umgebung für den Prozeß des Erinnerns schafft, konnte jedoch nicht geklärt werden. Dinges et al. (1992) untersuchten, ob die Hypnose tatsächlich den Abruf von Erinnerungen verbessert oder nur die Bereitschaft der Person erhöht, Erinnerungen ohne Rücksicht auf deren Genauigkeit wiederzugeben. In zwei Experimenten konnte die Gedächtnisleistung durch die Hypnose nicht verbessert werden, auch wenn sie die Menge unkorrekt erinnerter Informationen erhöhte. Andere Autor(innen) (z.B. Shields und Know, 1986) berichteten von einer Verbesserung der Gedächtnisleistung, die sich jedoch in späteren Studien (z.B. Wagstaff und Mercer, 1993) nicht replizieren ließ.

Ein wichtiges Problem bei dem Versuch, die Hypnose zum Abruf von Erinnerungen einzusetzen, besteht in der Tatsache, daß hypnotisierte Personen in hohem Maße beeinflußbar sind. Wiederholt wurde Versuchspersonen durch Hypnose erfolgreich suggeriert, sie hätten fiktive Ereignisse tatsächlich erlebt (z.B. Lynn & Nash, 1994). Auch im Zusammenhang mit dem häufigen Einsatz der Hypnose beim «Aufdecken» von Erinnerungen an einen sexuellen Mißbrauch in der Kindheit ist diese Tatsache relevant, weil sich in vielen Fällen später herausstellte, daß es sich um falsche Erinnerungen handelte, die durch die suggestive Situation während der Befragung zustande gekommen waren (siehe Kapitel 10). Verschärft wird die Situation durch die irrige Annahme vieler Psychotherapeut(innen), unter Hypnose ermittelte Erinnerungen seien verläßlicher als im normalen Wachzustand abgerufene Erinnerungen (Yakpo, 1994). Noch besorgniserregender sind Hinweise darauf, daß manche Psychotherapeut(innen) fälschlicherweise glauben, mit Hilfe der Hypnose könnten Menschen zum Augenblick ihrer Geburt oder gar in frühere Leben zurückkehren (Loftus, 1994).

Der Abruf von Erinnerungen nimmt drei unterscheidbare Formen an: das freie Erinnern, den spezifisch signalisierten Abruf und das Wiedererkennen. Der Abrufprozeß ist ein rekonstruktiver Akt, bei dem gegenwärtig verfügbare Informationen ein Durchsuchen des LZS leiten. Das Generierungs-Wiedererkennungs-Modell und das Prinzip der Enkodierungsspezifität stellen gegensätzliche Erklärungsansätze dar. Während das GR-Modell Erinnern und Wiedererkennen als eigenständige Prozesse ansieht, interpretiert sie das Prinzip der Enkodierungsspezifität als unterschiedliche Aspekte eines gemeinsamen Abrufmechanismus. Klar ist, daß das Wiedererkennen kein einheitlicher Prozeß ist, sondern zwei Komponenten hat: Vertrautheitsreaktion und Kontextabruf. Die meisten Abrufprozesse greifen auf das explizite Gedächtnis zurück, doch gibt es deutliche Hinweise darauf, daß Erinnerungen auch indirekt ausgedrückt werden können (implizites Gedächtnis). Die einzige bisher entwickelte allgemeine Theorie des Vergessens ist die Interferenztheorie, doch auch sie bleibt eine zufriedenstellende Erklärung des Vergessens schuldig. Ein alternativer Ansatz besteht darin, die verschiedenen Faktoren, die auf die Gedächtnisleistung Einfluß nehmen, näher zu analysieren. In entsprechenden Versuchen wurde gezeigt, daß sich Veränderungen beim intrinsischen und extrinsischen Kontext auf das Erinnern ungünstig auswirken. Darüber hinaus können die Einnahme psychoaktiver Substanzen, die jeweilige Umwelt und die Stimmung das freie Erinnern beeinflussen. Schließlich gibt es keinen überzeugenden Hinweis darauf, daß die Gedächtnisleistung durch Hypnose verbessert werden kann.

4. Wie sich die Gedächtnisleistung verbessern läßt

Vor einiger Zeit war ich als Teilnehmer zu einer Fernsehsendung eingeladen, in der zwei Männer mit phänomenalem Gedächtnis vorgestellt wurden. Anders als der berühmte S., auf den ich im weiteren Verlauf des Kapitels noch eingehen werde, war keiner der beiden mit einem bemerkenswerten Gedächtnis auf die Welt gekommen. Beide hatten bewußte Anstrengungen unternommen, ihr Gedächtnis zu verbessern. Der eine brauchte sich bloß eine Minute lang ein beliebig gemischtes Kartenspiel anzuschauen, um anschließend die Reihenfolge aller 52 Karten angeben zu können. Der andere schüttelte 50 Gästen die Hand, die sich ihm mit Namen vorstellten. Obgleich diese Begegnungen jeweils nur wenige Sekunden dauerten, konnte er anschließend alle Namen korrekt wiedergeben.

Es ist also möglich, das eigene Gedächtnis zu trainieren, und etwas später werde ich auch erklären, wie die Meisterleistungen der beiden Männer aus der Fernsehsendung zustandekamen. Zunächst möchte ich jedoch noch darauf hinweisen, daß nicht alle Behauptungen über angeblich sensationelle Methoden auch der Wahrheit entsprechen. In Kapitel 3 haben wir gesehen, daß entgegen anderslautender Meinungen die Hypnose kein verläßliches Mittel zur Verbesserung des Gedächtnisses darstellt; bei den über andere Methoden aufgestellten Behauptungen muß man ebenso vorsichtig sein. Ein gutes Beispiel dafür sind die mit großem Aufwand propagierten und auch kommerziell vermarkteten «Suggestive Accelerated Learning and Teaching Techniques» (SALTT), die durch eine Kombination verschiedener Methoden den Lernerfolg immens steigern sollen. Zum Einsatz kommen eine Reihe körperlicher Entspannungsübungen, aktives und passives Repetieren (letzteres meist von Barockmusik begleitet), kooperatives Lernen, motivationsfördernde Suggestionen, Zusammenfassungen, Lieder und Verse sowie häufige Selbstüberprüfungen. Anfangs wurde für die Methode sogar mit der These geworben, sie könne die persönliche Lernleistung «mehr als hundertfach» steigern. Unabhängige Studien zeigten jedoch recht rasch, daß weder diese noch weitaus bescheidenere Behauptungen zu halten waren. So wurde in einer Studie z. B. eine Gruppe, die unter fachkundiger Anleitung nach der SALTT-Methode Russisch lernte, mit einer konventionell unterrichteten Gruppe verglichen. Die SALTT-Gruppe war mit dem gleichen Stoff fünf Wochen früher fertig, ihre Prüfungsergebnisse fielen jedoch um 40% schlechter aus (eine ausführliche Diskussion dieser und anderer «New Age»-Techniken zur Verbesserung mentaler Fähigkeiten findet sich bei Druckman & Swets, 1994).

Organisation des Lernmaterials

Eine der effektivsten Methoden, die Gedächtnisleistung zu verbessern, besteht darin, das Lernmaterial so zu organisieren, daß sowohl das Lernen als auch das Erinnern leichter fällt. Viele Experimente haben gezeigt, daß Versuchspersonen vorgegebenes Lernmaterial spontan strukturieren. Jenkins et al. (1952) z. B. baten ihre Versuchspersonen, sich eine Liste mit 24 assoziierten Wörtern (z. B. TISCH-DECKE) einzuprägen. Die Wörter waren jedoch bunt durcheinander gewürfelt, so daß die Begriffspaare nicht nebeneinander standen. Dennoch neigten die Versuchspersonen beim anschließenden Gedächtnistest dazu, die Wörter in Paaren wiederzugeben. Diese und ähnliche Studien beweisen, daß Versuchspersonen beim Erlernen von Wörterlisten vorgegebene Organisationsprinzipien nutzen. Was geschieht jedoch, wenn dem Lernmaterial keine nutzbare Organisationsstruktur innewohnt? Mehrere Studien (z. B. Tulving, 1962) haben nachgewiesen, daß Versuchspersonen in solchen Fällen subjektive Organisationsprinzipien anwenden. Beim wiederholten Erinnern der gleichen Listen neigen sie deshalb auch dazu, die Items stets in der gleichen Reihenfolge aufzuzählen.

Daß die Organisationsstruktur des Materials auch bei alltäglichen Gedächtnisleistungen eine Rolle spielt, liegt auf der Hand. Einzelne Fakten können wir uns besser merken, wenn wir zwischen ihnen eine Verbindung herstellen, so daß die Erinnerung an das eine als Stichwort für das andere dienen kann. Auch Verbindungen zwischen neuem Lernmaterial und bereits gespeicherten Informationen steigern die Gedächtnisleistung. So wird es Ihnen z. B. bestimmt leichter fallen, sich meinen Nachnamen zu merken, wenn Sie wissen, daß er «Lebkuchen» bedeutet. Je komplexer das

Material, desto wichtiger wird eine griffige Organisationsstruktur. Sich eine Liste von Wörtern einzuprägen, ist in dieser Hinsicht sicherlich weniger anspruchsvoll, als z. B. den Inhalt eines ganzen Buches für eine Prüfung zu lernen. In einem solchen Fall ist es sinnvoll, ein «Baumdiagramm» zu entwerfen, das die grundlegenden Thesen und deren Zusammenhänge abdeckt. Eine solche Darstellung prägt sich relativ leicht ein und bietet eine gute Grundlage für den Zugang zu detaillierteren Gedächtnisinhalten (Buzan, 1972).

Es wäre unmöglich, alle Organisationsstrukturen aufzuführen, mit deren Hilfe Menschen neue Informationen effizienter zu lernen versuchen. *Eselsbrücken* und *bildhafte Vorstellungen* sind besonders gut erforscht, so daß wir deren Rolle bei der Verbesserung der Gedächtnisleistung kurz beleuchten wollen.

Der Fall S.: Ein phänomenales bildhaftes Gedächtnis

1968 veröffentlichte der russische Neuropsychologe A.R. Luria ein Buch mit dem Titel *The Mind of a Mnemonist.* Darin beschrieb er den Fall eines Mannes namens S., der ein fast perfektes Gedächtnis besaß. Abbildung 4.1a zeigt eine bedeutungslose mathematische Formel, die S. exakt wiedergab, nachdem er sie nur einige wenige Minuten lang betrachtet hatte. Doch was noch bemerkenswerter war: S. konnte diese Formel auch 15 Jahre später noch auf spontane Aufforderung hin exakt wiedergeben. Luria beschäftigte sich ausführlich mit S.s phänomenaler Gedächtnisleistung und entdeckte dabei, daß er beim Erinnern vor allem Visualisierungen des Lernmaterials zur Hilfe nahm. Den Anfang der fraglichen Formel z. B. prägte er sich aufgrund der folgenden Bilder ein: «Neiman (N) trat heraus und stieß mit dem Stock auf den Boden (...). Als er aufschaute, sah er einen großen Baum, der ihn an ein Quadratwurzelzeichen erinnerte (+), und dachte im stillen: ‹Kein Wunder, daß der Baum verdorrt ist und seine Wurzeln ganz freigelegt sind, schließlich wurden hier zwei Häuser erbaut› (d^2)...»(S. 42). S.s Methode ähnelt interessanterweise der des ersten Mannes aus der Fernsehsendung: Um sich die Reihenfolge der Spielkarten besser einprägen zu können, hatte er jeder Karte eine persönliche Identität gegeben. Diese Identitäten verband er dann mit einer komplizierten, häufig bizarren Geschichte, die ihm als Gedächtnisstütze diente.

Lurias Bericht über den Fall S. schärft unseren Sinn für die Bedeutung visueller Vorstellungen für das Gedächtnis. Zwei zusätzliche Aspekte von S.s phänomenalem Gedächtnis verdienen jedoch ebenfalls Erwähnung.

a)

$$N.\sqrt{d^2 \times \frac{85}{vx}} \cdot \sqrt[3]{\frac{276^2 \cdot 86x}{n^2v \cdot \pi 264}}\ n^2b = sv\ \frac{1624}{32^2} \cdot r^2s$$

b)

6	6	8	0
5	4	3	2
1	6	8	4
7	9	3	5
4	2	3	7
3	8	9	1
1	0	0	2
3	4	5	1
2	7	6	8
1	9	2	6
2	9	6	7
5	5	2	0
x	0	1	x

Abbildung 4.1. Von S. perfekt erinnertes Lernmaterial: (a) Bedeutungslose Gleichung; (b) Willkürliche Zifferntabelle. (Aus Luria, 1968, S. 42 und 21)

Erstens ist klar, daß S.s visuelle Vorstellungskraft extrem ungewöhnlich war. Abbildung 4.1b zeigt eine Tabelle mit Ziffern, die S. nach dreiminütigem Betrachten auf die verschiedensten Weisen exakt wiedergeben konnte. Interessant ist, wie S. diese Leistung erklärte.

> Er sagte uns, daß er die auf eine Tafel oder ein Blatt geschriebene Tabelle auch weiterhin vor sich sehe und nur noch «ablesen» müsse, wenn wir ihn nach den einzelnen Ziffern fragten ... Deshalb mache es für ihn auch keinen Unterschied, ob er die Tabelle vom Anfang oder vom Ende «las» oder die vertikalen, diagonalen oder horizontale Reihen wiedergab. Selbst die Aufgabe, die einzelnen Ziffern zu einer mehrstelligen Zahl zusammenzufügen, war für ihn nicht schwieriger als für andere ..., die die Ziffern direkt vor sich hatten. (Luria, 1968, S. 23)

Die meisten von uns nehmen mentale Bilder nicht als etwas direkt Gesehenes wahr. Die Bilder scheinen «in unserem Kopf» und nur für unser «geistiges Auge» sichtbar zu sein. S.s Bericht dagegen läßt eher an *eidetische Bilder* denken – ein seltenes Phänomen, das mit der Fähigkeit verbunden ist, lebhafte, detaillierte Bilder zu erzeugen, die so intensiv erfahren werden, als würden sie tatsächlich wahrgenommen.

Ein weiteres ungewöhnliches Merkmal von S.s Gedächtnisleistung war die *Synästhesie*, bei der die Reizung des einen Sinnesorgans auch bei einem anderen Sinnesorgan zu Wahrnehmungen führt. Dies äußerte sich darin, daß S. immer dann, wenn jemand sprach, visuelle Vorstellungen bekam. Diese Fähigkeit nutzte S. dazu, sich Geräusche, bedeutungslose Silben und Wörter einzuprägen. Die Synästhesie hatte für ihn jedoch auch Nachteile:

> Bis auf den heutigen Tag kann ich nicht umhin, Farben zu sehen, wenn ich Geräusche höre. An der Stimme eines Menschen fällt mir immer als erstes die Farbe auf. Später verblaßt sie dann wieder ..., weil andere Eindrücke dazwischenfunken. Sagt eine

Person etwas, sehe ich das Wort; kommt jedoch die Stimme einer anderen Person dazu, sehe ich verschwommene Flecken. Sie legen sich auf die Silben der Wörter, bis ich gar nicht mehr weiß, wovon gesprochen wird. (Ebd., S. 26)

Die Synästhesie ist in letzter Zeit gründlicher erforscht worden. Dabei stellte sich heraus, daß es durchaus eine ganze Reihe von Menschen gibt, die diese Fähigkeit besitzen. Paulesco et al. (1995) untersuchten eine ganze Gruppe von ihnen und maß ihre Gehirnaktivitäten mit Hilfe der Positronen-Emissions-Tomographie (PET; in Kapitel 6 wird dieses Verfahren ausführlich erklärt). Die PET-Bilder zeigten deutlich, daß es bei der Synästhesie zu abnormen Gehirnaktivitäten kommt, ein gesprochenes Wort z. B. zur Aktivierung der Hör- und Sehzentren führt.

S.s phänomenales Gedächtnis wirkte sich auf sein Leben durchaus nachteilig aus. Aufgrund seiner Neigung, sich alles in Form geistiger Bilder zu merken, fiel es ihm schwer, abstrakte Konzepte zu begreifen. Wenn er sich Formeln und Tabellen merkte, machte es für ihn z. B. keinen Unterschied, ob die Ziffern nach irgendeiner mathematischen oder logischen Bedeutung angeordnet waren. Auch seine Unfähigkeit zu vergessen behinderte ihn. Eine Weile lang verdiente S. seinen Lebensunterhalt damit, daß er mehrmals täglich öffentlich auftrat und Kostproben seiner phänomenalen Gedächtnisleistungen gab. Zu Problemen kam es, als er das Lernmaterial der einen Vorstellung mit der einer anderen verwechselte. Er löste dieses Problems schließlich, indem er eine persönliche Strategie zum Vergessen erfand, die zwar effektiv war, aber nie ganz nachvollzogen werden konnte.

Bildhafte Vorstellungen und normale Gedächtnisleistung

Bildhafte Vorstellungen spielen bei mentalen Erfahrungen offenbar eine zentrale Rolle. Viele unserer Erinnerungen nehmen bildhafte Formen an, und wenn wir Probleme lösen und Handlungen planen, greifen wir ebenfalls auf bildhafte Vorstellungen zurück. Erstaunlich ist daher, daß sie erst in den letzten zwanzig Jahren ernsthaft erforscht wurden. Der Grund dafür liegt wieder einmal beim Behaviorismus. Vor dem Aufstieg des Behaviorismus wurde die Psychologie von der introspektiven Schule beherrscht, die das Wesen psychischer Prozesse aus den subjektiven Eindrücken geschulter Beobachter abzuleiten versuchte. Die Charakteristika bildhafter Vorstellungen spielten in diesen Berichten eine große Rolle. Watson (1914), der Begründer des Behaviorismus, war von Anfang an ein vehementer Gegner dieses Ansatzes. «Für den Behavioristen», schrieb er, «ist die Psychologie nichts weiter als ein rein objektiver, experimenteller Zweig der

Naturwissenschaft, welcher der Introspektion ebenso wenig bedarf wie die wissenschaftliche Chemie oder Physik» (S. 9). Und weiter: «Psychologie kann als ‹Wissenschaft vom Verhalten› definiert werden. Hinter diese Definition brauchen wir niemals wieder zurückzugehen. Begriffe wie Bewußtsein, geistige Zustände, Geist, Inhalt, Willen, bildhafte Vorstellungen und dergleichen sind damit überflüssig» (S. 27). Es gibt keinen Zweifel daran, daß Watson in dieser Hinsicht einen extremen Standpunkt einnahm. Bolles (1975) spekuliert, Watsons Ablehnung der genannten Begriffe gehe auf «seine eigene, recht merkwürdige subjektive Welt» zurück. Damit spielt er auf die Behauptung an, Watson selbst habe keine bildhaften Vorstellungen gehabt. Wie dem auch immer gewesen sein mag, die behavioristische Doktrin beherrschte die experimentelle Psychologie und stellte auf diese Weise sicher, daß mentale Bilder vor ihrer Wiederentdeckung in der Mitte der 60er Jahre des 20. Jahrhunderts weitgehend unerforscht blieben.

Neues Interesse an diesem Thema entstand durch die Arbeiten von Paivio, der argumentierte, auch bildhafte Vorstellungen seien der ernsthaften experimentellen Analyse zugänglich (siehe Paivio, 1986). Anfangs wurde in entsprechenden Experimenten das paarweise Assoziieren eingesetzt (siehe Kapitel 3), bei dem Versuchspersonen willkürliche Assoziationen zwischen einzelnen Wörtern lernen (z. B. KLAVIER-Zigarre). Untersucht wurde, wie sich die Anweisungen, während des Lernens bildhafte Vorstellungen zu erzeugen, auf den Lernprozeß auswirkte. Bower (1970) forderte Versuchspersonen auf, Listen von 30 Wortpaaren auf drei verschiedene Weisen zu lernen. Gruppe A sollte die Wortpaare bei deren Erscheinen laut wiederholen (mechanisches Lernen); Gruppe B sollte sich ein zusammenhängendes Bild von beiden Items machen (z. B. ein Klavier, das eine Zigarre raucht); und Gruppe C schließlich sollte sich zwei getrennte Bilder vorstellen (z. B. ein Klavier und, deutlich davon getrennt, eine Zigarre). Als erstes wurden die Versuchspersonen einem Wiedererkennungstest für den ersten Teil eines jeden Wortpaares unterzogen. Anschließend wurden sie gebeten, das damit assoziierte Wort zu erinnern. Beim Wiedererkennen waren die Leistungen der beiden ähnlich, beim Erinnern jedoch erwies sich Gruppe B als deutlich überlegen. Bildhafte Vorstellungen führen also zu besseren Lernleistungen als mechanisches Lernen – allerdings nur, wenn beide Wörter in einem gemeinsamen Bild integriert werden.

Die besondere Effektivität interagierender Bilder ist möglicherweise darauf zurückzuführen, daß durch die Verbindung normalerweise nicht miteinander assoziierter Begriffe recht bizarre Bilder entstehen (z. B. das Zigarre rauchende Klavier). Diese Ansicht vertritt jedenfalls das klassische anonyme Werk *Ad Herennium*, das für den Einsatz mentaler Bilder bestimmte Regeln vorschlägt. «Wir erinnern uns an das, was besonders niederträchtig, unehrenhaft, ungewöhnlich, beeindruckend, unglaublich oder lächerlich ist, das Alltägliche dagegen entschlüpft uns leicht wieder aus dem Gedächtnis» (zitiert nach Paivio, 1971, S. 160). Wollen et al. (1972) untersuchten, ob die durch interagierende mentale Bilder verbesserte Gedächtnisleistung tatsächlich durch bizarre Inhalte gefördert wird. Wie Bower konnten sie bestätigen, daß interagierende im Vergleich zu einzelnen Bildern effektiver sind, bizarre Inhalte die Wirkung jedoch nicht verstärkten. Sie schlossen daraus, daß der interagierende Charakter von primärer Bedeutung ist.

Grundsätzlich ist man sich heute darüber einig, daß interagierende Bilder unter bestimmten Umständen als wichtige Gedächtnisstützen fungieren. Die Prozesse, die unserer subjektiven Erfahrung mentaler Bilder zugrunde liegen, konnten jedoch noch nicht näher spezifiziert werden. Einige Wissenschaftler(innen) begreifen bildhafte Vorstellungen als eigenständige Form interner Repräsentation (Kosslyn, 1983); in Kapitel 2 haben wir gesehen, daß das Arbeitsgedächtnismodell für räumliche Repräsentation wie z. B. bildhafte Vorstellungen eine spezifische Komponente, nämlich den räumlich-visuellen Hilfsspeicher vorsieht. Andere interpretieren bildhafte Vorstellungen als «Epiphänomen», das der Operation «propositionalen Wissens» entstammt (Pylyshyn, 1979). Die Diskussion ist komplex und für unsere Schlußfolgerungen über die Rolle bildhafter Vorstellungen bei der Verbesserung von Gedächtnisleistungen wahrscheinlich nicht weiter relevant. Wer sich näher für das Thema interessiert, sei auf entsprechende Übersichten (z. B. Kosslyn, 1994; Parkin, 1993) verwiesen.

Eselsbrücken und andere Mnemotechniken

Eselsbrücken sind einprägsame Gedächtnisstützen, wie sie die Menschheit schon seit jeher eingesetzt hat. Sicherlich hat sich jeder von uns im Laufe seines Lebens schon einmal einen schwierigen Sachverhalt mit Hilfe einer Eselsbrücke gemerkt. Im Musikunterricht in der Schule z. B. haben wir aus Wörtern mit entsprechenden *Anfangsbuchstaben* Sätze gebildet, um uns z. B. die Saiten einer Gitarre («Eine alte Dame ging Heringe einkaufen» = EADGHE) oder Geige («Geh du alter Esel!» GDAE) einzuprägen. Auch *Reime* sind äußerst einprägsam, wie z. B. die folgende Eselsbrücke aus dem Geologieunterricht für die drei Inhaltsstoffe des Granits:

Feldspat, Quarz und Glimmer,
die drei vergeß' ich nimmer.

Andere Eselsbrücken entstehen durch die sogenannte *Reduktionsmethode*, bei der Buchstaben aneinandergereiht werden, die jeweils für weitere Informationen stehen. Entsteht daraus kein echtes Wort, heißen sie *Akronyme*; bilden sie ein schon bekanntes Wort, werden sie *Akrosticha* genannt. Besonders nützlich sind sie für Medizinstudent(innen), die sich im Laufe ihres Studium eine Vielzahl unterschiedlicher Bezeichnungen einprägen müssen (siehe Shor et al., 1992). Hier ein Beispiel für ein Akrostichon mit den Blutkörperchen in aufsteigender Größe:

T hrombozyten
E rythrozyten
L(e) ymphozyten
GRA nulozyten
M(M) onozyten

Auch im technischen und naturwissenschaftlichen Bereich gibt es eine Vielzahl verbaler Eselsbrücken, ja, sogar ganze Eselsbrücken-Sammlungen und Wörterbücher (siehe Malhotra, 1991). Bildhafte Eselsbrücken gibt es ebenfalls, z. B. «Auf der Oder schwimmt kein Graf» als Merksatz dafür, daß das französische Wort «ou» (oder) im Gegensatz zu «où» (wo) ohne «accent grave» geschrieben wird. Bildhafte Systeme zur Unterstützung des Gedächtnisses sind für die Psychologie am interessantesten.

Zu den bekanntesten Systemen dieser Art gehört die *Loci-Methode*, die auf den um 556 v.C. geborenen griechischen Dichter Simonides zurückgeht. Cicero berichtet, daß Simonides eines Abends zu dem Festmahl eines Adligen namens Scopas eingeladen wurde, um dort für die Gäste zu rezitieren. Der Gastgeber wünschte sich ein ganz den eigenen ruhmreichen Taten gewidmetes Gedicht, doch Simonides besaß die Frechheit, in der Hälfte seiner Verse statt dessen die Zwillingsgötter Castor und Pollux zu preisen. Scopas war wütend und zahlte Simonides nur die Hälfte des vereinbarten Honorars. Später wurde Simonides vom Tisch fortgerufen, weil zwei junge Männer (Castor und Pollux) ihn zu sprechen wünschten. Kaum war er draußen, stürzte das Dach des Gebäudes über der versammelten Gesellschaft ein. Die Zerstörung war so groß, daß die sterblichen Überreste der Gäste nicht identifiziert werden konnten. Simonides half bei der Lösung dieses Problem, konnte er sich doch noch ganz genau erinnern, wer während des Festmahls wo gesessen hatte.

Das grausige Erlebnis gab Simonides Einsicht in eine wirksame Methode, die Leistung des Gedächtnisses zu steigern. Er sagte, er habe sich nur deshalb so deutlich erinnern können, weil jeder der Gäste an einem deutlich unterscheidbaren Ort gesessen hatte. Auch in anderen Fällen, so schloß er, könne man seine Gedächtnisleistung steigern, wenn man den

Dingen, an die man sich erinnern will, in einem imaginären Raum ganz bestimmte Plätze zuweist. Die Methode ist sehr einfach. Als erstes stellen Sie sich einen passenden Raum vor, z.B. ein Zimmer mit entsprechenden Flächen (Stühlen, Tischen, Wänden), an denen sich die zu erinnernden Objekte oder Personen plazieren lassen. Als nächstes weisen Sie mit Hilfe geistiger Bilder jedem Objekt einen bestimmten Ort zu. Wenn Sie sich z.B. merken wollen, was Sie alles einkaufen müssen, und der erste Punkt auf Ihrer Einkaufsliste eine Flasche Milch ist, können Sie sich eine Milchflasche auf einem Fenstersims vorstellen. Sind alle Items separat plaziert, können Sie durch das imaginäre Zimmer «spazieren» und jedes einzelne Objekt benennen.

Eine verwandte Methode orientiert sich an bestimmten *Pflockwörtern.* Es gibt dazu recht komplizierte Systeme (Higbee, 1977); um das Prinzip zu erläutern, wollen wir uns jedoch auf ein einfaches Beispiel beschränken. Am Anfang wird eine Reihe von «Pflöcken» eingeschlagen, d.h. eine einprägsame Wörterfolge auswendig gelernt. Diese Wörterfolge bildet man am besten nach dem Reimprinzip, z.B.: «Eins stammt aus Mainz, zwei ist ein Ei, drei ist ein Brei», usw. Jedes zu lernende Item wird dann durch eine bildhafte Vorstellung an ein Pflockwort «angebunden». Im Hinblick auf Ihre Einkaufsliste bedeutet dies, daß Sie sich z.B. eine unter dem Ortsschild von Mainz stehende Milchflasche vorstellen.

Die bisher beschriebenen bildhaften Techniken waren recht einfach. Darüber hinaus gibt es jedoch noch andere, ausgefeiltere Techniken, die einen ziemlich großen Einfallsreichtum erfordern. Ein Beispiel hierfür ist die von Lorayne und Lucas (1975) entwickelte Methode zum Erinnern von Namen und Gesichtern, die in abgewandelter Form auch der zweite Mann in der Fernsehsendung benutzte. Die Grundidee besteht darin, das Gesicht einer Person mit einem einprägsamen Bild zu verbinden, das anschließend so dekodiert wird, daß man auf den Namen der Person rückschließen kann. Der Prozeß besteht aus drei Schritten:

1. Wählen Sie das hervorstechendste Merkmal im Gesicht der betreffenden Person.
2. Wählen Sie ein Wort, das dem Namen der Person ähnlich klingt. Es sollte ein Wort sein, das sich leicht mit bildhaften Vorstellungen verbinden läßt.
3. Stellen Sie sich ein Bild vor, in dem das von dem Wort bezeichnete Objekt mit den gewählten Gesichtszügen verknüpft ist.

McCarty (1980) nennt als Beispiel jemanden namens Conrad, dessen auffälligstes Gesichtsmerkmal seine große Nase ist. Die dazu assoziierten englischen Wörter sind «con» (Sträfling) und «rat» (Ratte), das vorgestellte

Bild zeigt einen Gefangenen, der auf einer Ratte sitzend eine große Nase hinunterrutscht. Sieht man die Person wieder, fungiert das hervorstechende Gesichtsmerkmal als Hinweisreiz, das Bild wird abgerufen, die assoziierten Wörter werden abgeleitet und dekodiert. Am Ende dieses Abrufprozesses steht dann der Name der fraglichen Person. Dies mag kompliziert klingen. McCarty versichert jedoch, daß diese Strategie zu besseren Leistungen führt als ein bloßes Einprägen von Namen und Gesichtern.

Darüber hinaus gibt es andere *Mnemotechniken*, die sich auf bildhafte Vorstellungen stützen (Paivio, 1971; Yates, 1966). Zum Teil ist jedoch ihre praktische Anwendbarkeit fraglich. Simonides' Methode z. B. war lange Zeit für Redner(innen) nützlich, um sich die Hauptpunkte ihrer Reden einzuprägen; heute verlassen Sie sich besser auf Ihre Notizen oder einen Teleprompter. Hunter (1977) meint sogar, daß die Methode «für den praktischen Einsatz ungeeignet» sei, weil die Bedingungen, die für ihren effektiven Einsatz erforderlich sind, im realen Leben selten angetroffen werden. Die geschilderte Methode zum Einprägen von Namen und Gesichtern hat mehr Potential, doch wie McCarty selbst feststellt, ist «durchaus vorstellbar, daß die Methode in der Praxis so kompliziert und zeitraubend ist, daß die meisten Menschen sie eher nicht benutzen würden» (S. 155).

Eine sehr effektive bildhafte Strategie, die ich aus persönlicher Erfahrung empfehlen kann, ist die *Schlüsselwortmethode* beim Erlernen neuer Vokabeln einer Fremdsprache (siehe z. B. Atkinson, 1975; Grunberg, 1987). Steiner (1996, S. 234) gibt folgendes Beispiel: «Ampoule» ist das französische Wort für «Glühbirne». Um sich das Wort einzuprägen, denkt man zuerst an ein deutsches Schlüsselwort, das dem französischen Wort ähnelt. In diesem Fall bietet sich das deutsche Wort «Ampulle» an. Als nächstes stellt man sich ein Gesamtbild mit einer Ampulle und einer Glühbirne vor und hat damit eine Vorstellung vom Klang des Wortes geschaffen.

Doch was ist mit dem dazugehörigen Artikel? Grunberg empfiehlt, sich für jedes maskuline Wort eine Interaktion mit einem Boxer und für jedes weibliche Wort eine Interaktion mit Parfüm auszumalen. Um auf unser Beispiel zurückzukommen, könnten Sie sich eine mit Parfüm gefüllte Ampulle vorstellen, die von einer Glühbirne beleuchtet wird.

Eine ganz andere Art von Eselsbrücken entwickelte Nakane in Japan. Die unter der Bezeichnung Yodai bekannte Methode zielt darauf ab, das Erlernen abstrakter Prinzipien, Verfahren und Regeln zu erleichtern, und läßt sich besonders gut auf mathematische Formeln anwenden. Eine Formel wie (a+b)(c+d) wird nach dieser Methode als Paar-Ringkampf («Tag-wrestling») interpretiert: Die Klammern fassen jeweils ein Ringerteam zusammen. Beim nachfolgenden Kampf müssen nun beide Ringer des linken Teams gegen beide Ringer des rechten Teams kämpfen. Die Lösung lautet daher: ac+ad+bc+bd (Higbee & Kunihira, 1985).

Üben und wiederholen

Bei vielem, was wir lernen, brauchen wir eine gewisse Übung, ehe die Erinnerung das Lernmaterial fest verankert. Eine grundlegende Frage lautet, ob das Üben am effektivsten ist, wenn es in kurzen Zeitabständen erfolgt, oder sich vertieft, wenn es sich über einen längeren Zeitraum erstreckt. Der Vergleich zwischen häufigem Wiederholen in kurzen Abständen oder, wie es in der Fachsprache heißt, «massiertem Üben» im Gegensatz zu «verteiltem Üben» mit größeren Abständen über einen längeren Zeitraum hinweg war Gegenstand von Untersuchungen, seitdem es die experimentelle Gedächtnisforschung gibt. Auf der Grundlage seiner klassischen Gedächtnisstudien kam bereits Ebbinghaus zu dem Schluß, daß das verteilte Üben weitaus effizienter ist. Auch beim Erlernen motorischer Fertigkeiten hat sich die Überlegenheit des verteilten Übens erwiesen. Abbildung 4.2 zeigt die Ergebnisse eines Experiments, bei dem die Versuchspersonen lernen sollten, mit Hilfe eines in der Hand gehaltenen Griffels Kontakt zu einem rotierenden Ziel zu halten. Die Lernleistung entsprach der Zeit des Zielkontakts. Beim massierten Üben wurde den Versuchspersonen zwischen den einzelnen Versuchen nur zwei Sekunden Pause gewährt, beim verteilten Üben konnten sie sich jeweils 1,5 Minuten lang ausruhen. Beim verteilten Üben gab es am ersten Tag eine rasche Verbesserung der Lernleistung sowie ein anfängliches Nachlassen am

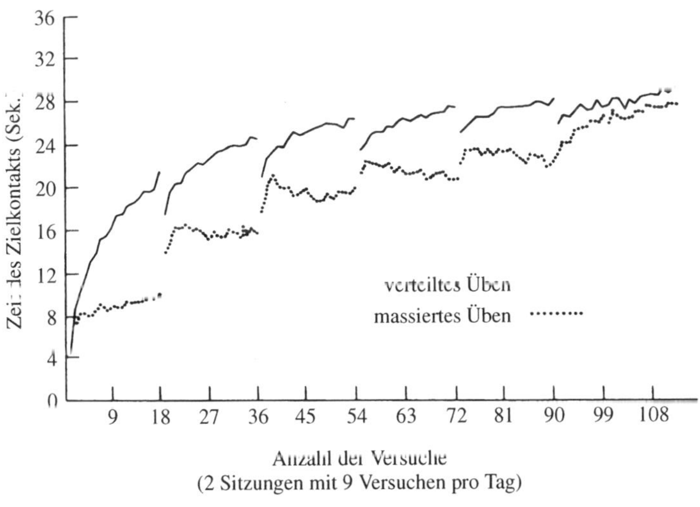

Abbildung 4.2. Auswirkungen von massiertem und verteiltem Üben. (Nach Digman, 1959; aus Holding, 1965)

zweiten Tag, dem eine weitere Leistungssteigerung folgte. Beim massierten Üben war am ersten Tag wenig Steigerung zu verzeichnen. Erst am zweiten Tag wurde eine gewisse Verbesserung erzielt. Dieses Phänomen, unter der Bezeichnung *Reminiszenz* bekannt, legt nahe, daß sich einige der nachteiligen Auswirkungen des massierten Übens durch das Einschieben einer längeren Ruhepause abmildern lassen.

Wenn wir uns neue Fakten einprägen wollen, wiederholen wir sie intuitiv mehrere Male. In Kapitel 1 haben wir gesehen, daß Wiederholungen *per se* darauf Einfluß nehmen, wie gut wir uns an bestimmte Dinge erinnern. Weiterführende Forschungsarbeiten haben die Bedingungen, unter denen Wiederholungen am effektivsten sind, weiter spezifiziert. Ein typisches Experiment führte Madigan (1969) aus. Den Versuchspersonen wurde eine lange Liste von Wörtern vorgelesen, die sie lernen sollten. Jedes Wort wurde wiederholt, doch der Abstand zwischen den Wiederholungen wurde variiert und reichte von 0 bis 40 dazwischengeschobenen Items. Abbildung 4.3 zeigt die Gedächtnisleistung in Relation zu den Abständen zwischen den Wiederholungen. Das Experiment wies zwei Effekte nach: Erstens war die Erinnerung an die Wörter, die sofort wiederholt wurden (0-Abstand), weit schlechter als bei allen Wiederholungen mit Abständen (*«Spacing-Effekt»*). Zweitens nahm die Gedächtnisleistung mit längerem Abstand zwischen den Wiederholungen zu *(«Lag-Effekt»)*.

Intuitiv mag es unsinnig erscheinen, daß Wiederholungen wirksamer sind, je weiter sie auseinanderliegen. Der Spacing-Effekt ist jedoch äußerst

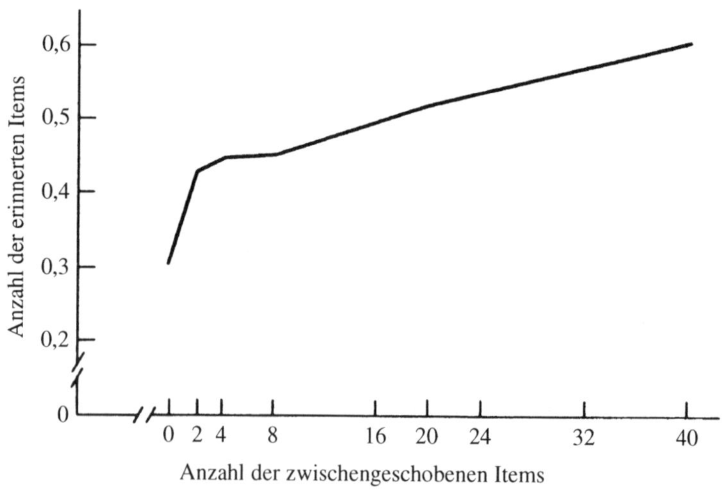

Abbildung 4.3. Auswirkungen verschiedener Abstände zwischen Wiederholungen auf die Gedächtnisleistung. (Nach Madigan, 1969, S. 829, und Melton, 1967)

stark und läßt sich in den verschiedensten Lernsituationen nachweisen. Wie so oft, gestaltet sich die Erklärung des Phänomens jedoch weitaus schwieriger als dessen Nachweis, und bis heute ist man noch zu keinem definitiven Schluß gekommen. Eine These lautet, daß es bei sofortigen und weiter auseinanderliegenden Wiederholungen zu unterschiedlich enkodierten Gedächtnisspuren kommt. Möglicherweise wird bei der sofortigen Wiederholung genau der gleiche Enkodierungsvorgang ausgelöst wie beim ersten Mal. Bei der verzögerten Wiederholung dagegen ist der erste Enkodierungsweg nicht mehr unmittelbar verfügbar, so daß die zweite Enkodierung anders verläuft. Dieser unter der Bezeichnung Enkodierungs-Variabilitäts-Hypothese bekannte Erklärungsversuch hat viel mit der in Kapitel 2 beschriebenen Elaborations-Hypothese gemein. Beide betonen, daß Informationen besser erinnert werden, wenn sie mehrfach und auf unterschiedliche Weise enkodiert sind, weil sie dann im Zuge des Abrufprozesses auch auf verschiedenen Wegen angesprochen werden können.

Eine Variante des Lag-Effekts untersuchten Landauer und Bjork (1978). Sie wollten spezifizieren, wie sich der zeitliche Abstand zwischen Lern- und Testsituation auf das Namensgedächtnis auswirkt. Die Versuchspersonen sollten sich eine Reihe von Vor- und Zunamen merken. In systematisch veränderten Abständen wurden sie dann zu mehreren Gedächtnistests gebeten, bei denen ihnen bestimmte Vornamen genannt wurden, die sie jeweils durch den richtigen Nachnamen ergänzen sollten. Am Ende des Experiments stand dann noch ein abschließender Gedächtnistest. Bei der Auswertung stand der Vergleich zwischen «uniformem» Testen mit gleichen Abständen zwischen den einzelnen Tests und «erweitertem» Testen mit allmählich immer länger werdenden Abständen im Vordergrund. Wie sich zeigte, führte das erweiterte Testen zu einer besseren Gedächtnisleistung. Für die Praxis heißt dies, daß der Lernerfolg gesteigert werden kann, indem man die Abstände zwischen dem Repetieren des Lernmaterials allmählich verlängert.

Über manche Hilfsmittel zur Steigerung der Gedächtnisleistung wurden überspannte Behauptungen aufgestellt, doch gibt es eine Reihe von nachweislich wirksamen Methoden, die eindeutig zu einer verbesserten Leistung führen. Am effektivsten sind Eselsbrücken und alle Mnemotechniken, die auf bildhaften Vorstellungen beruhen. Wiederholtes Üben stellt eine weitere wichtige Variable des Gedächtnistrainings dar, wobei das verteilte Üben in allmählich länger werdenden Abständen zu den besten Ergebnissen führt.

Teil 2
Gedächtnisstörungen

5. Die Diagnose von Gedächtnisstörungen

Die Diagnose, das Studium und die Behandlung von Gedächtnisstörungen bilden ein Aufgabengebiet der *Neuropsychologie*, einem Teilbereich der Psychologie, der sich mit der Beziehung zwischen Hirnschädigungen und psychischen Prozessen befaßt. Der Begriff wird manchmal auch etwas breiter gefaßt, um alle wissenschaftlichen Untersuchungen der zentralnervösen Grundlagen für das menschliche Verhalten einzuschließen. In diesem Buch wollen wir den Begriff jedoch im engeren Sinne verwenden.

Die neuropsychologische Diagnose wurde ursprünglich dazu genutzt, zwischen abnormem Verhalten aufgrund einer Gehirnschädigung und durch psychische Faktoren verursachten Krankheiten zu unterscheiden. Störungen, die sich auf eine Gehirnschädigung zurückführen lassen, werden als *organisch*, alle Erkrankungen ohne offensichtliche körperliche Ursache als *psychogen* bezeichnet. Frühe Tests basierten auf der Annahme, daß allen organischen Beeinträchtigungen ein gemeinsames Element zugrundeliegt. Diese Verfahren führten eher zu einer recht allgemeinen Diagnose der «organischen Bedingtheit» als zu präzisen Informationen über den Status einzelner mentaler Funktionen (Walsh, 1985). Während manche Fachkreise auch weiterhin diese Art von Diagnostik verfolgen, hat die große Mehrheit der Neuropsycholog(innen) erkannt, daß der Status einer Patientin bzw. eines Patienten nur dann präzise diagnostiziert werden kann, wenn man spezifische psychische Funktionen wie das Gedächtnis, die Sprache und die Wahrnehmung genauer untersucht. In diesem Kapitol werden wir uns auf die verschiedenen Tests und Verfahren konzentrieren, die bei der Diagnose beeinträchtigter Gedächtnisleistungen zum Einsatz kommen.

Bei der Diagnose einer jeden Gedächtnisstörung besteht die erste Aufgabe einer Neuropsychologin bzw. eines Neuropsychologin jedoch auch weiterhin darin, Anhaltspunkte dafür zu finden, ob die Störung von ihrem Wesen her organisch oder psychogen ist. In vielen Fällen läßt sich die

Antwort auf diese Frage durch ein Studium der jeweiligen Krankengeschichte ermitteln. Bei einer Person, die kurz zuvor z. B. eine Gehirnerschütterung erlitt, liegen organische Ursachen nahe. Gibt es dagegen keinen Hinweis auf eine Hirnverletzung, ist eine psychogene Gedächtnisstörung zu vermuten. Leider ist die Unterscheidung jedoch nicht immer so einfach, weil psychogene Faktoren eine organische Beeinträchtigung «maskieren» und damit die präzise Diagnose einer Störung erschweren können. Umgekehrt können psychogene Störungen von organischen Leiden wie einer Epilepsie verstärkt werden.

Bei der Beschreibung von Gedächtnisstörungen sind eine Vielzahl von Begriffen verwendet worden. So heißt es z. B., bei einer Patientin sei das «Kurzzeitgedächtnis» gestört, oder ein Patient könnte sich nicht mehr an «weiter zurückliegende Erlebnisse» erinnern. Wegen ihrer Ungenauigkeit sind diese Begriffe sehr verwirrend. Nehmen wir z. B. den Begriff «Kurzzeitgedächtnis». Bezieht er sich auf Informationen, die für einige Sekunden, Minuten, Stunden oder Tage erinnert werden? Oder auf Ereignisse, die nach – oder kurze Zeit vor – der Verletzung geschehen sind? Um hier Klarheit zu schaffen, hat sich heute weitgehend eine einheitliche Terminologie durchgesetzt. Demnach sprechen wir von einer *anterograden Amnesie* (AA), wenn die betreffende Person seit einer Verletzung oder Erkrankung neue Informationen nur noch mangelhaft aufnehmen kann, und von einer *retrograden Amnesie* (RA), wenn die betreffende Person sich nicht mehr an Geschehnisse vor einer Verletzung oder Erkrankung erinnern kann. Der vor dem Beginn der Amnesie liegende Lebensabschnitt der Person wird als *prä-morbid,* der nach dem Beginn der Amnesie liegende Lebensabschnitt als *post-morbid* bezeichnet.

Klinische Diagnose

Isolierte Defekte des Gedächtnisses infolge von Hirnverletzungen sind relativ selten. Die meisten Patient(innen) mit Gedächtnisstörungen haben auch andere funktionale Defizite. Vor einer detaillierten Diagnose der Gedächtnisleistung sollten daher Informationen über den allgemeinen neuropsychologischen Status der betreffenden Person gewonnen werden. Viele Behinderungen können mit einer Gedächtnisstörung verbunden sein. Motivationsprobleme, Persönlichkeitsstörungen und Konzentrationsprobleme wirken sich auf die Gedächtnisleistung negativ aus, und auch perzeptuelle oder motorische Beeinträchtigungen sowie rezeptive oder expressive Sprachstörungen können eine Rolle spielen. Am Ende des Kapitels wollen wir auf diese Faktoren noch einmal eingehen.

Bei der Diagnose von Gedächtnisproblemen besteht das erste Ziel darin, genauer zu bestimmen, wie groß das Defizit tatsächlich ist. In Kapitel 1 bis 4 haben wir eine Reihe verschiedener Gedächtnistests kennengelernt, die jedoch allesamt für die klinische Diagnose nicht geeignet sind. Sie wurden entwickelt, um bestimmte Hypothesen zu überprüfen, nicht um Unterschiede zwischen einzelnen Individuen zu messen. Was wir brauchen, ist ein standardisierter *psychometrischer* Test, der es zuläßt, die von der jeweiligen Patientin bzw. dem jeweiligen Patienten erreichte Punktzahl mit einer Durchschnittsnorm zu vergleichen. Nur durch einen solchen Vergleich können wir eine präzise Beschreibung vom Ausmaß der Störung gewinnen.

Die psychometrische Messung des Gedächtnisses wird seit jeher von einer Person beherrscht: David Wechsler. 1945 entwickelte er den *Wechsler Gedächtnistest* (Wechsler Memory Scale, WMS) für die Diagnose verschiedener Aspekte der Gedächtnisfunktion (Wechsler, 1945). Wechsler war außerdem einer der Pioniere der Intelligenzforschung und entwickelte den *Wechsler Intelligenztest für Erwachsene* (Wechsler Adult Intelligence Scale, WAIS), der als der klassische Intelligenztest gilt (Wechsler, 1955). Dieser Test und seine aktualisierte Version, mit der wir uns später noch etwas genauer beschäftigen wollen, umfassen verschiedene Untertests, deren kombinierte Punktzahlen einen bestimmten *Intelligenzquotienten* (IQ) ergeben. Durch den Vergleich mit normativen Daten kann der IQ eines jeden Individuums dann auf den Durchschnitts-IQ der jeweiligen Bevölkerungsgruppe bezogen werden. Das gleiche Ziel verfolgte Wechsler auch beim WMS und konstruierte den Test so, daß die verschiedenen Testergebnisse sich zu einem *Gedächtnisquotienten* (Memory Quotient, MQ) zusammenfügen.

Der Gedächtnisquotient beruht auf der Vorstellung, daß das Gedächtnis eine einheitliche Entität darstellt, deren Funktion auf unterschiedliche Weise gemessen werden kann. In den vorhergegangenen Kapiteln haben wir jedoch gesehen, daß diese Vorstellung nicht zu halten ist, da das Gedächtnis allem Anschein nach aus einer ganzen Reihe unterschiedlicher Komponenten besteht. Ein einzelner Gedächtnistest kann deshalb niemals ausreichend sein; vielmehr brauchen wir eine ganze Reihe von Tests, die jeweils unterschiedliche Aspekte der Gedächtnisleistung prüfen, um so ein Gesamtbild der Gedächtnisfunktion zu erlangen. Diese Erkenntnis führte zum *Wechsler Gedächtnistest – Revidierte Fassung* (Wechsler Memory Scale – Revised, WMS-R; Wechsler, 1987). Tabelle 5.1 beschreibt den WMS-R mit seinen wichtigsten Untertests, für die jeweils ein Mittelwert von 100 für die Durchschnittsbevölkerung sowie eine Standardabweichung von 15 gelten.

Tabelle 5.1. Wechsler Gedächtnistest – Revidierte Fassung (WMS-R).

Test	*Verfahren*
Persönliche und aktuelle Information	Fragen nach Alter, Geburtsdatum, Name des derzeitigen Bundeskanzlers
Orientierung	Fragen nach aktuellem Datum und Aufenthaltsort.
Mentale Kontrolle	So schnell wie möglich in Einserschritten von 20 zurückzählen. So schnell wie möglich das Alphabet aufsagen. Von 1 in Dreierschritten vorwärtszählen.
Figurales Gedächtnis	Eine Reihe abstrakter Muster werden gezeigt und sollen später Wiedererkannt werden.
Logisches Gedächtnis	Zwei kurze Geschichten (etwa 60 Wörter) werden vorgelesen und sollen später möglichst genau Wiedererzählt werden. Sofortige und verzögerte Messung.
Visuelle Paarassoziationen	Sechs aus einer abstrakten Figur und einer Farbe bestehende Paare werden gezeigt, die Assoziationen sollen gelernt werden. Sofortige und verzögerte Messung.
Verbale Paarassoziationen	10 Wortpaare, davon 6 «einfache» (z. B. Metall–Eisen) und vier «schwierige» (z. B. Vorliebe–dunkel) Assoziationen werden vorgelesen. Später wird das erste Wort genannt, das zweite soll erinnert werden. Bis zu sechs Versuche zum Erlernen der Assoziationen werden gewährt. Sofortige und verzögerte Messung.
Visuelle Reproduktion	Vier Figuren werden gezeigt und sollen aus dem Gedächtnis nachgezeichnet werden. Sofortige und verzögerte Messung.
Zahlenspanne	Eine kurze Ziffernfolge soll in der richtigen Reihenfolge wiedergegeben werden («Zahlennachsprechen vorwärts»). Später wird das Verfahren wiederholt, doch sollen die Ziffern nun in der umgekehrten Reihenfolge genannt werden («Zahlennachsprechen rückwärts»).

Der WMS-R bietet gegenüber der alten Version große Vorteile, weil er eine ausgewogenere Diagnose des verbalen und nonverbalen Gedächtnisses ermöglicht. Beim WMS wurde der Kurzzeitspeicher lediglich mit Hilfe eines Zahlengedächtnistests überprüft, während der WMS-R auch eine nonverbale Aufgabe umfaßt. Auf diese Weise sind auch selektive Defizite bei der verbalen bzw. nonverbalen Kurzzeitspeicherung meßbar. Ein weiterer Vorteil ist die sofortige und verzögerte Messung. Häufig treten Gedächtnisdefizite nämlich erst bei verzögerter Messung zu Tage; der ursprüngliche WMS, der nur das unmittelbare Erinnern berücksichtigte, führte deshalb zu einer Unterschätzung von Gedächtnisdefiziten bei leichterer Beeinträchtigung.

Der Nachteil des WMS-R besteht darin, daß seine Anwendung sehr viel länger dauert. Für Patient(innen) mit ernsthaften Gedächtnisproblemen kann das ständige Gefühl des Versagens im Rahmen eines ausgiebigen Testverfahrens außerdem recht frustrierend sein. Es gibt eine Kurzversion, bei der jedoch wiederum die sehr wichtige Komponente der verzögerten Messung fehlt. Einige Fachleute haben sich deshalb entschieden, den WMS-R nicht einzusetzen, obwohl er zweifellos der wichtigste psychometrische Gedächtnistest ist, der in der Fachliteratur jemals vorgestellt wurde. Eine andere Möglichkeit besteht in der Anwendung einer von Russell (1975) überarbeiteten und durch die Komponente der verzögerten Messung ergänzten Version, der jedoch wiederum der ausführliche nonverbale Aspekt des WMS-R fehlt.

Ein wichtiges Manko des WMS, das im WMS-R nur teilweise behoben wurde, ist die mangelnde Berücksichtigung des Wiedererkennens. In der Praxis wird deshalb häufig auf einen zusätzlichen Wiedererkennungstest zurückgegriffen, z. B. auf den *Recognition Memory Test* (RMT; Warrington, 1984), der einen verbalen und einen nonverbalen Untertest mit unbekannten männlichen Gesichtern umfaßt. Den Patient(innen) wird jedes Gesicht 3 Sekunden lang gezeigt, und sie werden gebeten, die jeweilige Stimmung der dargestellten Person als «angenehm oder unangenehm» einzuschätzen (aus Kapitel 2 werden Sie sich erinnern, daß es sich dabei um eine semantische Orientierungsaufgabe handelt, die zur Verbesserung der Gedächtnisleistung beiträgt – ein sehr nützlicher Aspekt für die Arbeit mit Patient(innen), die unter ernsthaften Gedächtnisstörungen leiden). Das Wiedererkennen wird dann mit Hilfe der Methode der gebundenen Wahlantwort («forced choice») überprüft: Aus angebotenen Itempaaren sollen die Versuchspersonen das Zielitem benennen. Für jeden Untertest stehen altersbezogene Normen zur Verfügung. Außerdem läßt sich leicht bestimmen, ob zwischen den Ergebnissen beider Untertests eine signifikante Diskrepanz besteht, die vermuten läßt, daß das Gedächtnis der Patientin bzw. des Patienten für verbale Informationen schlechter ist als für nichtverbale Informationen oder umgekehrt. Der RMT ist leicht anzuwenden und für Patient(innen) nicht belastend. Kritisiert wurde allerdings, daß er für leichtere Beeinträchtigungen, vor allem bei jüngeren Personen, relativ unsensibel ist und bei Älteren häufiger zu Zufallsergebnissen führt.

Es gibt eine große und stetig wachsende Zahl psychometrischer Gedächtnistests, von denen wir hier nur einen kleinen Teil besprechen können (einen Überblick geben Parkin & Lenge, 1993; Hodges, 1995). Rey (1964) entwickelte eine Reihe von Gedächtnistests, von denen die *komplexe Zeichnung* (siehe Abbildung 5.1) am bekanntesten ist. Dieser Test besteht aus einer detaillierten, aber bedeutungslosen Zeichnung, die von den Patient(innen) nachgezeichnet werden soll. Auch wenn sie keinen wei-

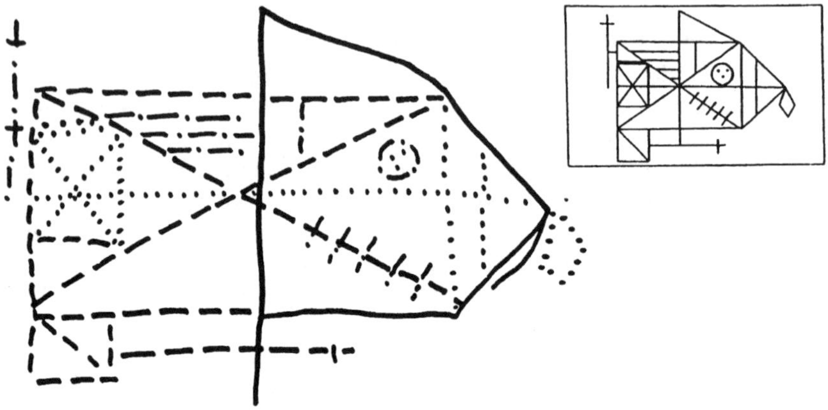

Abbildung 5.1. Nachzeichnung einer komplexen Zeichnung nach Rey (rechts) durch einen Patienten mit geschädigtem Frontallappen. Die Form der Linien zeigt die Reihenfolge an, in der die einzelnen Teile nachgezeichnet wurden: die durchgezogenen Linien wurden zuerst, die gestrichelten Linien als zweites, die gepunkteten Linien als drittes und die gestrichelt-gepunkteten Linien als viertes gezeichnet. Deutlich ist, daß der Patient von der grundlegenden Struktur der Zeichnung kaum Gebrauch machte.

teren Sinn hat, weist die Zeichnung doch einige geometrische Strukturen auf, besteht z. B. aus einem zentralen Rechteck, das von horizontalen, vertikalen und diagonalen Linien durchzogen wird. Indem man die Patient(innen) dabei beobachtet, in welcher Reihenfolge sie die einzelnen Striche ansetzen, kann man nachvollziehen, ob sie diese Strukturen zu nutzen verstehen. Tun sie dies nicht, kann dies eine Folge vieler Faktoren wie z. B. einer Schädigung des Frontallappens sein (siehe Kapitel 7) und erklärt auch, warum manche Patient(innen) sich später kaum noch an die Zeichnung erinnern können, wenn sie versuchen, sie aus dem Gedächtnis noch einmal nachzuzeichnen. Patient(innen), welche die Abbildung dagegen ganz normal abzeichnen und später trotzdem wieder vergessen, müssen ein anderes Problem haben, das mit der Art und Weise, wie sie das Bild in der Enkodierungsphase wahrnahmen, nichts zu tun hat.

An früherer Stelle haben wir erwähnt, daß die erforderliche Zeit für die Praktikabilität eines Testverfahrens eine große Rolle spielt. In der klinischen Arbeit ist Zeitnot oft vorherrschend, und Tests, die eine Stunde oder mehr benötigen, werden wahrscheinlich nur bei einer kleinen Anzahl besonderer Patient(innen) angewendet. Dies hat zur Entwicklung von Screening Tests geführt, die wenig Zeit erfordern und auch von anderen Fachleuten als ausgebildeten Psychologen (z. B. Beschäftigungstherapeuten, Sprachtherapeut(innen), Krankengymnasten sowie Krankenschwestern

Tabelle 5.2. Rivermead Behavioural Memory Test (RBMT).

Test	*Verfahren*
Erinnern eines Personennamens	Es wird das Foto einer Person gezeigt und ihr Namen genannt, der später erinnert werden soll. Test nach 20–25 Minuten.
Erinnern eines Verstecks	Ein Gegenstand, der dem Patienten bzw. der Patientin gehört, wird versteckt. Test nach 20–25 Minuten.
Erinnern einer Abmachung	Ein Wecker wird auf 20 Minuten später gestellt, und es wird verabredet, daß die Patientin bzw. der Patient beim Klingeln des Weckers eine bestimmte Frage stellt.
Bilder Wiedererkennen	10 Zeichnungen alltäglicher Gegenstände werden gezeigt. 5 Minuten später sollen sie aus insgesamt 20 Zeichnungen ausgewählt werden.
Geschichten nacherzählen	Ähnlich der Komponente des logischen Gedächtnisses beim WMS. Sofortige und verzögerte Messung.
Gesichter Wiedererkennen	5 Gesichter werden gezeigt. 5 Minuten später sollen sie aus insgesamt 10 Gesichtern ausgewählt werden.
Erinnern eines kurzen Weges und Hinterlassen einer Mitteilung	Es wird ein Weg durchs Zimmer vorgeschritten und an einem Punkt eine Nachricht hinterlassen. Dieser Weg soll nachgegangen werden
Orientierungsfragen	Ähnlich dem WMS

und -pflegern) eingesetzt werden können. Der bekannteste Screening Test ist der *Rivermead Behavioural Memory Test* (RBMT, Wilson et al., 1985; siehe Tabelle 5.2), der ein rasches Urteil darüber zuläßt, ob eine Patientin bzw. ein Patient ernsthafte Gedächtnisprobleme hat oder nicht. Ein Versagen bei einer der Komponenten deutet normalerweise auf eine ernstzunehmende Beeinträchtigung hin. Subtilere Störungen z. B. aufgrund einer Funktionsstörung des Frontallappens können allerdings unentdeckt bleiben. Die einzelnen Elemente wurden von den bekannten Gedächtnisproblemen nach gedeckten Kopfverletzungen abgeleitet – eine Tatsache, die auch erklärt, warum er mit den Beobachtungen von Angehörigen besonders gut korreliert und sich als gültiges Vorhersageinstrument für die potentielle Rückkehr zur Arbeit erwiesen hat. Der Test ist auch als Mittel der Diagnose von Gedächtnisproblemen bei kleinen Kindern entwickelt worden (Wilson et al., 1991)

Retrograde Amnesie (RA)

Die meisten klinischen Gedächtnistests konzentrieren sich auf die Messung anterograder Gedächtnisprobleme. Dies liegt teilweise daran, daß die RA zwar einerseits sehr störend ist, andererseits aber weniger Auswirkungen auf das tägliche Leben der betreffenden Patient(innen) hat. Ein weiteres Problem ist, daß die retrograde Amnesie schwerer zu diagnostizieren ist, weil es um Erinnerungen geht, über die der Patient bzw. die Patientin früher einmal verfügte, und man einfach nicht mit Gewißheit sagen kann, was jemand vor seiner Hirnverletzung im Gedächtnis gespeichert hatte. Die Sache wird dadurch kompliziert, daß der Verlust weiter zurückliegender Erinnerungen selten gleichmäßig erfolgt, wobei die Erinnerungen an Ereignisse, die unmittelbar vor der Hirnverletzung geschahen, störanfälliger sind als in früheren Lebensphasen herausgebildete Erinnerungen. Dieser *zeitabhängige Gradient* ist seit dem 19. Jahrhundert bekannt und wird zu Ehren seines Entdeckers *Ribotsches Gesetz* genannt (Ribot, 1882). Kurz gefaßt, besagt dieses Gesetz, daß die Störanfälligkeit von Erinnerungen eine umgekehrte Funktion ihres Alters ist. Der zugrundeliegende Mechanismus konnte bis heute nicht enträtselt werden, doch handelt es sich um eine empirische Tatsache, der alle Messungen weiter zurückliegender Erinnerungen Rechnung tragen müssen.

Aus logischer Sicht läge es nahe, vor jeder Messung der retrograden Amnesie die persönliche Geschichte der betreffenden Person aufzunehmen. Diese scheinbar einfache Verfahren ist jedoch mit Schwierigkeiten befrachtet. Abgesehen vom dafür nötigen Zeitaufwand sorgt die Neigung hirngeschädigter Patient(innen), Erinnerungen neu zu fabrizieren (ein unter der Bezeichnung *Konfabulation* bekanntes Phänomen, auf das wir in Kapitel 7 noch ausführlicher eingehen werden), für Probleme. Das Gespräch kann mit Hilfe eines *autobiographischen Stichwortverfahrens* strukturiert werden, das aufgrund bestimmter Signale wie z. B. «Blume» spezifische Erfahrungen aktiviert (Robinson, 1976). Auch wenn dieses Verfahren dem Problem der Konfabulation keine Rechnung trägt (es sei denn, es wird eine unabhängige Verifikation der Erinnerungen vorgenommen), können die Ergebnisse klinisch durchaus informativ sein. So kann es z. B. vorkommen, daß eine Patientin oder ein Patient nur sehr vage Erinnerungen formuliert oder immer wieder auf eine begrenzte Zeitspanne zu sprechen kommt. Daraus ließe sich auf verschiedene Arten von Problemen schließen und eine entsprechende Folgeuntersuchung einleiten.

Autobiographische Verfahren sind nützlich, lassen aber keine Verallgemeinerungen zu, weil das autobiographische Gedächtnis jeder Person unterschiedlich ist. Darüber hinaus haben manche vielleicht auch ein besseres autobiographisches Gedächtnis, weil ihr Leben an Erfahrungen reicher war. Dennoch entwickelten Kopelman et al. ein standardisiertes Testverfahren namens *Autobiographical Memory Interview* (AMI; Kopelman et al., 1990). Es unterscheidet zwischen persönlichem semantischem Gedächtnis (d. h. allgemeinen Fakten, die wir über uns selbst wissen, z. B. wo wir zur Schule gegangen sind) und autobiographischem Gedächtnis (Erinnerungen an spezifische Ereignisse). Eine Reihe von Fragen, die sich jeweils auf diese beiden Arten von Gedächtnis beziehen, werden zu drei Lebensphasen gestellt: zur Kindheit, zur Zeit als junger Erwachsener und zur jüngeren Vergangenheit. Um eine verallgemeinerbare Struktur zu schaffen, werden bestimmte Fragen vorgegeben (z. B. «Wo sind Sie in die Grundschule gegangen?» und «Beschreiben Sie ein Erlebnis mit einem Schulfreund/einer Schulfreundin»). Mit Hilfe eines Punktesystems kann die erreichte Punktzahl mit der normalen Bandbreite verglichen werden. Das Problem der Konfabulation wird vermieden, indem eine kurze persönliche Geschichte bei Verwandten erfragt und mit den Antworten verglichen wird.

Eine andere Möglichkeit, frühe Erinnerungen zu testen, besteht darin, öffentliche Ereignisse, von denen man annehmen kann, daß die meisten Menschen sie zumindest registriert haben, zum Ausgangspunkt zu nehmen. Traurigerweise handelt es sich dabei meist um Tragödien wie z. B. die Ermordung von John Lennon und das Bombenattentat auf das World Trade Center in New York. Eine Alternative liegt darin, Gesichter von Menschen zu zeigen, die zu verschiedenen Zeiten berühmt waren. Der am besten entwickelte Test dieser Art ist der in Tabelle 5.3 beschriebene *Bo-*

Tabelle 5.3. Boston Remote Memory Battery (BRMB).

Test	*Verfahren*
Gesichter erkennen	Es wird eine Reihe von Gesichtern berühmter Persönlichkeiten gezeigt, die in verschiedenen Jahrzehnten im Licht der Öffentlichkeit standen (z. B. Charlie Chaplin, Mussolini, Lyndon Johnson). Kann die Patientin bzw. der Patient sie nicht benennen, werden bestimmte Hinweise gegeben (z. B. «Die Person spielte in *Der Goldrausch*»).
Erinnern	Es wird eine Reihe von Fragen über Ereignisse in verschiedenen Jahrzehnten gestellt (z. B. In welcher beliebten Fernsehsendung traten Kermit der Frosch, Miss Piggy und Fozzie Bear auf? Antwort: In der Muppet Show). Kann die Patientin bzw. der Patient die Fragen nicht beantworten, werden bestimmte Hinweise gegeben (z. B. «Der Erfinder der Show war Jim Henson»).
Wiedererkennen	Ereignisse aus verschiedenen Jahrzehnten werden abgetragt, wobei die Patientin bzw. der Patient die Antwort aus drei Alternativen auswählen muß (z. B. Bernard Montgomery a) schrieb *Wem die Stunde schlägt*, b) war ein britischer General, c) war Präsident der AFL. Richtige Antwort: b).

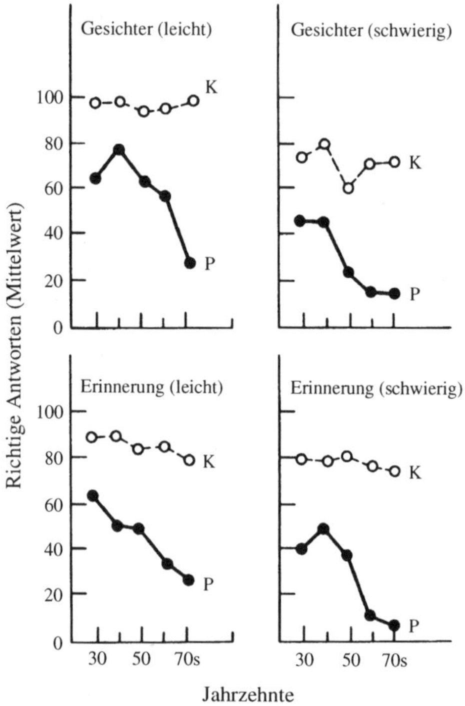

Abbildung 5.2. Ergebnisse von Korsakow-Patient(innen) (K) und gesunden Mitgliedern einer Kontrollgruppe (K) bei den verschiedenen Komponenten des Boston Remote Memory Test. (Aus Albert et al., 1979)

ston Remote Memory Test (BRMT; Albert et al., 1979). Der Test umfaßt sowohl «einfache» als auch «schwierige» Items. Letztere unterscheiden sich nicht nur durch einen höheren Schwierigkeitsgrad, sondern vor allem dadurch, daß sie nur für ein bestimmtes Jahrzehnt spezifisch sind. Darunter fallen alle Personen und Ereignisse, die zwar aktuell zu ihrer Zeit in der Öffentlichkeit großes Aufsehen erregten, später aber wieder in Vergessenheit gerieten (z. B. Kurt Cobain und der Ausbruch des Mount St. Helens). «Einfache» Items dagegen machten nicht nur zu ihrer Zeit Schlagzeilen, sondern blieben auch darüber hinaus bekannt und werden bis auf den heutigen Tag diskutiert (z. B. Marilyn Monroe und der Golfkrieg). Dieser Unterschied wird deshalb als so wichtig erachtet, weil man davon ausgeht, daß nur Reaktionen auf jahrzehntspezifische Items ein wahres Bild von dem Gedächtnis der Person für einen bestimmten Zeitabschnitt vermitteln können. Die Reaktion auf einfache Items dagegen kann theoretisch auch auf späterem Lernen basieren. Trotzdem ergeben sich beim Auswerten des Tests sowohl für die einfachen als auch für die schwierigen Items ähnliche zeitabhängige Gradienten (Albert et al., 1979; Parkin et al., 1990a) (siehe Abbildung 5.2).

Darüber hinaus sind eine ganze Reihe ähnlicher Tests entwickelt worden, die jedoch weder kommerziell erhältlich sind noch sich auf eine ausreichende Grundlage normativer Daten stützen. Die meisten basieren auf der Erinnerung an Ereignisse und Persönlichkeiten (z. B. Parkin et al., 1993; Parkin & Hunkin, 1992). Kapur et al. (1989) beschreiben einen sogenannten «Tod oder Leben-Test», bei dem die Patient(innen) gefragt werden, ob eine bestimmte Person (z. B. Anwar Sadat) tot ist oder noch lebt und, falls die Person schon tot ist, auf natürliche oder gewaltsame Weise ums Leben gekommen ist. Dieser Test hat sich bei der Ermittlung zeitabhängiger Gradienten bei Amnesiepatient(innen) als recht effektiv erwiesen. Zusätzlich interessant ist er auch deshalb, weil die Datierungskomponente von den anderen Messungen dissoziiert werden kann (Parkin et al., 1993).

Fragebögen

Die Diagnose der Gedächtnisfunktion mit Hilfe psychometrischer Verfahren ist für jede Untersuchung von Gedächtnisstörungen wesentlich. Dennoch wurde immer wieder der Einwand erhoben, daß diese Art von Messung nicht alle relevanten Aspekte erschließt. Tatsächlich geben sie wenig Aufschluß über die Auswirkungen einer Störung auf das tägliche Leben. Um diese Lücke zu schließen, sind eine Reihe von Fragebögen entwickelt worden, die in erster Linie auf die Beeinträchtigungen im Alltag eingehen. Dabei werden die Antworten der Patient(innen) meist mit Angaben von Verwandten verglichen, um so einen Anhaltspunkt für deren Wahrheitsgehalt zu bekommen. Dies ist insbesondere auch dann wichtig, wenn es darum geht, das Maß an Einsicht in die eigenen Gedächtnisdefizite einzuschätzen. So ist es z. B. nicht ungewöhnlich, daß Patient(innen) mit erheblichen Defiziten behaupten, ihr Gedächtnis funktioniere völlig normal. Sich allein auf ihre Angaben zu verlassen, könnte deshalb irreführend sein. Fragebögen geben auch Aufschlüsse über die sozialen Auswirkungen einer Gedächtnisstörung auf die Betroffenen und ihre Angehörigen. Zur Illustration folgt ein Auszug aus den Antworten eines Amnesie-Patienten und seiner Ehefrau auf den von Sunderland et al. (1983) entworfenen Fragebogen.

Frage: Hatten Sie in letzter Zeit Schwierigkeiten, neue Fähigkeiten – z. B. die Regeln eines neuen Spiels oder die Arbeit mit einem neuen Gerät – zu erlernen?

Patient: Nein, nie.

Ehefrau: Als wir Weihnachten alle zusammen etwas spielen wollten, geriet er völlig außer sich. Hielt uns pedantisch vor, wir würden uns nicht an die richtigen Regeln halten. Stürmte hinaus, wenn er verlor. Setzte bei der nächsten Runde alles daran, gegen Clare zu gewinnen, und wollte seitdem überhaupt nicht mehr spielen.

Der in Tabelle 5.4 beschriebene Fragebogen von Sunderland et al. (1983) spricht verschiedene Arten des Vergessens an. Die Antworten der Patient(innen) und die ihrer Angehörigen lassen sich leicht vergleichen. Experimente haben gezeigt, daß der von diesem Fragebogen gemessene Störungsgrad mit den Ergebnissen einzelner Komponenten des WMS (z. B. Paarassoziation und logisches Gedächtnis) korreliert. Ein anderer Fragebogen, der *Cognitive Failures Questionnaire* (CFQ; Broadbent et al., 1982), zielt darauf ab, verschiedene mentale Fehlleistungen zu messen, darunter auch Gedächtnisprobleme. Er fragt danach, ob die betreffende Person in letzter Zeit z. B. etwas auf dem brennenden Herd stehenließ, Verabredun-

Tabelle 5.4. Memory Questionnaire von Sunderland et al. (Auszug).

Sprache	Vergessen oder Verwechseln der Namen von Freunden und Verwandten. Das Gefühl haben, daß einem ein Wort auf der Zunge liegt.
Lesen und Schreiben	Vergessen der Bedeutung ungewöhnlicher Wörter. Unfähigkeit, einer Geschichte zu folgen.
Gesichter und Orte	Nicht mehr wissen, wo man etwas hingelegt hat. Gegenstände im Haus bzw. in der Wohnung verlegen. Freunde nicht Wiedererkennen.
Handlungen	Routinehandlungen aus Versehen doppelt erledigen. Geistesabwesend sein.
Neues lernen	Unfähig sein, eine neue Fähigkeit oder ein neues Spiel zu erlernen. Unfähig sein, mit Veränderungen bei Routinehandlungen zurechtzukommen.

Anweisung: Bitte geben Sie an, wie häufig diese Angaben auf Sie zutreffen, indem sie die entsprechende Ziffer ankreuzen:
4 – mehrmals am Tag
3 – etwa einmal am Tag
2 – einmal pro Woche
1 – weniger als einmal pro Woche
0 – nie
Wenn Sie zum Beispiel häufig die Namen von Freunden und Verwandten vergessen, kreuzen Sie die Ziffer 4 an. Kommt dies bei Ihnen dagegen nur selten vor, kreuzen Sie die Ziffer 1 an.

gen vergaß oder leere Milchflaschen in den Kühlschrank zurückstellte. Dieser Test hat sich in verschiedenen Zusammenhängen wie der medikamentösen Therapie und dem Kontakt mit schädlichen Umweltgiften wie Blei als sehr nützlich erwiesen.

Parkin et al. (1988) berichten von einer anderen Art von Fragebogen, die sich mit der Messung des *Meta-Gedächtnisses* befaßt. Damit ist das Wissen über unser Gedächtnis gemeint. Z.B. wird die folgende Frage gestellt:

> Stellen Sie sich vor, George und Alf (beide im gleichen Alter und mit dem gleichen IQ) schließen eine Wette ab: Sie wollen beide innerhalb einer Woche die Namen aller in England verkauften Käsesorten auswendig lernen. George hat vergessen, daß er sie vor einem Jahr schon einmal gelernt hat, während Alf ganz von vorne anfängt. Wer wird den schnelleren Lernerfolg erzielen?

Bei dieser Wette hat George ganz offensichtlich Vorteile, und wer die richtige Antwort gibt, weiß, daß vorheriges Lernen bei einem späteren Lernversuch zur Zeitersparnis führen kann (siehe Kapitel 3).

> Sie sind zu einer Hochzeit eingeladen. Wie sorgen Sie dafür, daß Sie sich rechtzeitig daran erinnern?

In diesem Fall werden mehrere Optionen zur Auswahl gestellt, z. B. das Schreiben einer Notiz oder die Bitte an andere, als Gedächtnisstütze zu fungieren. Die Antwort kann Aufschluß über die Einsicht in die eigene Beeinträchtigung geben. Jemand, der eine ernsthafte Gedächtnisstörung hat, bei dieser Frage aber angibt, sich nur auf sein eigenes Gedächtnis verlassen zu wollen, zeigt, daß es ihm an Einsicht in die Auswirkungen seiner Gedächtnisstörung mangelt.

Andere Funktionen

Gedächtnisstörungen treten selten isoliert auf, deshalb müssen bei Patient(innen) mit Gedächtnisproblemen auch andere Aspekte kognitiver Funktionen überprüft werden. Wird dies versäumt, sind beim schlechten Abschneiden bei einem Gedächtnistest falsche Schlußfolgerungen möglich. Die Bandbreite der zur Verfügung stehenden neuropsychologischen Tests ist groß, so daß wir uns darauf beschränken müssen, einige der gebräuchlichsten kurz vorzustellen (eine ausführliche Übersicht findet sich bei Crawford et al,. 1992).

Visuell-perzeptuelle Funktion

Hirnverletzungen können zu *Gesichtsfeld-Defekten*, also einem partiellen Verlust des Sehvermögens führen. Bleiben diese unentdeckt, kann es bei der Diagnose des visuellen Gedächtnisses der betreffenden Patient(innen) zu erheblichen Fehlschlüssen kommen. Gesichtsfeld-Defekte ermittelt man in der Regel mit Hilfe der *Perimetrie*, für die spezielle Geräte erforderlich sind. Eine etwas informellere Methode besteht darin, die Patientin bzw. den Patienten zu bitten, die Nase des Untersuchenden zu fixieren. Der Untersuchende führt dann die ausgestreckte Hand allmählich in das Gesichtsfeld der Patientin bzw. des Patienten hinein, bis diese angibt, die Hand sehen zu können. Wird dies für jeden Quadranten des Gesichtsfelds wiederholt, kann eine erste Aussage über das Vorliegen eines möglichen Defekts getroffen werden.

Ein unauffälliger Befund bei einer Untersuchung des Gesichtsfelds ist allerdings keine Garantie für ein normales Wahrnehmungsvermögen. Es gibt eine ganze Reihe von Störungen des Erkennens trotz intakter Wahrnehmung, die unter der Bezeichnung *Agnosie* zusammengefaßt werden. Für die Diagnose dieser Störungen liegt eine Vielzahl von Tests vor. Komplexe Screening-Verfahren wie die *Rivermead Perceptual Assessment Battery* (Whiting et al., 1985) bestehen aus mehreren Untertests, die verschiedene Ebenen der Wahrnehmungsfunktion ansprechen. Einfache Tests überprüfen das Nachzeichnen von Formen und das Erkennen von Farben. Die Wahrnehmungskonstanz wird mit Hilfe verschieden großer Bilder des gleichen Objekts getestet. Kompliziertere Tests prüfen das Nachzeichnen von Röhren, das Benennen zusammenpassender Gegenstände und das Zusammenfügen von Tierhälften. Eine Alternative ist die *Testbatterie für visuelle Objekt- und Raumwahrnehmungen* (Visual Object and Space Perception Test VOSP; Warrington & James, 1991).

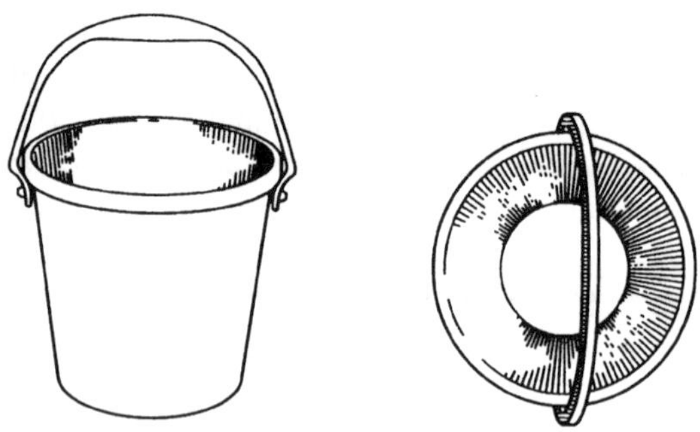

a) b)

Abbildung 5.3. Beispiel für zwei Items aus einem Test mit ungewöhnlichen Ansichten von Alltagsgegenständen. Die Items werden (a) aus konventioneller Sicht und (b) aus unkonventioneller Sicht gezeigt. Die Patient(innen) müssen entscheiden, welche Items gleich oder anders sind. (Aus Beaumont & Davidoff, 1992)

Auf einer komplexeren Ebene setzen eine Reihe von Tests zur Überprüfung der *Figur-Grund-Differenzierung* an. Damit ist die Fähigkeit gemeint, einen dargestellten Gegenstand von seinem Hintergrund zu unterscheiden. Ein weiterer sehr nützlicher Test setzt unvollständige Abbildungen ein, die von den Patient(innen) gedanklich ergänzt und erkannt werden müssen. Warrington et al. entwickelten eine Reihe von Tests, die sich mit den späteren Stadien der perzeptuellen Funktion befassen. Dazu gehört die Präsentation *ungewöhnlicher Ansichten von Alltagsgegenständen* (siehe Abbildung 5.3), wobei es gilt, ein Objekt aus zwei verschiedenen Perspektiven zu erkennen. Ebenfalls erwähnenswert ist der *Objekt-Funktions-Test*, bei dem Gegenstände aufgrund ihrer Funktion, nicht ihrer äußeren Form einander zugeordnet werden müssen (*Birmingham Object Recognition Battery* (BORB); Riddoch & Humphreys, 1995).

Aufmerksamkeit

«Aufmerksamkeit» ist ein weitgefaßter Begriff, und es gibt viele verschiedene Arten, die mit der Aufmerksamkeit verbundenen Fähigkeiten zu messen. Ein wichtiges Defizit, das es vor allem bei Verletzungen der rechten Hirnhälfte zu überprüfen gilt, ist der *unilaterale Neglect*. Es handelt sich dabei um eine noch unerklärte Aufmerksamkeitsstörung, bei der aufgrund eines Schadens auf der rechten Seite des Gehirns die linke Hälfte des Gesichtsfelds nicht wahrgenommen wird (sehr viel seltener ist der umgekehrte Fall, daß eine linksseitige Hirnschädigung zu einem rechtsseitigen Ignorieren führt). Verläßliche Hinweise auf eine Störung dieser Art gibt ein entsprechendes Ergebnis bei der *Linienhalbierungsaufgabe*. Dabei sollen unterschiedlich lange Linien halbiert werden. Beim Vorliegen einer entsprechenden Störung werden die Striche in der Mitte der rechten Hälfte geteilt, so als würde die linke Hälfte gar nicht existieren. In solchen Fällen ist auch darauf zu achten, die Patient(innen) nicht auf der ignorierten Seite anzusprechen.

Der Grad der Ablenkbarkeit läßt sich mit Hilfe des sogenannten *Stroop Tests* evaluieren. Der standardisierte Test (Tennery et al., 1989) umfaßt drei verschiedene Aufgaben: Zunächst wird eine Liste von in schwarzer Schrift geschriebenen Farbennamen vorgelesen, dann sollen eine Reihe von Farbfeldern benannt werden, und zum Schluß geht es darum, die Farbe der Schriften zu nennen, in denen verschiedene Farbennamen geschrieben sind. Bei der letzten Aufgabe sind die Namen der Farben und die Farben der Schrift nie identisch. Um die Aufgabe zu bewältigen, muß die Person also den Farbennamen ignorieren und sich auf die Farbe der Schrift konzentrieren. Gemessen wird, ob die Person beim Benennen der Farben länger braucht als bei den ersten beiden Aufgaben. Die dritte Aufgabe, bei der Farbe und Schrift nicht übereinstimmen, ist für Menschen mit Hirnschädigungen meist sehr schwierig. Entsprechende Ergebnisse können deshalb als Indikator für eine Hirnschädigung gelten, auch wenn andere Tests keine Anzeichen für ein Defizit ergeben haben.

Der Wechsler Intelligenztest für Erwachsene

Der Wechsler Intelligenztest für Erwachsene (Wechsler Adult Intelligence Scale) WAIS und seine revidierte Form WAIS-R (Wechsler, 1981; deutsche Bearbeitung: Hamburg-Wechsler-Intelligenztest für Erwachsene, HAWIE-R, 1991) werden bei neuropsychologischen Untersuchungen häufig eingesetzt, obgleich betont werden muß, daß er nicht speziell für die Diagnose von Hirnschäden entwickelt wurde. Er dient vielmehr zur Ermittlung eines Intelligenzquotienten (IQ), der aus den Ergebnissen einer Reihe von Untertests über verschiedene mentale Fähigkeiten errechnet wird. Die Untertests sind jeweils zu einem Verbalteil und einem Handlungsteil zusammengefaßt. Im Verbalteil werden das allgemeine Wissen, das Verständnis, der Wortschatz, rechnerisches Denken sowie die Bildung von Oberbegriffen geprüft. Im Handlungsteil stehen weniger sprachgebundene Intelligenzleistungen im Vordergrund. Jeder Test ergibt einen Rohwert, der in einen Skalenwert verwandelt wird. Die Punkte für die Verbal- und Handlungstests werden getrennt gesammelt (*Verbal-IQ* und *Handlungs-IQ*) und erst anschließend zu einem *Gesamt-IQ* zusammengerechnet.

Das Abschneiden beim HAWIE-R kann interessante Hinweise zum Vorschein bringen. Erstens bietet die Messung des Gesamt-IQ, wenn sie mit einer Messung des prämorbiden IQ verbunden wird, die beste Grundlage für eine Antwort auf die Frage, ob die betreffende Person mentale Fähigkeiten einbüßen mußte. Ein weiteres wichtiges Merkmal sind etwaige Diskrepanzen zwischen Verbal- und Handlungs-IQ. Bei einem gesunden Menschen sind die beiden Werte in etwa gleich, so daß jede signifikante Diskrepanz zwischen ihnen auf eine selektive Hirnschädigung hindeuten kann. Dabei spricht ein hoher Verbal-IQ und ein geringer Handlungs-IQ für eine vorwiegend rechtsseitige, das umgekehrte Ergebnis für eine vorwiegend linksseitige Schädigung des Gehirns. Die Frage, ab welcher Höhe eine Diskrepanz als signifikant gelten muß, konnte bisher nicht eindeutig geklärt werden. Als Faustregel hat sich der Grundsatz bewährt, jede Diskrepanz von etwa 20 Punkten ernstzunehmen.

Auch die Ergebnisse bei den verschiedenen Untertests besitzen unter bestimmten Umständen Aussagekraft. Zu diesem Thema gibt es bereits eine recht umfangreiche Literatur (siehe z. B. Lezak, 1995), wobei jedoch stets Vorsicht walten muß, weil man sich nicht immer sicher sein kann, daß ein schlechteres Abschneiden bei einem Untertest nicht zufällig zustande gekommen ist. Weil der Test so viele unterschiedliche Fähigkeiten überprüft, nimmt er ziemlich viel Zeit in Anspruch, die dazu genutzt werden kann, die Fähigkeiten der betreffenden Patientin bzw. des Patienten zu beobachten. Ebenfalls erwähnt werden sollte, daß der WAIS einfacher zu sein scheint als der WAIS-R (auch wenn dies teilweise an dem weltweiten, graduellen Anstieg des IQ liegen kann). Weil sowohl der WAIS (HAWIE) als auch der WAIS-R (HAWIE-R) recht zeitraubend sind, können auch Kurzformen erwogen werden, die eine verläßliche Einschätzung der allgemeinen Leistungsfähigkeit erlauben (siehe Crawford et al., 1992).

Prämorbide Intelligenz

Um aktuelle Verluste richtig einschätzen zu können, sind Informationen über die prämorbiden intellektuellen Fähigkeiten der betreffenden Patient(innen) wichtig. Erkundigungen über die vorherige berufliche Laufbahn geben erste Anhaltspunkte. Wollen wir einigermaßen sicher sein, sind jedoch objektive Messungen nötig. (Denken wir nur daran, wie viele Menschen mit hohem IQ sich angesichts hoher Arbeitslosigkeit in eher untergeordneten Jobs wiederfinden!) Im englischsprachigen Raum wird in diesem Zusammenhang häufig der *National Adult Reading Test* (NART; Nelson, 1991) eingesetzt. Er basiert auf der nachgewiesenen Tatsache, daß es sich bei der Sprachfähigkeit um eine relativ robuste Funktion handelt, die häufig auch dann konstant bleibt, wenn andere kognitive Fähigkeiten aufgrund von Krankheiten wie etwa einer Demenz vom Alzheimer Typ beeinträchtigt sind.

Der Test umfaßt eine Liste von Wörtern, die nicht den üblichen englischen Rechtschreibregeln folgen, z. B. «ache» («Schmerz») und «gauge» («Maßstab, Meßgerät»). Die Patient(innen) werden gebeten, die Wörter vorzulesen, eventuelle Fehler werden notiert. Die Ergebnisse beim NART sind im Hinblick auf entsprechende Punktzahlen beim WAIS und WAIS-R standardisiert. Mit Hilfe einer einfachen Gleichung läßt sich so eine Schätzung des entsprechenden WAIS-IQ ableiten. Diese Methode wird als einigermaßen verläßlich angesehen – es sei denn, die betreffenden Patient(innen) haben ein eingeschränktes Sehvermögen oder spezifische Probleme beim Lesen wie z. B. eine erworbene Dyslexie.

Sprachfunktion

Nach Walker (1992) können Diagnoseverfahren für Sprachstörungen in zwei grobe Kategorien unterteilt werden: Testbatterien mit einer großen Anzahl von Untertests, die jeweils eine spezifische Komponente der Sprachfunktion überprüfen, und aufgabenspezifische Tests, die sich jeweils nur mit einer bestimmten sprachlichen Fähigkeit befassen.

Die vielleicht bekannteste Testbatterie ist die *Boston Diagnostic Aphasia Examination* (BDAE); Goodglass & Kaplan, 1983), welche die gesamte Bandbreite sprachlicher Fähigkeiten, einschließlich mündlicher und schriftlicher Ausdrucksfähigkeit, Kommunikationsverhalten sowie Hör- und Leseverständnis überprüft. Von einfachen Wörtern bis zu komplexem Textmaterial kommen hier alle sprachlichen Ebenen zum Einsatz. Die BDAE erlaubt auch die Einschätzungen von Defiziten, die man häufig in Verbindung mit Sprachbehinderungen findet, z. B. Apraxie und visuell-räumliche Störung. Zu den am häufigsten genutzten aufgabenspezifischen Tests gehören der *Graded Naming Test* (McKenna & Warrington, 1983) und der *Boston Naming Test* (Kaplan et al., 1983), die beide die Fähigkeiten beim Benennen von Objekten testen; der *Token Test* (McNeil & Prescott, 1978), der auch weniger offensichtliche rezeptive Störungen aufzudecken vermag; und der *Pyramids and Palm Trees Test* (Howard & Orchard-Lisle, 1984), bei dem das Verständnis für die Bedeutung von Bildern und Wörtern im Vordergrund steht. Detaillierte Erläuterungen über aufgabenspezifische Tests und die Einschätzung sprachlicher Fähigkeiten finden sich bei Walker (1992).

Frontallappen-Funktion

Das vielleicht komplexeste Problem bei der neuropsychologischen Diagnose betrifft die Funktion des Frontallappens. Wie wir später noch sehen werden, wird dieser Teil des Gehirns als Sitz der Steuerung exekutiver Prozesse angesehen. Es ist daher unwahrscheinlich, daß es nur eine einzige «Frontalfunktion» gibt. Ihre Diagnose erfordert folglich eine ganze Bandbreite von Tests. Die Wahrscheinlichkeit, daß zwei Neuropsycholog(innen) sich auf die gleiche Testzusammenstellung einigen, ist jedoch äußerst gering, weshalb ich Ihnen nur meine ganz persönliche Auswahl vorstellen kann.

Eslinger und Grattans (1993) unterscheiden die zur Verfügung stehenden Tests zur Frontalfunktion danach, ob sie die reaktive oder die spontane Flexibilität überprüfen. Die reaktive Flexibilität bezieht sich auf die Bereitschaft, Kognition und Verhalten entsprechend den sich wandelnden

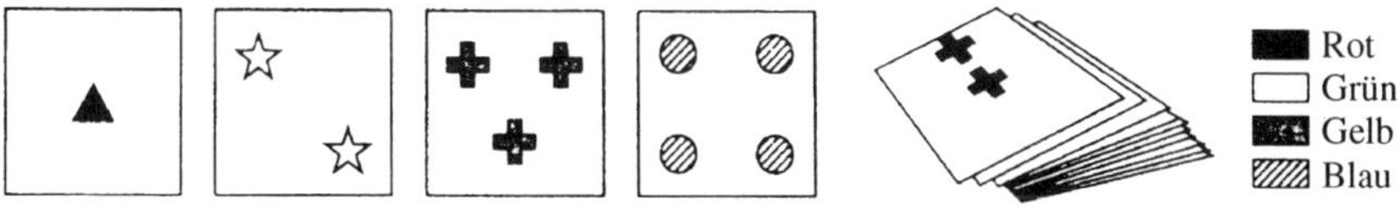

Abbildung 5.4 Der Wisconsin Card Sorting Test. (Nach Lezak, 1995)

Anforderungen einer Situation frei zu verändern. Die spontane Flexibilität beschreibt den freien Antworten- und Ideenfluß in Reaktion auf eine Frage.

Das am häufigsten eingesetzte Hilfsmittel zur Überprüfung der reaktiven Flexibilität ist der *Wisconsin Card Sorting Test* (WCST; siehe Abbildung 5.4; Nelson & O'Connell, 1978). Die Patient(innen) bekommen vier Referenzkarten und einen Stapel Beispielkarten. Die Aufgabe besteht darin, die Karten nach bestimmten Regeln (z.B. nach den dargestellten Formen) zu ordnen. Nach einer Reihe vorgegebener Sortierungen werden die Patient(innen) gebeten, sich eine andere Regel auszudenken und die Karten danach zu sortieren. Beim Kartensortiertest sind verschiedene Fehler möglich, von denen die *perseverativen Fehler* (die Patient(innen) halten an einer Reaktion fest, die sich gerade erst als falsch erwiesen hat) am interessantesten sind. Für die Durchführung des Tests gibt es eine Reihe unterschiedlicher Verfahren (siehe Parker & Crawford, 1992).

Die spontane Flexibilität kann mit Tests der Sprachflüssigkeit überprüft werden. Diese messen die Fähigkeit, Beispiele für bestimmte Kategorien zu erzeugen. Die einfachsten Tests dieser Art geben bestimmte Anfangsbuchstaben vor, z.B. *FAS* (Spreen & Strauss, 1991). Die Patient(innen) sollen innerhalb einer Minute möglichst viele mit den genannten drei Buchstaben beginnende Wörter. In diesem Zusammenhang ebenfalls interessant ist der *Alternate Uses Test*, bei dem die Versuchspersonen sich alternative Nutzungsmöglichkeiten für alltägliche Gegenstände ausdenken sollen (Eslinger & Grattan, 1993).

Der Frontallappen ist auch am Planen von Handlungen beteiligt. Eine Möglichkeit, diese Fähigkeit genauer einzuschätzen, bietet der *Tower of Hanoi* Test. (Eine einfachere Variante ist der *Tower of London* Test, siehe Abbildung 5.5). Dabei müssen alle Scheiben vom linken zum rechten Pflock bewegt werden, ohne daß eine größere auf einer kleineren Scheibe zu liegen kommt. Dieser Test eignet sich besonders zum Aufdecken subtilerer Planungsdefizite, auch wenn nicht alle Patient(innen) mit einer Schädigung des Frontallappens negativ abschneiden. In solchen Fällen sind komplexere, mit der Planung verschiedener konkurrierender Aktivitäten verbundene Aufgaben notwendig, um eine Beeinträchtigung nachzuweisen (siehe Wilson et al., 1996).

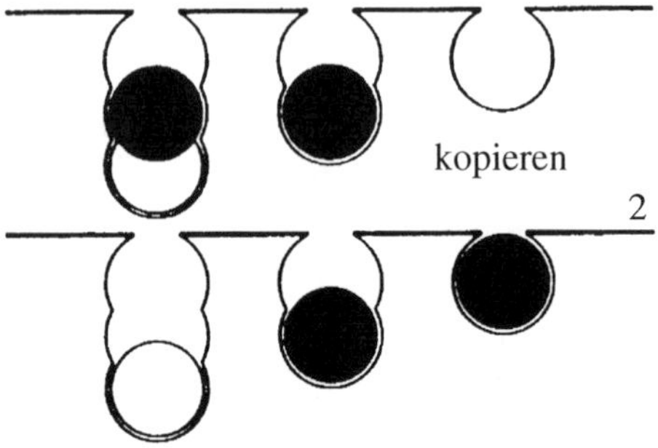

Abbildung 5.5. Ein Teilproblem des computerisierten Tower of London Tests. Zwei Züge sind notwendig, um die beiden Anordnungen anzugleichen. (Aus Owen et al., 1990)

Die systematische Diagnose von Gedächtnisstörungen ist sowohl für die klinische Praxis als auch für die Forschung unerläßlich. Dabei ist es wichtig, möglichst viele verschiedene Aspekte des Gedächtnisses abzudecken. An eine erste Diagnose z. B. aufgrund des WMS-R sollten sich weitere Tests anschließen, die insbesondere auf das Wiedererkennen und weiter zurückliegende Erinnerungen eingehen. Fragebögen zum Gedächtnis ergeben wertvolle Informationen, die mit Hilfe klinischer Tests nicht gewonnen werden können. Insbesondere ermöglichen sie einen Einblick in die alltäglichen Probleme von Patient(innen) mit beeinträchtigter Gedächtnisleistung. Da Gedächtnisstörungen selten isoliert auftreten, ist es ratsam, andere mentale Fähigkeiten wie Wahrnehmung, Aufmerksamkeit, post- und prämorbide Intelligenz, Sprache und die vom Frontallappen gesteuerten Funktionen mitzutesten.

6. Das amnestische Syndrom

In Filmen und Romanen werden Amnestiker(innen) meist als Menschen dargestellt, die hilflos durch die Straßen irren und nicht sagen können, wer sie sind und woher sie kommen. Amnesien dieser Art sind möglich (siehe Kapitel 10), in der Neuropsychologie sprechen wir von *Amnestiker(innen)* jedoch meist im Zusammenhang mit dem sogenannten *amnestischen Syndrom*, einer dauerhaften, globalen Gedächtnisstörung infolge einer Hirnschädigung.

Historisch blieb das Interesse am amnestischen Syndrom lange Zeit hinter dem an anderen neurologischen Erkrankungen zurück. Dabei wurden schon im alten Ägypten erstmals neurologische Probleme dokumentiert. Im antiken Griechenland diagnostizierte Hippokrates (460–370 v.C.) die Epilepsie zutreffend als eine Erkrankung des Gehirns und notierte die Beobachtung, daß Schädigungen einer Gehirnhälfte zu Lähmungen und Konvulsionen auf der entgegengesetzten Körperseite führten. Weder Hippokrates noch ein anderer griechischer Gelehrter brachte jedoch Störungen des Gedächtnisses mit dem Gehirn in Verbindung. Ja, manche Griechen, so z.B. Aristoteles, hielten das Herz für den Sitz des Gedächtnisses.

Im ersten Jahrtausend nach Christus war die Medizin von den Schriften Galens (131–201 n.C.) beherrscht. Galen schrieb mehr als 400 verschiedene Abhandlungen, darunter auch viele über neurologische Erkrankungen, ohne jedoch die Amnesie überhaupt zu erwähnen. Dies überrascht um so mehr, wenn man bedenkt, daß eine von Galens Pflichten darin bestand, verletzte Gladiatoren zu behandeln, von denen viele infolge schwerer Gehirnerschütterungen auch unter Gedächtnisstörungen gelitten haben müssen. Erst auf den anatomischen Zeichnungen vom Gehirn im Mittelalter erscheint das Gedächtnis dann als eine von mehreren mentalen, im Gehirn lokalisierten Fähigkeiten (siehe Abbildung 6.1). Die Erkenntnis, daß es verschiedene mentale Funktionen geben muß, führte die Gelehrten zu der Frage, wie diese Funktionen innerhalb des Gehirns verteilt sein könnten.

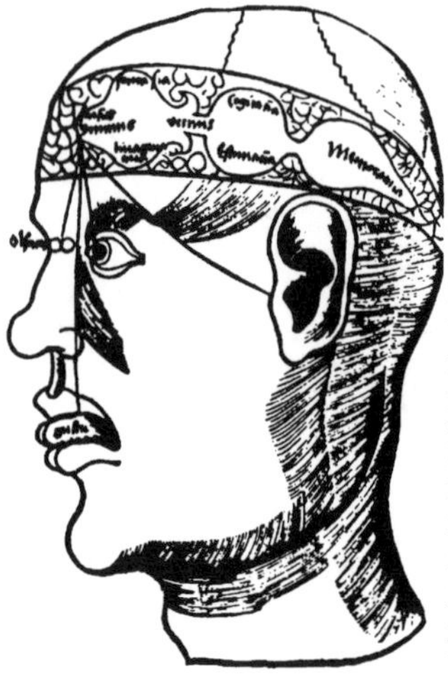

Abbildung 6.1. Holzstich von Gregor Reisch, der die ventrikuläre Lokalisierung der Gehirnfunktionen illustriert. Der vierte Ventrikel erscheint als Sitz des Erinnerungsvermögens. Bemerkenswert ist, daß es sich bei dem gezeigten ventrikulären System um das einer Kuh, nicht das eines Menschen handelt, weil die Darstellung der inneren Organe des menschlichen Körpers im Mittelalter verboten war.

Eine Theorie wies jeder mentalen Fähigkeit einen bestimmten Hirnventrikel zu. Abbildung 6.1 zeigt den berühmten Holzstich von Gregor Reisch (1467–1525), der das Erinnerungsvermögen («memorativa») im vierten Ventrikel ansiedelt. Auch die – wie wir heute wissen – zutreffende These, daß die Gedächtnisfunktion im Gehirngewebe selbst lokalisiert ist, hatte ihre Vertreter, darunter vor allem Descartes, der allerdings fälschlicherweise die Zirbeldrüse als Zentrum des Gedächtnisses bezeichnete.

Zu einer weiteren Entwicklung der Erkenntnisse über die Beziehung zwischen Gedächtnis und Gehirn kam es dann erst wieder im letzten Teil des 19. Jahrhunderts, als einige Neurologen sich für Gedächtnisstörungen zu interessieren begannen. Gemeinsam mit neuen Erkenntnissen über die Anatomie des Gehirns sowie verbesserten neuropathologischen Techniken bildete dieses Interesse den Ausgangspunkt für die heutige Forschung über das amnestische Syndrom. Als bedeutende Forscher sind Ribot (siehe Kapitel 5) und Hughlings Jackson zu nennen. Das heutige Interesse am amnestischen Syndrom geht jedoch direkt auf die Arbeit von Carl Wernicke und Sergej Korsakow zurück.

Wernicke beschrieb 1881 einen akuten neurologischen Zustand mit den Symptomen Ataxie, optische Abnormalitäten und starke Verwirrung. Nach der traditionellen Namensgebung in der Neurologie wurde dieser Zustand *Wernicke-Enzephalopathie* genannt. Gleichzeitig studierte Korsakow den langwierigen Genesungsprozeß von Patient(innen) nach einer meist mit langjährigem Alkoholmißbrauch verbundenen neurologischen Erkrankung. Als auffälligstes Symptom stellte Korsakow bei diesen Patient(innen) tiefgreifende Gedächtnisstörungen fest, die es ihnen unmöglich machten, neue Informationen aufzunehmen. Inzwischen gilt als gesichert, daß Korsakow die langfristigen Auswirkungen der Wernicke-Enzephalopathie studierte. Dies ist auch der Grund dafür, warum manchmal vom *Wernicke-Korsakow-Syndrom* gesprochen wird; wir wollen jedoch der üblichen Praxis folgen und die kürzere Bezeichnung *Korsakow-Syndrom* verwenden.

Weil der Alkoholismus bis heute ein weitverbreitetes Problem darstellt, sind Korsakow-Patient(innen) die am leichtesten verfügbaren Versuchspersonen für Studien über Gedächtnisstörungen, und so hat sich auch der größte Teil der Literatur mit ihnen befaßt. Tallands bemerkenswerte Monographie *Deranged memory* (1965) zum Beispiel beschäftigt sich ausschließlich mit Patient(innen) mit dem Korsakow-Syndrom. Das amnestische Syndrom kann jedoch auf eine ganze Reihe von Ursachen zurückgehen, und das Interesse an Patient(innen), bei denen sich das Syndrom aus anderen Gründen als dem Alkoholismus entwickelt hat, ist im Wachsen begriffen. Das amnestische Syndrom darf also nicht einfach mit dem Korsakow-Syndrom gleichgesetzt werden.

Allgemeine Charakteristika des amnestischen Syndroms

Obgleich es niemals auch nur zwei gleiche Patient(innen) gibt, zeigen Menschen mit amnestischem Syndrom durchgängig das gleiche Muster von Defiziten und erhaltenen Fähigkeiten – ja, erst die Konsistenz dieses Muster erlaubt uns, von einem Syndrom zu sprechen. Dieses Syndrom hat die folgenden Merkmale:

1. Keinerlei Hinweis auf eine beeinträchtigte Kurzzeitspeicherung (gemessen z. B. durch den WMS-R Untertest «Zahlenspanne»).
2. Semantisches Gedächtnis und andere intellektuelle Funktionen (gemessen z. B. durch den HAWIE/WAIS-R) im allgemeinen intakt. Typisch ist eine Kombination von durchschnittlichen IQ und schlechterem Abschneiden beim WMS-R (vor allem bei der verzögerten Messung).
3. Schwere, dauerhafte anterograde Amnesie. Schwache Leistungen bei freiem Erinnern und Paarassoziieren (WMS-R). Auch bei den WMS-R Untertests «Logisches Gedächtnis» und «Visuelle Reproduktion» werden nur niedrige Punktzahlen erreicht. Das Wiedererkennen ist vielfach schwierig, Zufallsleistungen bei Tests wie dem RMT sind möglich.
4. Meist retrograde Amnesie, wenn auch mit stark variierendem Ausmaß. Während manche Patient(innen) umfangreiche Defizite aufweisen, feh-

len anderen nur die Erinnerungen an letzte Teile der prämorbiden Lebensphase.
5. Prozedurales Gedächtnis (gemessen durch das Erlernen neuer Fähigkeiten, Konditionieren, perzeptuelles Lernen und Priming) relativ intakt.

Neuropathologie des amnestischen Syndroms

Für die Forschung ist das amnestische Syndrom u.a. deshalb so wichtig, weil es eine Möglichkeit bietet, mehr über die Neuroanatomie des Gedächtnisses zu lernen. Die älteste Form der Neuropathologie ist die Untersuchung *post mortem*, d. h. die Analyse des Gehirns einer verstorbenen Person auf makroskopischer oder mikroskopischer Ebene. In manchen Fällen bietet diese Methode die einzige Möglichkeit festzustellen, welche Gehirnstrukturen bei der Person tatsächlich geschädigt wurden. Zunehmend werden heute jedoch *in vivo* bildgebende Verfahren genutzt, mit deren Hilfe Struktur und Funktion des lebenden Gehirns untersucht werden können.

Eine weitverbreitete Methode, die bei neurologischen Untersuchungen mittlerweile routinemäßig eingesetzt wird, ist die *Computertomographie* (CT). Es handelt sich dabei um ein Schichtröntgenverfahren, das an vielen verschiedenen Stellen die Dichte des Gehirngewebes mißt und daraus mit Hilfe eines Computers ein dreidimensionales Bild konstruiert, auf dem sich die geschädigten Bereiche dunkler darstellen (siehe Abbildung 6.2a). Die Computertomographie stand jedoch nur am Anfang der revolutionären Entwicklung bei den bildgebenden Verfahren. Kurze Zeit später folgte die *Kernspinresonanztomographie* (MRT). Mit Hilfe von Radiowellen wird ein Magnetfeld erzeugt, in dem die Atomkerne sich zu einer Seite ausrichten. Werden die Wellen ausgeschaltet, produzieren die Atome eine Spannung (magnetische Resonanz), die dazu genutzt wird, ein Bild zu konstruieren. Abbildung 6.2b macht deutlich, daß mit dieser Technik sehr viel detailliertere Darstellungen möglich sind. Unter der Bezeichnung *funktionale Kernspinresonanztomographie* (fMRT) ist sie auch zur Messung physiologischer Veränderungen im Gehirn verwendet worden. Moonen (1995) gibt einen Überblick über diese neuen Anwendungsmöglichkeiten.

Eine ebenfalls sehr wichtige Weiterentwicklung ist die *Positronenemissionstomographie* (PET). Sie nutzt ein unter dem Namen Autoradiographie bekanntes Verfahren, bei dem radioaktive Substanzen (Radioisotope) in den Blutkreislauf injiziert werden. Anschließend wird mit Hilfe von

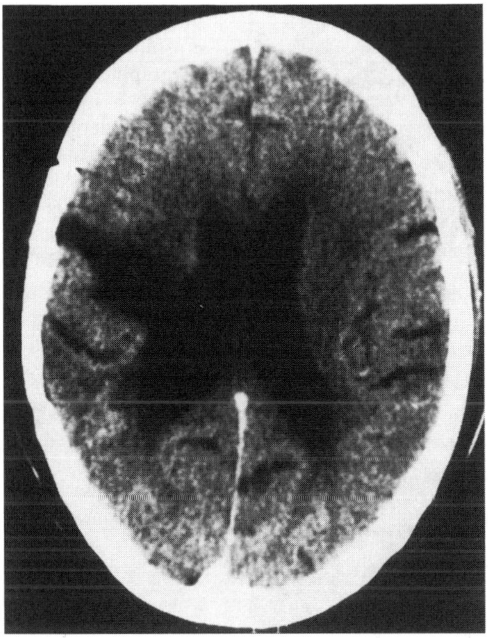

Abbildung 6.2a. Computertomographie (CT) mit deutlichem Hinweis auf eine Schädigung in der rechten Hemisphäre des Kortex. (Aus Halligan et al., 1996)

Röntgenbildern ihre Verteilung in der fraglichen Körperregion gemessen. Die PET stellt präzise dar, wie die Radioisotope in den verschiedenen Teilen des Gehirns absorbiert werden (siehe Abbildung 6.2c) und gibt damit Aufschluß über den physiologischen Status dieser Hirnregionen. Bereiche mit hoher Absorption können als sehr aktiv, Bereiche mit wenig oder völlig fehlender Absorption als dysfunktional bezeichnet werden. Wie wir später noch sehen werden, kann man mit Hilfe der PET auch die Aktivität verschiedener Hirnregionen beim Ausführen bestimmter Aufgaben messen, also die Beziehung zwischen mentaler Aktivität und Gehirnregion sichtbar machen.

Das amnestische Syndrom kann von einzelnen oder kombinierten Schädigungen unterschiedlicher Teile des Gehirns herrühren. In Abbildung 6.3 sind diese Teile dargestellt. Sie sind zwei Hauptbereichen des Gehirns zugeordnet: dem *mittleren Zwischenhirn* und dem medialen *Temporallappen*. Wie bereits erwähnt, geht ein Großteil unseres Wissens über das amnestische Syndrom auf Untersuchungen an Patient(innen) mit Korsakow-Syndrom zurück. Neuropathologische Studien deuten darauf hin, daß diese Patient(innen) Schädigungen an Teilen des Zwischenhirns erlitten haben, vor allem am *mediodorsalen Thalamuskern*, an den *Mamillarkörpern*, dem *mamillothalamischen Trakt* und bestimmten, an den dritten Ven-

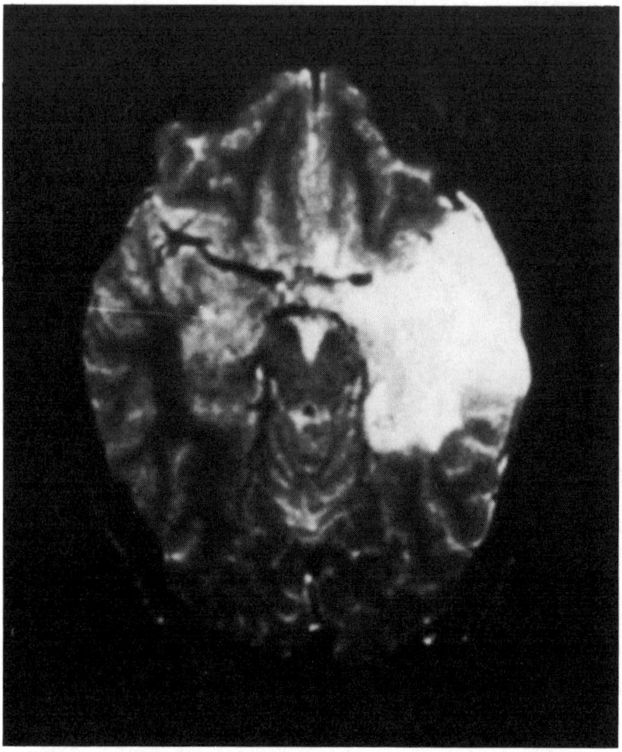

Abbildung 6.2b. Kernspinresonanztomographie (MRT) bei Herpes-Simplex-Enzephalitis, einer schweren Virusinfektion des Gehirns. Der helle Bereich deutet auf eine Schädigung des linken Temporallappens hin. (Foto: Narinder Kapur)

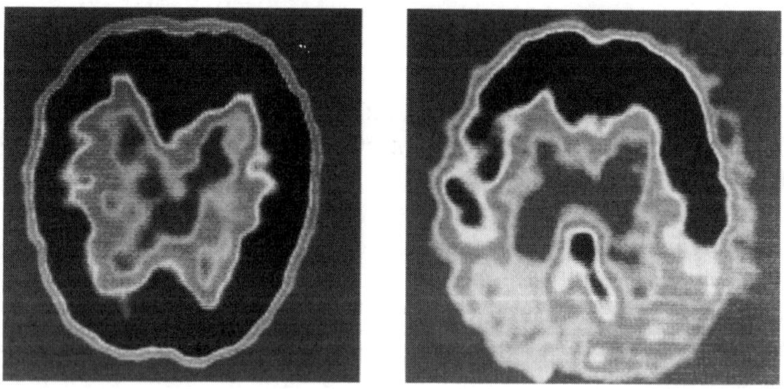

Abbildung 6.2c. Positronenemissionstomographie (PET) von (a) einem gesunden Gehirn und (b) dem Gehirn einer Person mit Demenz vom Alzheimer Typ. Die helleren Regionen an der Vorderseite des erkrankten Gehirns deuten auf gestörte Funktionen hin. PET-Bilder sind normalerweise farbig. (Aus Davison & Neale, 1994)

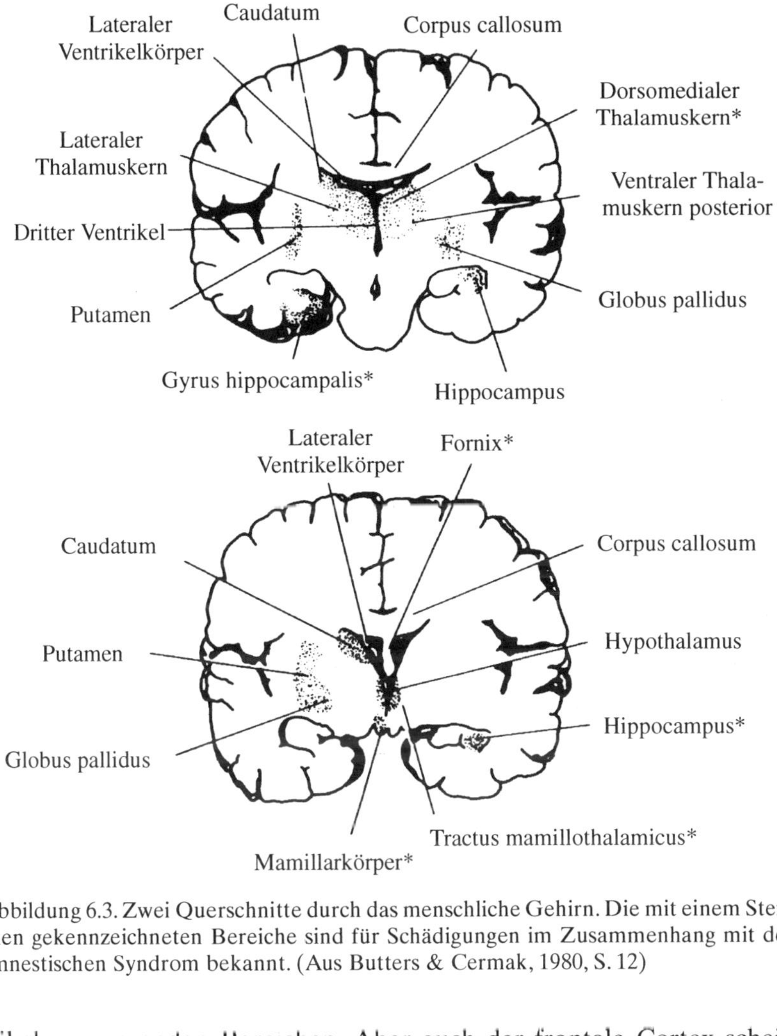

Abbildung 6.3. Zwei Querschnitte durch das menschliche Gehirn. Die mit einem Sternchen gekennzeichneten Bereiche sind für Schädigungen im Zusammenhang mit dem amnestischen Syndrom bekannt. (Aus Butters & Cermak, 1980, S. 12)

trikel angrenzenden Bereichen. Aber auch der frontale Cortex scheint beteiligt zu sein, und zwar besonders der vordere Bereich und die medialen Teile der Temporallappen.

Die Ursache für das Korsakow-Syndrom ist die Wernicke-Enzephalopathie. In letzter Zeit häufen sich die Hinweise darauf, daß die primäre Ursache dieser Erkrankung wiederum ein Thiaminmangel ist, der zu Blutungen im Bereich des Zwischenhirns führt (siehe Abbildung 6.4). Erste Anhaltspunkte für die Bedeutung des Thiamins für das menschlichen Gedächtnis ergaben sich aus Studien, die nachwiesen, daß eine Thiamintherа-

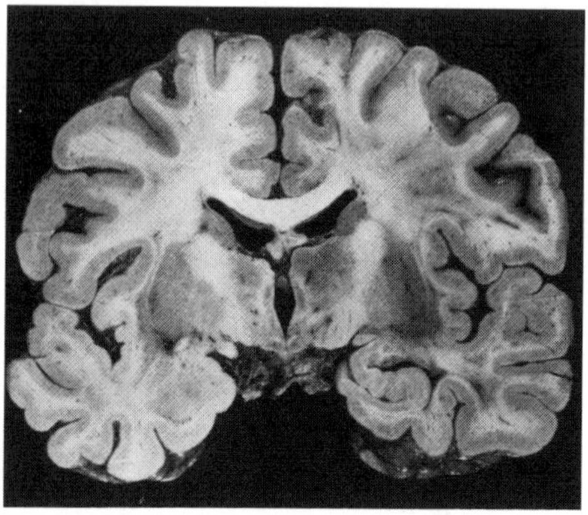

Abbildung 6.4. Querschnitt durch das Gehirn eines Menschen mit Korsakow-Syndrom. Bemerkenswert sind die schweren Schädigungen an den Mamillarkörpern und das krankhaft veränderte Gewebe in und um den dritten Ventrikel. (Aus Victor et al., 1971)

pie einige der im Zusammenhang mit dem Korsakow-Syndrom auftretenden Defizite mildern kann. Auch die außergewöhnlichen Untersuchungen von De Wardener und Lennox (1947) wiesen auf die Beteiligung eines Thiaminmangels hin. Die beiden Militärärzte gerieten gemeinsam mit einer großen Anzahl britischer Soldaten in japanische Kriegsgefangenschaft. In dieser Zeit lebten sie von einer «extrem unausgewogenen Diät, die hauptsächlich aus poliertem Reis bestand». Die hygienischen Bedingungen waren grauenhaft, im Lager grassierte die Ruhr. Bei den Soldaten kam es zu schweren Mangelerscheinungen, und bei mehr als 50 Männern, von denen viele über Gedächtnisstörungen berichteten, diagnostizierten die beiden Autoren eine Wernicke-Enzephalopathie. Trotz der primitiven Bedingungen kam es zu einigen *post mortem* Untersuchungen, die eine Schädigung des Zwischenhirns bestätigten.

Einige Fragen im Zusammenhang mit dem Korsakow-Syndrom sind bis heute allerdings ungelöst. So ist lange Zeit behauptet worden, die dauerhafte Form der Störung gehe sowohl auf Thiaminmangel als auch auf Alkoholismus zurück. Inzwischen sind jedoch einige Fälle ohne jegliche Alkoholbeteiligung dokumentiert. Parkin et al. (1991) z. B. beschreiben eine Korsakow-Patientin, bei der es infolge einer fehlerhaften intravenösen Ernährung zu einem Thiaminmangel kam. Außerdem ist bis heute nicht erklärt worden, warum das Syndrom nicht bei allen alkoholkranken Patient(innen) auftritt. Hier wurde vermutet, daß das Korsakow-Syndrom mit dem erblichen Mangel an einem bestimmten Enzym verbunden ist. Bei Kopelman (1995b) findet sich eine ausführliche Erörterung dieser Frage sowie anderer Aspekte des Korsakow-Syndroms.

Obgleich das Korsakow-Syndrom als primäre Ursache der diencephalen Amnesie gelten muß, kann diese auch aus anderen Ursachen entstehen. Die Thalamusregion ist für Gefäßverletzungen besonders anfällig.

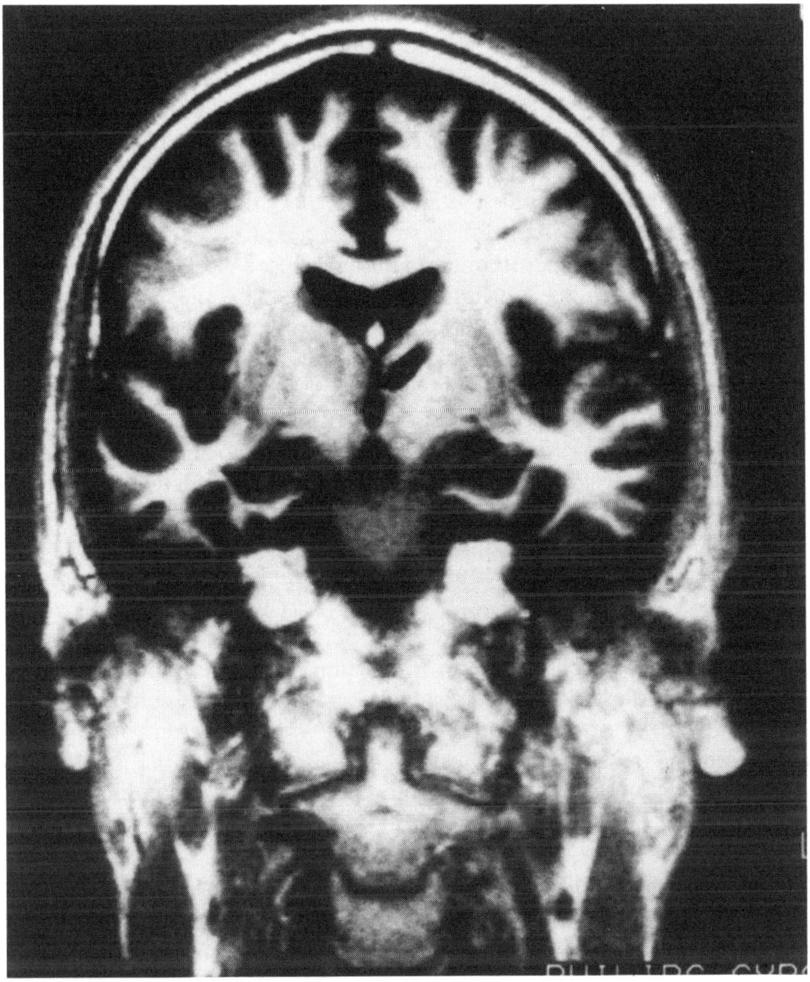

Abbildung 6.5. Kernspinresonanztomographie des Patienten J.R. mit krankhaften Veränderungen im Bereich des linken Thalamus. (Parkin et al., 1994, S. 44)

Abbildung 6.5 zeigt das Ergebnis einer Kernspinresonanztomographie des Patienten J.R., der einen Schlaganfall im Thalamus erlitt. Die an sich minimale Schädigung führte zu Gedächtnisstörungen, die in ihren Charakteristika und in ihrem Ausmaß mit den Korsakow-Symptomen vergleichbar waren. Die Auswirkungen waren deshalb so verheerend, weil sowohl der dorsomediale Thalamuskern als auch die thalamo-mamillaren Verbindungen geschädigt waren.

Auch Tumoren können eine diencephale Amnesie verursachen. Der Boden des dritten Ventrikels grenzt an diencephale Strukturen an, so daß Tumoren, die dort lokalen Druck ausüben, zu Gedächtnisstörungen führen können. Parkin und Hunkin (1993) berichteten von dem Patienten R.K. mit einem auf die Mamillarkörper drückenden Tumor. Mit einer Strahlentherapie wurde der Tumor zum Schrumpfen gebracht. Gleichzeitig wurde eine stetige Verbesserung der Gedächtnisleistung dokumentiert.

Schon 1880 erkannte man, daß Verletzungen im Bereichs des Temporallappens zu einem signifikanten Gedächtnisverlust führen können. Erst in den 50er Jahren des 20. Jahrhunderts jedoch erfuhr dieser Sachverhalt weitere Würdigung. Damals verwendete man in der Neurochirurgie eine unter der Bezeichnung Lobektomie bekannte Technik zur Epilepsie-Behandlung. Mit Hilfe dieser bereits in Kapitel 3 kurz erwähnten Technik wurden die für die epileptischen Anfälle verantwortlichen Bereiche des Temporallappens identifiziert und entfernt. Scoville und Milner (1957) berichteten von den Wirkungen dieser Operationen auf eine Gruppe Betroffener, darunter den berühmten amnestischen Fall H.M. Die Behandlung der Epilepsie war erfolgreich, doch für einige der Patient(innen) hatte der Eingriff verheerende Nebenwirkungen: Sie entwickelten ein starkes amnestisches Syndrom.

Auf der Grundlage der während der Operationen festgehaltenen Notizen ließ sich relativ einfach klären, warum es nur bei einigen der Patient(innen) zu diesen Nebenwirkungen kam. Der mittlere Temporallappen umfaßt *Hippocampus* und *Amygdala*. Nur die Patient(innen), bei denen beide bilateral entfernt wurden, entwickelten eine Amnesie. Daraus zog man den Schluß, daß die Entfernung beider nötig ist, um einen amnestischen Zustand herbeizuführen. Später zeigte sich dann, daß eine Verletzung des Hippocampus die Gedächtnisleistung stärker beeinträchtigt als eine Amygdala-Läsion. Zola-Morgan et al. (1986) z.B. berichteten über einen R.B. genannten Mann, bei dem durch einen Schlaganfall ein als CA1-Feld bekannter Teil des Hippocampus geschädigt wurde. R.B. entwickelte eine anterograde Amnesie. Im Gegensatz dazu scheint eine Amygdala-Läsion die Verarbeitung von Emotionen stärker zu beeinträchtigen als das Gedächtnis (Young et al., 1995).

R.B.s Amnesie war im Alltag zwar sehr hinderlich, insgesamt aber weniger schwer als die von H.M. und anderen Patient(innen) mit einer Verletzung des Temporallappens. Squire und Knowlton (1994) argumentierten daher, ein schwerer amnestischer Zustand könne sich nur dann entwickeln, wenn der Hippocampus zusammen mit angrenzenden Teilen des Kortex geschädigt wird, wie dies bei H.M. der Fall war. Dies erklärt auch, warum die mit einer *Herpes Simplex Enzephalitis* (HSE) verbundene Amnesie so schwer verläuft, denn diese Virusinfektion führt rasch zu weitreichenden Hirnschädigungen im Temporallappen-Bereich. Kernspinresonanztomographie-Bilder von Patient(innen) mit dieser Infektion zeigen, daß die Schädigungen weitreichend und nicht auf den Hippocampus beschränkt sind (siehe Abbildung 6.2b). Wilson et al. (1995) z. B. beschreiben einen Patienten namens V. mit schwerer Amnesie infolge einer HSE. Beim WMS-Untertest «Logisches Gedächtnis» z. B. konnte er sich trotz starker Hilfestellung bei der sofortigen Messung nur an ein Item und bei der verzögerten Messung an kein einziges Item erinnern. Auch bei Tests zur retrograden Amnesie schnitt er äußerst schlecht ab. So gab er z. B. an, nie im Leben von einem John Lennon oder John F. Kennedy gehört zu haben.

Zu amnestischen Zuständen führende Temporallappen-Läsionen können darüber hinaus noch andere Ursachen haben. Am häufigsten ist die stumpfe oder *gedeckte Hirnverletzung*, so genannt, weil es trotz Gewalteinwirkung nicht zu einem Durchdringen des Schädels kommt. Bei dieser Art von Verletzung neigt das Gehirn dazu, sich um die eigene Achse zu drehen, und die Temporallappen sind für die Folgen dieser Bewegung besonders anfällig. Gedeckte Hirnverletzungen kommen leider recht häufig vor, spielten in der Amnesieforschung jedoch keine große Rolle, weil die betroffenen Patient(innen) neben Gedächtnisproblemen viele andere Defizite aufweisen, die eine Interpretation erschweren. Eine andere häufige Ursache für Temporallappen-Läsionen ist ein *Gehirnschlag* oder *Schlaganfall*. Dabei führt die Unterbrechung der Blutversorgung zu einer rapiden und irreversiblen Zerstörung (*Infarzierung*) von Hirngewebe.

Das *New England Journal of Medicine* beschrieb den Fall eines im Rausch auf einer Unfallstation aufgenommenen Mannes. Eine vorsorgliche Untersuchung ergab die Präsenz eines großen Nagels im hinteren Teil seines Gehirns. Dazu befragt, berichtete er von einem einige Jahre zurückliegenden Selbstmordversuch, bei dem er sich einen Schlaghammer in die Nase gedrückt hatte. Dies mag unwahrscheinlich klingen, doch gibt es in der neurologischen Literatur zahlreiche Beschreibungen der erstaunlichsten Gegenstände, die infolge eines Unfalls oder eines Selbstmordversuchs in menschlichen Gehirnen gefunden wurden, darunter Nähnadeln, Nägel, Pinsel, Waffenteile, Eisenriegel, Schlüssel, Messer, Drahtstücke, ja sogar Eßstäbchen. Diese ungewöhnlichen intrakranialen Verletzungen sind meist von geringem medizinischen Interesse, weil sie erstaunlicherweise kaum Beschwerden verursachen. Wie der folgende Bericht zeigt, hängt dies allerdings ganz davon ab, in welchen Hirnbereich die Gegenstände eindringen:

Ich saß gerade an meinem Schreibtisch ... Mein Zimmergenosse kam herein [und] nahm eine meiner kleinen Fechtwaffen von der Wand. Ich dachte, er spielt hinter

> mir Cyrano de Bergerac ... Ich spürte eine leichte Berührung auf dem Rücken .. Ich fuhr herum ... In dem Moment machte er einen Satz nach vorn. Die Waffe bohrte sich durch mein linkes Nasenloch direkt in mein Gehirn.

Dieser Bericht stammt von einem Mann mit dem Kürzel N.A., der infolge des beschriebenen Unfalls eine schwere, ausführlich dokumentierte Amnesie entwickelte. Sein Fall zog eine Debatte darüber nach sich, wo sein Gehirn tatsächlich geschädigt worden war. Frühe Beschreibungen lokalisierten die Verletzung im linken dorsomedialen Thalamuskern und sprachen daher von einer rein diencephalen Amnesie (Squire, 1982). Weiskrantz (1985) argumentierte jedoch, daß sich eine Fechtwaffe nicht durch die Nase in den Thalamusbereich einführen lasse, ohne dabei andere Hirnregionen zu verletzen. In einem makaberen Versuch, die Debatte zu beenden, versuchten Zola-Morgan und Squire (1985), N.A.s Verletzung mit einem chirurgischen Instrument an einer Leiche zu simulieren. Drei Versuche erbrachten keine Verletzung der Mamillarkörper, kamen dem vermuteten Läsionsort jedoch sehr nahe. Die moderne Forschung stützt Weiskrantzs Behauptung. Eine Kernspinresonanztomographie von N.A.s Gehirn zeigt Läsionen in einer Reihe von Gehirnregionen, darunter in Teilen des Temporallappens (Squire et al., 1989). Dusoir et al. (1990) beschrieben einen Mann, dem im Zuge brutaler Handgreiflichkeiten ein Billardqueue in die Nase gerammt worden war. Der Mann entwickelte schwere Gedächtnisstörungen. Eine Kernspinresonanztomographie ergab, daß die Queue die Mamillarkörper geschädigt hatte.

Beschreibung des amnestischen Syndroms

Die allgemeinen Charakteristika des amnestischen Syndroms legen nahe, daß die Gedächtnisfunktion der betreffenden Patient(innen) nicht generell zerstört, sondern selektiv beeinträchtigt ist. Manche Funktionen, wie die Fähigkeit zum Erlernen neuer Informationen, sind stark gestört, während andere, darunter die Sprache und die Gedächtnisspanne, normal fortbestehen. Aus dieser Tatsache ergeben sich zwei wichtige Schlußfolgerungen: Erstens müssen unsere Gedächtnismodelle so strukturiert sein, daß sie das konsistente Muster der Beeinträchtigung beim amnestischen Syndrom erklären können. Und zweitens kann dieses Muster selbst wichtige Hinweise über die Organisation des Gedächtnisses geben – immer vorausgesetzt, daß es sich bei der Amnesie nicht um einen willkürlichen Verfall des Gedächtnissystems, sondern um eine selektive Beeinträchtigung bestimmter Komponenten handelt.

In Kapitel 1 haben wir die wichtige konzeptuelle Unterscheidung zwischen Kurzzeit- und Langzeitspeicher angesprochen. Vom Kurzzeitspeicher wird angenommen, daß er auf temporären, aktiven Speicherprozessen basiert, welche die für die Herausbildung dauerhafter Gedächtnisspuren im Langzeitspeicher notwendigen Prozesse zwar initiieren, aber trotzdem von ihnen unabhängig sind. Auf diese Weise kann der Kurzzeitspeicher normal weiter funktionieren, auch wenn die für die dauerhafte Spurenbildung verantwortlichen Prozesse Defekte aufweisen. Ein konsistentes Merkmal des amnestischen Syndroms ist eine normale Gedächtnisspanne, was darauf hinweist, daß die Funktion des Kurzzeitspeichers erhalten ist. Daraus folgt, daß das amnestische Syndrom als Dysfunktion des Langzeitspeichers gelten kann.

Den Erhalt des Kurzzeitspeichers beim amnestischen Syndrom illustriert eine von Milner (1971) dokumentierte Beobachtung von H.M. Er gab an, mit Hilfe einer Eselsbrücke in der Lage zu sein, die Zahl 584 mindestens 15 Minuten lang im Gedächtnis zu behalten. Nach dieser Eselsbrücke befragt, antwortete er: «Das ist ganz einfach. Ich brauche mir bloß die Zahl 8 zu merken. 5, 8 und 4 ergeben 17. Ich merke mir 8, substrahiere es von 17 und bekomme 9. Dann teile ich 9 und erhalte 5 und 4. Da haben Sie Ihre Zahl: 584. Ganz einfach.» Eine Minute später konnte sich H.M. weder an die Zahl noch an irgendeinen Teil seiner komplizierten Eselsbrücke erinnern – ja, er wußte nicht einmal mehr, daß man ihn gebeten hatte, sich eine Zahl zu merken.

Nachdem klar ist, daß es sich bei dem amnestischen Syndrom um einen Defekt des Langzeitspeichers handelt, besteht nun die Aufgabe darin, genauer zu spezifizieren, wie dieser Speicher beeinträchtigt wird. Wie in Kapitel 2 beschrieben, geht man davon aus, daß der Langzeitspeicher aus drei Komponenten besteht: dem episodischen, dem semantischen und dem prozeduralen Gedächtnis. Das Muster der Beeinträchtigungen beim amnestischen Syndrom scheint zu dieser Unterteilung zu passen. Erstens deutet die erhaltene Fähigkeit, zuvor erworbene Fertigkeiten einzusetzen, eindeutig darauf hin, daß das prozedurale Gedächtnis nicht betroffen ist. Zweitens legt der Erhalt der Sprachfähigkeit und der allgemeinen intellektuellen Funktion ein intaktes semantisches Gedächtnis nahe. Und drittens spricht das fast vollständige Unvermögen, neue Informationen zu behalten oder wiederzuerkennen und sich an vergangene persönliche Ereignisse zu erinnern, für ein selektives Versagen des episodischen Gedächtnisses. In den folgenden Abschnitten wollen wir uns zunächst mit den Funktionen beschäftigen, die beim amnestischen Syndrom intakt zu sein scheinen.

Prozedurales und implizites Gedächtnis

Entsprechende Studien über den Fall H.M. zeigten, daß der Patient in der Lage war, bestimmte motorische Fertigkeiten neu zu erlernen. Eine davon war der Kontakt zu einem rotierenden Ziel, eine Fertigkeit, für die eine gewisse Übung der Hand-Auge-Koordination nötig ist. H.M. machte kontinuierliche Fortschritte bei dieser Aufgabe, wenngleich diese auch deutlich langsamer waren als bei der Kontrollgruppe (Corkin, 1968). Abbildung 6.6 zeigt H.M.s Leistung bei der Spiegelzeichenaufgabe. Hierbei soll die Versuchsperson den Umriß eines Sterns nachzeichnen, während sie auf die eigene Hand im Spiegel schaut. Die deutlich sinkenden Fehlerzahlen belegen, daß H.M. die Aufgabe erlernte, dennoch stritt er bei dieser wie bei jeder anderen gemeisterten Aufgabe ab, sie jemals vorher geübt zu haben. H.M.s neu erworbene motorische Fertigkeiten führten zu der Vermutung, daß das «motorische Gedächtnis» beim amnestischen Syndrom selektiv bewahrt wird. Neuere Forschungen haben jedoch gezeigt, daß Amnestiker(innen) auch bei nichtmotorischen Aufgaben gewisse Restfähigkeiten besitzen.

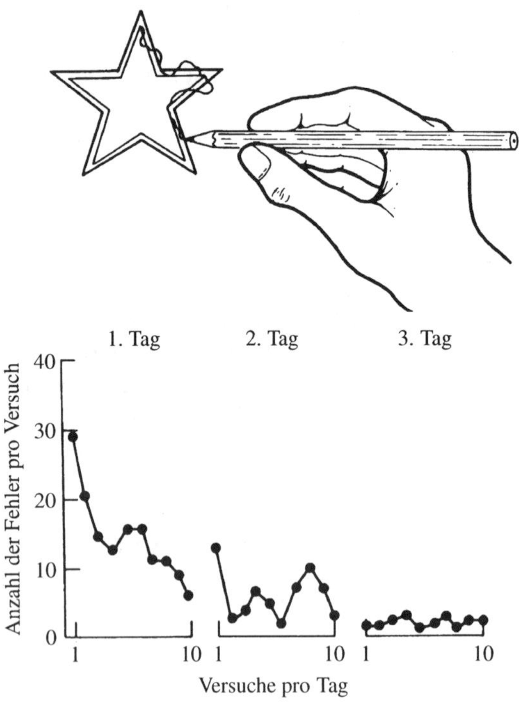

Abbildung 6.6. H.M.s Leistungen bei der Spiegelzeichenaufgabe an drei aufeinanderfolgenden Tagen. Bemerkenswert ist, daß H.M. die Aufgabe am dritten Tag praktisch fehlerfrei ausführte, obgleich er sich nicht mehr daran erinnern konnte, sie jemals vorher geübt zu haben. (Aus Blakemore, 1977)

Abbildung 6.7. Eines der von Crovitz et al. verwendeten «Bilder-Puzzles». (Crovitz et al., 1981, S. 273)

Diese Fähigkeiten beziehen sich z. B. auf das *perzeptuelle Lernen*. In einem typischen Experiment wird den Patient(innen) zuerst ein Reiz dargeboten, auf den sie auf bestimmte Weise reagieren sollen. Nach gewisser Zeit wird dieser Reiz erneuert, und die Patient(innen) werden gebeten, auf gleiche Weise zu reagieren. Außerdem werden sie gefragt, ob sie den Reiz schon einmal gesehen haben. Crovitz et al. (1981) zeigten amnestischen Versuchspersonen «Bilder-Puzzles» (siehe Abbildung 6.7) und maßen die Zeit, die sie brauchten, um sie korrekt zu identifizieren. Am folgenden Tag zeigten sie die Bilder noch einmal. Die Fähigkeit der Versuchspersonen, sich an die Bilder zu erinnern, war geringer, dennoch identifizierten sie die Bilder rascher als am ersten Tag. So brauchten sie für das in Abbildung 6.7 gezeigte Bild am ersten Tag durchschnittlich 163 Sekunden, am zweiten Tag jedoch nur 17 Sekunden. Dies lag nicht an einem «Übungseffekt», weil die am zweiten Tag dargebotenen neuen Bilder sehr viel langsamer erkannt wurden. Zusammen mit den Ergebnissen zahlreicher ähnlicher Studien (z. B. Meudell & Mayes, 1981) bestätigt dies, daß Amnestiker(innen) Informationen über die perzeptuelle Organisation eines Stimulus behalten können, auch wenn sie daran keine bewußte Erinnerung haben. Auch andere perzeptuelle Aufgaben haben Amnestiker(innen) nachgewiesenermaßen meistern können, darunter das Lesen spiegelverkehrter Wörter, das schnelle Lesen normaler Texte sowie das Lösen willkürlicher Punkt-Stereogramme (siehe Squire et al., 1993).

Das prozedurale Gedächtnis bleibt also allem Anschein nach beim amnestischen Syndrom bestehen. Dies wurde auch anhand von Aufgaben nachgewiesen, mit denen normalerweise das implizite Gedächtnis gesunder Menschen getestet wird. So zeigten Korsakow-Patient(innen) z. B. ein normales Wiederholungs-Priming beim Wortstamm-Test (siehe Kapitel 3), obwohl sich ihr explizites Gedächtnis bei Verwendung der gleichen Wortstämme beim Erinnerungstest als äußerst schwach erwies (siehe z. B. Graf & Schacter, 1985). Cermak et al. (1985) konnten nachweisen, daß Korsakow-Patient(innen) bei zuvor gezeigten Wörtern erniedrigte Wiedererkennensschwellen hatten und sich dieser Effekt auch auf Nicht-Wörter übertragen ließ (Musen & Squire, 1991). In Kapitel 3 haben wir einen Test mit Zeichnungen realistischer und unrealistischer Objekte als Mittel der Messung des impliziten Gedächtnisses kennengelernt. Der gleiche Test wurde mit Amnestiker(innen) durchgeführt, und auch sie zeigten einen strukturellen Priming-Effekt. Ähnliches wurde für Bilder-Tests nachgewiesen, bei denen Amnestiker(innen) fragmentarische Darstellungen leichter identifizierten, wenn ihnen das Bild vorher schon einmal gezeigt worden war.

Aus unserer früheren Diskussion des impliziten Gedächtnisses werden Sie sich an die Unterscheidung zwischen semantischen und prä-semantischen Subsystemen erinnern. Als Teil des perzeptuellen Repräsentationssystems (PRS) speichern erstere keine Informationen über die Bedeutung der fraglichen Reize ab, während letztere an die Bedeutung des jeweiligen Gedächtnisinhalts gebunden sind. Das bisher Gesagte deutet darauf hin, daß das prä-semantische implizite Gedächtnis auch bei amnestischen Versuchspersonen erhalten ist. Sind bei einem amnestischen Syndrom jedoch auch neue semantische Erinnerungen unter impliziten Bedingungen abrufbar?

McAndrews et al. (1987) zeigten amnestischen Versuchspersonen Sätze wie «Der Heuhaufen war wichtig, weil die Kleider aufrissen», und baten sie, sich einen Zusammenhang auszudenken, der diesem Satz Sinn verlieh. Die gleiche Aufgabe wurde nach bestimmten zeitlichen Intervallen bis zu einer Woche noch einmal gestellt, und die Lösung wurde mit denen für ähnliche neue Sätze verglichen. Bei allen zeitlichen Intervallen ergab sich ein semantischer oder konzeptueller Priming-Effekt, da die zuvor schon einmal gezeigten Sätze schneller verstanden wurden als die neuen. Die Studie verglich außerdem schwer amnestische mit mäßig amnestischen Versuchspersonen. Dabei stellte sich heraus, daß trotz besseren Wiedererkennens bei den nur mäßig amnestischen Versuchspersonen das Ausmaß des konzeptuellen Primings beider Gruppen nicht unterscheidbar war. Der verzeichnete Priming-Effekt ging also nicht auf ein möglicherweise bei einigen Versuchspersonen noch intaktes explizites Gedächtnis zurück.

Weitere Erkenntnisse über bewahrte semantisch gebundene Teile des impliziten Gedächtnisses stammen aus der Studie über K.C., den Mann, der infolge einer gedeckten Kopfverletzung eine schwere Amnesie entwickelte. Ihm wurden Bilder und dazu Sätze gezeigt, die sich vage auf die Bilder bezogen (z. B. ein Bild von einem Mann im Krankenhaus mit dem Satz «Arznei heilte Schluckauf»). Selbst nach einem Jahr konnte K.C. noch das letzte Wort vieler Sätze wiedergeben, auch wenn er keine explizite Erinnerung daran hatte, die Sätze jemals vorher gesehen zu haben.

Eine besonders interessante Frage ist, ob sich bei amnestischen Patient(innen) auch ein *Assoziations-Priming-Effekt* nachweisen läßt. Dies ist vor allem für die Entwicklung von Heilungsstrategien wichtig, die auf bewahrten impliziten Gedächtnisfunktionen aufbauen (siehe Kapitel 11). Graf und Schacter (1985) zeigten Amnestiker(innen) Paare nicht miteinander in Beziehung stehender Wörter (z.B FENSTER – GRUND) und unterzogen sie dann einem Wortstamm-Test für das zweite Wort, wobei entweder das ursprüngliche erste Worte (z. B. FENSTER – GRU___?) verwendet oder ein anderes Wort (z. B. OFFIZIER – GRU___?) an den Anfang gestellt wurde. Auf diese Weise ließen sich die Priming-Effekte als Funktionen eines gleichen oder eines veränderten *semantischen Kontexts* miteinander vergleichen.

Die Logik dieses Experiments besteht darin, daß ein stärkerer Priming-Effekt bei gleichem bzw. verändertem Kontext darauf schließen läßt, daß zwischen zuvor beziehungslosen Wörtern eine semantische Assoziation hergestellt ist und zur Verstärkung des Priming-Effekts beiträgt. Das Ergebnis von Graf und Schacters (1985) Studie ist insofern zweideutig, als unter gleichen Kontextbedingungen nur für weniger beeinträchtigte Patient(innen) ein verstärktes Priming beobachtet wurde. Shimamura und Squire (1989) ergänzten Graf und Schacters Untersuchungen, indem sie amnestischen Versuchspersonen Sätze mit zwei hervorgehobenen Wörtern zeigten (z. B. Über der WIEGE hing eine GLOCKE!) und anschließend das erste Wort veränderten, fanden jedoch keinen Hinweis auf einen verstärkten Priming-Effekt. Mayes und Gooding (1989) stellten mit Hilfe einer ähnlichen Aufgabe fest, daß sich nur für einen Teil ihrer amnestischen Versuchspersonen semantische Kontexteffekte beim Priming nachweisen ließen.

Andere Studien dagegen legen nahe, daß das implizite Gedächtnis auch das Behalten neuer Assoziationen unterstützt. So boten Musen und Squire (1993) beziehungslose Wortpaare dar und maßen die Geschwindigkeit, mit der sie gelesen werden konnten. Um den Einfluß neuer Lernprozesse zu testen, wurde die Lesegeschwindigkeit «alter» (d. h. bereits präsentierter) und «neuer» Wortpaare verglichen. Das Erlernen neuer Assoziationen wurde durch das schnellere Lesen alter Wortpaare demonstriert. Dabei war die Anzahl der Lernversuche ausschlaggebend: Gab es nur einen Versuch, zeigten sich keine Hinweise auf neues Assoziationslernen, bei Mehrfachversuchen dagegen ergab sich ein deutlicher Lerneffekt.

Für das Assoziationslernen von Amnestiker(innen) ist die ursprüngliche Lernphase wesentlich. Graf und Schacter (1985) konnten belegen, daß neue Wort-Assoziationen vor allem dann recht zuverlässig erlernt wurden, wenn die Präsentation ausführlich war. Dazu gehörte, das Wortpaar vorzustellen, die Versuchsperson zu fragen, wie sich die beiden Wörter aufeinander beziehen ließen, und sie dann zu bitten, mit den Wörtern einen Satz zu bilden. In einer neuen Studie haben Valerie Jenkins und ich bestätigt, daß schwer amnestische Patient(innen) neue Assoziationen erlernen können, wenn ihnen ausführliche Codierungsanweisungen gegeben werden (Jenkins & Parkin, im Druck).

Auch die Möglichkeit, daß amnestische Versuchspersonen zu implizitem (unbewußtem) Lernen (siehe Kapitel 3) fähig sein könnten, stieß in letzter Zeit zunehmend auf Interesse. Entsprechende Experimente haben gezeigt, daß Amnesiepatient(innen) beim Erlernen künstlicher Grammatiken und bei der Kontrolle komplexer Systeme (Zuckerfabrik-Test, siehe Kapitel 3) beachtliche Erfolge erzielen können (Knowlton et al., 1992; Squire & Frambach, 1990).

Knowlton et al. (1994) überprüften das probabilistische Lernen bei normalen und amnestischen Versuchspersonen. Sie sollten lernen, welche von zwei fiktiven Erkrankungen («Nermitis» oder «Caldosis») sich durch Kombinationen von bis zu vier verschiedenen Symptomen (Kopfschmerz, Erschöpfung, Ausschlag und Schnupfen) am zuverlässigsten voraussagen ließ. Mit jeder Kombination veränderte sich die Wahrscheinlichkeit der Voraussage. So ließen z. B. Kopfschmerz und Erschöpfung zu 90% auf Nermitis schließen, während Ausschlag und Schnupfen diese Erkrankung nur mit 43%iger Wahrscheinlichkeit voraussagten. In der Abrufphase wurden die Versuchspersonen gebeten, Personen mit verschiedenen Symptomkombinationen den beiden fiktiven Krankheiten zuzuordnen, wobei jeder Versuch mit einem Feedback über die Genauigkeit der Voraussage beendet wurde. Bei diesen und ähnlichen Aufgaben erzielten Amnestiker(innen) Lernerfolge, die mit denen der Kontrollgruppe durchaus vergleichbar waren.

Semantisches Gedächtnis

Vieles scheint dafür zu sprechen, daß das semantische Gedächtnis von einer Amnesie verschont bleiben kann. In dem Fall sollte es Amnestiker(innen) möglich sein, neues Allgemeinwissen zu erwerben. Um dies zu untersuchen, bat man H.M., Wörter und Sätze zu definieren, die erst nach seiner Operation gebräuchlich wurden. Es gelang ihm zwar, sich einige neue Definitionen, z. B. die von «Rock and Roll» einzuprägen, insgesamt blieb seine Lernleistung aber gering. Bei einem anderen Experiment versuchte H.M., zehn neue Wörter mit ihren Bedeutungen zu erlernen. Selbst nach ausgiebigem Üben war er jedoch kaum in der Lage, eines dieser Wörter mit seiner Definition zusammenzubringen (Gabrieli et al., 1983). In einem ähnlichen Versuch wollte Grossman (1987) Korsakow-Patient(innen) die Bedeutung des wenig geläufigen Farbadjektivs «bice» (eine Art hellblau) beibringen. Mit Mühe gelang es ihnen, die Bedeutung des Wortes mit einem Stift dieser Farbe zu assoziieren, dennoch schafften sie es nicht, dieses Wissen auf andere Gegenstände mit der gleichen Farbe zu übertragen.

Trotz einiger Gegenbeispiele (z. B. Hirst & Volpe, 1988) scheinen Amnesiepatient(innen) also unfähig zu sein, neue semantische Erinnerungen zu erwerben – ein Defizit, das auf eine Beeinträchtigung des episodischen Gedächtnisses zurückgehen könnte, da dieses in den frühen Stadien des Wissenserwerbs eine entscheidende Rolle spielt. Aufschlußreicher könnte daher die Frage sein, in welcher Weise die Amnesie bereits existierendes Wissen zerstört. Sollte das semantische Wissen tatsächlich verschont bleiben, müßte es Hinweise auf ein intaktes Allgemeinwissen geben. Ein Standardargument für die Existenz eines separaten semantischen Gedächtnisses sind die guten Durchschnittsergebnisse amnestischer Patient(innen) beim Intelligenztest. Gleichzeitig wurde immer wieder darauf hingewiesen, daß Tests wie der WAIS-R (HAWIE-R) primär Informationen abfragen, die im frühen Erwachsenenleben erworben werden. Wie wir gesehen haben, werden weit zurückliegende episodische Erinnerungen bei einer amnestischen Erkrankung tendenziell am ehesten geschont, so daß die scheinbar normale Intelligenz möglicherweise nur einen ähnlichen Vorteil für früh gespeichertes Wissen widerspiegeln könnte.

Besonders lehrreich ist in diesem Zusammenhang der Fall von P.Z., einem Universitäts-professor, der kurze Zeit nach dem Verfassen seiner Autobiographie am Korsakow-Syndrom erkrankte (Butters, 1984). Wie zu erwarten, war seine Fähigkeit, sich an verschiedene Ereignisse aus seinem Leben zu erinnern, an einen deutlichen Zeitgradienten gebunden; nur die Erinnerungen an seine Jahre als junger Erwachsener waren vollständig intakt. Bei einer Überprüfung seiner Kenntnisse wissenschaftlicher Begriffe zeigte er eine ähnliche retrograde Amnesie. Nur sehr früh erlernte Begriffe konnte er definieren. Dieser parallele Verlust von episodischem Gedächtnis und Allgemeinwissen ist auch in anderen Fällen dokumentiert worden. So zeigten z. B. Verfaellie und Roth (1996), daß Korsakow-Patient(innen) beim Definieren von Wörtern, die in den Jahrzehnten gebräuchlich wurden, an die sie sich am wenigsten erinnern können, besonders schlecht abschneiden.

Eine weitere Schwierigkeit bilden die Aufgaben, bei denen die retrograde Amnesie zum Tragen kommt. In Kapitel 5 haben wir gesehen, daß amnestische Versuchspersonen nicht nur ein schwaches autobiographisches (d. h. episodisches) Gedächtnis haben, sondern auch bei Tests über Ereignisse und berühmte Persönlichkeiten aus der Vergangenheit eher versagen. Denken Sie selbst einmal über die Frage nach: «Wer kommandierte die alliierten Streitkräfte während des Golfkriegs?» Wahrscheinlich wird Ihnen der Name «Norman Schwarzkopf» einfallen, doch erinnern Sie sich dabei gleichzeitig auch an Ereignisse aus der betreffenden Zeit? Doch wohl eher nicht. Auch um General Schwarzkopf auf einem Bild zu erkennen, bedarf es sicherlich keiner episodischen Erinnerung. Wenn Amnestiker(innen) bei solchen Aufgaben versagen, können wir daher nicht schließen, daß dies an Defiziten im episodischen Gedächtnis liegt. Vielmehr scheint ein Aspekt ihres semantischen Gedächtnisses verlorengegangen zu sein.

In Kapitel 2 haben wir ein Modell vorgestellt, das den Langzeitspeicher in ein prozedurales und ein deklaratives Gedächtnis unterteilt, wobei sich letzterer auf alle bewußt zugänglichen Erinnerungen bezieht. Dies löst einige der oben angesprochenen Unterscheidungsprobleme, bringt aber wiederum andere Schwierigkeiten mit sich. Infolge einer Herpes Simplex Enzephalitis entwickelte der Patient mit dem Kürzel R.F.R eine schwere Amnesie (Warrington & MacCarthy, 1988). Er erzielte schlechte Ergebnisse bei den Standard-Gedächtnistests und hatte selbst beim Wiedererkennen enger Freunde und Verwandter große Probleme. Um so erstaunlicher war, daß er dennoch die Bedeutung neuer Wörter und Abkürzungen (z. B. AIDS) erlernt hatte, die erst in der Zeit gebräuchlich wurden, an die er sonst keine Erinnerungen hatte. Darüber hinaus hatte er sich die bemerkenswerte Fähigkeit bewahrt, seine Freunde allgemein beschreiben zu können, auch wenn er nicht mehr wußte, was er mit ihnen erlebt hatte. Über einen Kollegen sagte er: «Er ist ein ziemlich stämmiger Typ . . ., aber groß ist er nicht, höchstens ein Meter siebzig. Ich bin nicht ganz sicher, ob er rotes Haar hat ... Er ist ziemlich extrovertiert, und seine Vorfahren stammen aus Schottland. Ich erinnere mich vage an Frotzeleien über seine schottische Herkunft und seine Vorliebe für Whisky. Er hat eine äußerst attraktive Frau mit dem sehr zutreffenden Namen Eve.» Inzwischen gibt es weitere Beispiele dafür, daß Erinnerungen an weiter zurückliegende Dinge eine Amnesie selektiv durchbrechen können. So beschreiben Kapur et al. (1989) z. B. eine alle öffentlichen Dinge betreffende schwere Amnesie mit gleichzeitig intaktem Gedächtnis für persönliche Ereignisse. Das Gegenteil beschreiben O'Connor et al. (1992).

Eine genaue Definition des amnestischen Defizits kann derzeit also noch nicht gegeben werden. Einig ist man sich darüber, daß das prozedurale und das implizite Gedächtnis intakt sind; wie sich das Defizit am besten beschreiben läßt, ist dagegen noch immer strittig. Für die weitergehende Beschäftigung mit der Fachliteratur ist es wichtig, sich dieses Meinungsunterschieds und der damit verbundenen unterschiedlichen Terminologie bewußt zu sein.

Erklärung des amnestischen Defizits

Bisherige Erklärungsversuche konzentrierten sich auf die schlechten Ergebnisse von Amnesiepatient(innen) bei Tests des expliziten Erinnerns neuer Informationen. Die erste moderne Theorie der Amnesie war wohl die von Milner (1966) formulierte *Konsolidierungstheorie* mit der These, Amnestiker(innen) fehle die grundlegende Fähigkeit, neue dauerhafte Gedächtnisspuren herauszubilden. Schon bald nach ihrer Veröffentli-

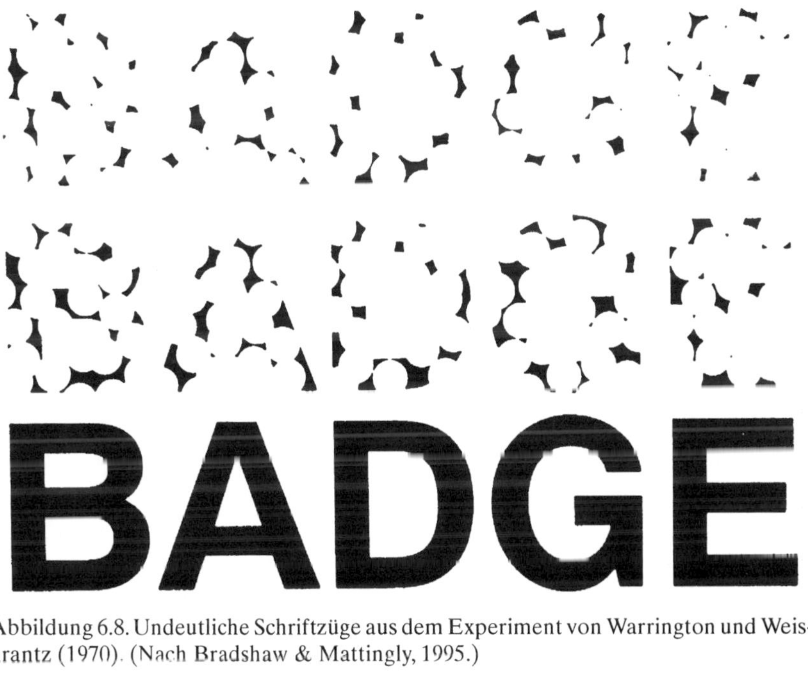

Abbildung 6.8. Undeutliche Schriftzüge aus dem Experiment von Warrington und Weiskrantz (1970). (Nach Bradshaw & Mattingly, 1995.)

chung verwarf man diese Theorie jedoch mit der Begründung, daß das amnestische Defizit nicht total und das Lernen unter bestimmten Umständen offenbar auch weiterhin durchaus möglich ist.

Diese Umstände illustrierten Warrington und Weiskrantz (1970) in einer klassischen Studie, in der sie Amnestiker(innen) einzelne Wörter zeigten. Wurde ihr Gedächtnis mit konventionellen Methoden geprüft, erzielten die Versuchspersonen schlechte Werte. Wurden sie jedoch gebeten, diese Wörter aus undeutlichen Schriftzügen wiederzuerkennen (siehe Abbildung 6.8), schnitten sie ebenso gut ab wie die Kontrollgruppe. Aus unseren bisherigen Überlegungen wissen wir, daß es sich dabei lediglich um ein weiteres Beispiel für ein trotz Amnesie bewahrtes prozedurales Gedächtnis handelt, das für das Verständnis des amnestischen Defizits wenig Relevanz besitzt. Damals wurden die Ergebnisse jedoch anders interpretiert. Amnestiker(innen), so argumentierte man, litten in starkem Maße unter proaktiver Interferenz, ihre Erinnerung sei durch eine große Anzahl zusätzlicher irrelevanter Reaktionen quasi «verstellt». Die undeutlichen Schriftzüge dienten als effektivere «Ersatz»-Abrufreize, indem sie die Erinnerung auf die Zielreize zu fokussieren vermochten.

Warrington und Weiskrantzs (1970) entwickelten daraufhin die sogenannte *Abrufdefizittheorie*, welche die Ursache der Störung gänzlich in der Output-Phase lokalisiert. Auch diese Theorie bleibt jedoch eine befriedigende Erklärung schuldig. So ist z. B. unklar, warum Amnesiepatient(innen) sich hinsichtlich ihrer Fähigkeit, prä-morbide Erinnerungen abzurufen, so stark unterscheiden, wenn doch die Amnesie auf einer allgemeinen Beeinträchtigung des Abrufmechanismus beruhen soll. Allenfalls ließe sich die Theorie auf die anterograde Amnesie beschränken, doch gerade auf diesem Gebiet publizierten die Autoren zusätzliche, gegen ihre Abrufdefizittheorie sprechende Daten.

Die Kontextdefizittheorie

Eine Theorie, die in der Wissenschaft breite Unterstützung erfahren hat, argumentiert dagegen, die Amnesie beruhe auf einem Defizit beim Gebrauch *kontextueller Informationen* (Mayes, 1988). Kontext kann als mit einer spezifischen Erinnerung verbundene Information definiert werden, die uns in die Lage versetzt, diese Erinnerung von allen anderen zu unterscheiden. Wie wir in Kapitel 3 gesehen haben, ist es in diesem Zusammenhang üblich, zwischen intrinsischem und extrinsischem Kontext zu unterscheiden. Rekapitulieren wir kurz: Der intrinsische Kontext bezieht sich auf alle Merkmale, die als integrale Bestandteile des Reizes selbst gelten müssen, also z. B. die besondere Bedeutung, die zur Zeit des Lernens mit einem Wort verbunden wurde. Der extrinsische Kontext umfaßt alle Merkmale, die rein zufällig mit dem Reiz assoziiert werden, also z. B. die Umstände und die Umgebung («zeitlich-räumliche Attribute»), in denen der Reiz auftrat. Die Amnesieforschung hat sich lange Zeit auf den extrinsischen Kontext konzentriert, erst in letzter Zeit sind mögliche Defizite bei der Erinnerung an den intrinsischen Kontext in den Mittelpunkt gerückt.

Wie wir in Kapitel 3 gesehen haben, besteht das *Wiedererkennen* aus verschiedenen Phasen, wobei die *Vertrautheitsreaktion* und/oder der *Kontextabruf* eine wichtige Rolle spielen. Ein Zielreiz kann Wiedererkannt werden, weil der Kontext seines ersten Auftretens ins Gedächtnis kommt, oder weil der Eindruck entsteht, ihm schon vorher begegnet zu sein, ohne daß ein konkreter Kontext wachgerufen wird.

Eine ganze Reihe experimenteller Studien scheint die Kontextdefizittheorie zu unterstützen. Winocur und Kinsbourne (1978) überprüften die Leistungen von Korsakow-Patient(innen) bei der A→B, A→C Paarassoziation. Sie baten ihre Versuchspersonen, eine Liste mit Wortpaaren zu erlernen (z. B. ELEFANT→ZIGARRE) und sich anschließend eine weitere Liste einzuprägen, welche die ersten Mitglieder der Wortpaare mit neuen Wörtern verband (ELEFANT→TELEFON). Bei den Amnestiker(innen) kam es dabei auffallend oft zu «Störungen», d. h. sie neigten in der A→C Phase dazu, viele A→B Assoziationen zu erinnern. Fand die A→C Phase jedoch in einer Umgebung statt, die sich deutlich von der in der A→B Phase unterschied, fiel die Störung durch die A→B Assoziationen deutlich geringer aus. Sie schlossen daraus, der in der A→C Phase veränderte Kontext sorge dafür, daß die Assoziationen mit ausreichenden kontextuellen Informationen verbunden werde, so daß sie effektiver von den in der A→B erlernten Assoziationen unterschieden werden können. Amnestiker(innen) haben offenbar unter normalen Bedingungen beim Enkodieren extrinsischer Kontextinformationen Schwierigkeiten, sind aber durchaus in der Lage, diese Informationen zu nutzen, wenn sie sich deutlich von anderen situativen Informationen unterscheiden.

Huppert und Piercy (1978b) verglichen die Leistungen von Korsakow-Patient(innen) mit denen gesunder Versuchspersonen bei der Bewältigung zeitlicher Differenzierungen. Die Versuchspersonen sahen an zwei aufeinanderfolgenden Tagen jeweils 80 Bilder. Dabei wurde die Hälfte der Bilder einmal, die andere Hälfte dreimal gezeigt. Zehn Minuten nach dem Ende der Präsentation am zweiten Tag bekamen die Versuchspersonen eine Auswahl der an beiden Tag gezeigten Bilder noch einmal zu sehen. Sie wurden gebeten, zu bejahen oder zu verneinen, ob sie das betreffende Bild «heute» (also am zweiten Tag) gesehen hatten. Wie Abbildung 6.9

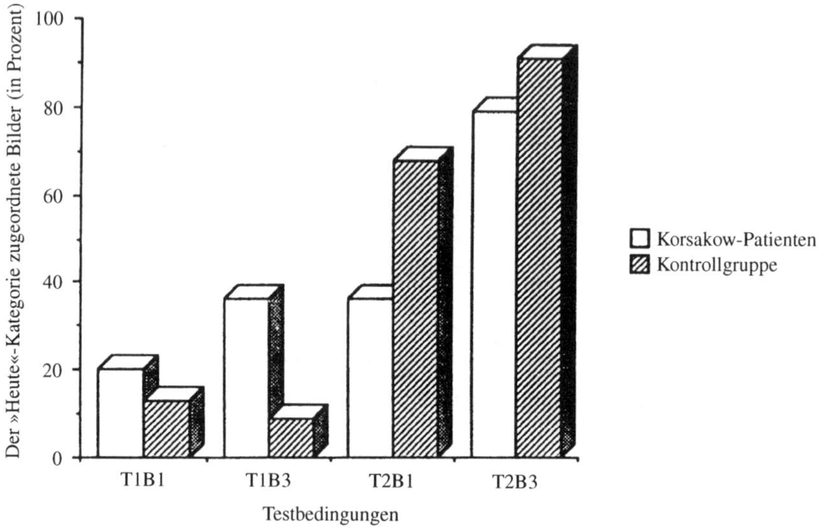

Abbildung 6.9. Zeitliche Differenzierung beim Korsakow-Syndrom (Aus: Huppert & Piercy, 1978, S. 349). T1 = Tag 1, T2 = Tag 2, B1 = einmal dargebotene Bilder, B3 = dreimal dargebotene Bilder.

zeigt, ordneten beide Gruppen Bilder, die sie am zweiten Tag dreimal gesehen hatte, am häufigsten und Bilder, die sie am ersten Tag nur einmal gesehen hatten, am seltensten der «heute»-Kategorie zu. Beide Gruppen unterschieden sich jedoch insofern, als die Amnestiker(innen) Bilder, die sie am ersten Tag dreimal gesehen hatten, ebenso häufig der «heute»-Kategorie zuordneten wie Bilder, die sie am zweiten Tag dreimal präsentiert bekamen. Im Gegensatz dazu plazierten nur wenige Mitglieder der Kontrollgruppe Bilder von ersten Tag in die «heute»-Kategorie und ordneten darüber hinaus zwei Drittel der Bilder, die sie am zweiten Tag nur einmal gesehen hatten, korrekt der «heute»-Kategorie zu.

Geht man davon aus, daß die Vertrautheit mit der Zeit verblaßt, deutet das Abschneiden der Amnestiker(innen) darauf hin, daß ihre Urteile über den Kontext von ihrer Vertrautheit mit dem jeweiligen Bild bestimmt wurden. Die dreimal gezeigten Bilder vom Vortag erschienen ihnen ebenso vertraut wie die am zweiten Tag nur einmal gezeigten, weil beide mit einem ähnlichen Ausmaß an Vertrautheit verbunden waren. Im Gegensatz dazu scheint die Leistung der gesunden Versuchspersonen von beiden Faktoren bestimmt. Daß sie am zweiten Tag dreimal gezeigte Bilder genauer identifizierten als die, die sie nur einmal gesehen hatten, legt nahe, daß die Vertrautheit auch bei ihnen eine Rolle spielt. Doch die Tatsache, daß gesunde Versuchspersonen korrekt zwischen den dreimal am zweiten und dreimal am ersten Tag gezeigten Bildern unterschieden, läßt darauf schließen, daß ihre Reaktion eine zusätzliche Suchphase umfaßte, die jedes einzelne Bild mit einem spezifischen zeitlichen Kontext («erster Tag» bzw. «zweiter Tag») verband. Daß die Amnestiker(innen) zu dieser zeitlichen Differenzierung nicht fähig waren, zeigt, daß sie auf den zeitlichen Kontext keinen Zugriff hatten.

Problematisch an Huppert und Piercys Studie ist, daß die amnestischen und gesunden Versuchspersonen über den gleichen Zeitraum getestet wurden. Die Amnestiker(innen) hatten deshalb nicht nur bei der zeitlichen Differenzierung Probleme, sie schnitten auch insgesamt schlechter ab. Das Defizit bei der Identifikation des zeitlichen Kontexts könnte deshalb für ein insgesamt schlechteres Gedächtnis charakteristisch sein, anstatt eine spezifische Beeinträchtigung im Rahmen des amnestischen Syndroms zu repräsentieren. Um dies zu prüfen, replizierten Meudell et al. (1985) Huppert und Piercys Studie, setzten aber für die gesunden Versuchspersonen sehr viel längere Behaltenszeiträume an, um ihre allgemeine Gedächtnisleistung der von Amnestiker(innen) anzupassen. Auch unter diesen Bedingungen zeigten die gesunden Versuchspersonen bei der zeitlichen Differenzierung sehr viel bessere Ergebnisse, was nahelegt, daß sich die Korsakow-Amnesie von einem «schlechten Gedächtnis» qualitativ unterscheidet.

Amnesie mehr als ein Syndrom

Anders als die meisten neuropsychischen Störungen kann das amnestische Syndrom durch die Schädigung *zweier* Gehirnpartien (des mittleren Diencephalon und des medialen Temporallappens) entstehen. Einige Wissenschaftler(innen) (z. B. Warrington & Weiskrantz, 1982) sahen darin kein Problem, weil die beiden fraglichen Bereiche des Gehirns als Teile des *limbischen Systems* miteinander verbunden seien. Es sei daher nicht weiter verwunderlich, daß es auch dann, wenn nur einer der Bereiche geschädigt werde, zu ähnlichen Defiziten komme.

Problematisch an dieser Sichtweise ist, daß sie für das limbische System eine Art Kreislaufschaltung unterstellt, an der alle Elemente in gleicher Weise beteiligt und für die Herausbildung von Erinnerungen verantwortlich sind – eine Behauptung, die sehr schwer zu spezifizieren ist. Den einzigen Versuch in diese Richtung unternahmen Warrington und Weiskrantz (1982) mit ihrer These, das normale Gedächtnis beruhe auf der Moderation der im Temporallappen angesiedelten semantischen Erinnerungen durch vermittelnde kognitive Mechanismen im vorderen Kortex. Kognitive Vermittlung definieren sie als alle unter Zuhilfenahme von *mentalen Bildern*, Anekdoten und anderer Mitteln der Ausschmückung zur Verbesserung der Gedächtnisleistung führende Prozesse. Experimentell gesehen müßte sich die Existenz einer solchen kognitiven Vermittlung durch Versuche nachweisen lassen, in denen sich die ausdrückliche Anweisung, geistige Bilder zu nutzen, auf die Gedächtnisleistung positiv auswirkt.

Warrington und Weiskrantz schlossen auf der Grundlage eigener und anderer Arbeiten (z. B. Jones, 1974), daß geistige Bilder die Gedächtnisleistung von Amnestiker(innen) nicht steigern können. Leng und Parkin (1988) wiesen jedoch darauf hin, daß die durchgeführten Experimente so niedrige Leistungswerte erbrachten, daß es schwerfällt, überhaupt irgendwelche Einflüsse zu erkennen. Weiter zeigten sie in Übereinstimmung mit mehreren anderen Studien, daß der Einsatz von geistigen Bildern das Gedächtnis von Amnestiker(innen) ganz erheblich verbessern kann. Auch auf der Basis der einzigen operationalen Definition der kognitiven Vermittlung ließ sich also kein eindeutiger Hinweis erbringen.

Weiter kommen wir, wenn wir uns das limbische System nicht als Kreislaufschaltung gleichberechtigter Strukturen, sondern als Zusammenschluß verschiedener Komponenten mit unterschiedlichen Gedächtnisfunktionen vorstellen. Schädigungen an verschiedenen Teilen des limbischen Systems müßten demnach zu qualitativ unterschiedlichen Gedächtnisstörungen führen. Die Forschung auf diesem Gebiet steckt noch in den Kinderschuhen, doch wie wir sehen werden, gibt es zunehmend Hinweise auf grundlegende Unterschiede zwischen Patient(innen), deren Amnesie von einer Schädigung des Temporallappens (TL-Amnesie) oder einer Schädigung des mittleren Diencephalon (diencephale Amnesie) herrührt.

L'Hermite und Signorets (1972) Studie war die erste, die diese Unterschiede zum Vorschein brachte. Sie verglich Korsakow-Kranke mit drei infolge einer Herpes Simplex Enzephalitis am Temporallappen geschädigten Personen. Mit Hilfe verschiedener Aufgaben ermittelten sie, daß die Patient(innen) mit TL-Amnesie weniger lernten und schneller vergaßen als die Korsakow-Gruppe.

Der Vergleich von Vergessensraten bei verschiedenen Gruppen von Patient(innen) ist allerdings nicht ganz unproblematisch. Amnestiker(innen) unterscheiden sich im Schweregrad ihrer Defizite ebenso wie Patient(innen) mit anderen neuropsychischen Störungen. Bei unterschiedlich zusammengesetzten Gruppen kann es daher leicht zu verfälschten Ergebnissen kommen. Um diese Schwierigkeit zu umschiffen, wurde in einigen Studien ein «Titrationsverfahren» angewandt, mit dem sich der ursprüngliche Lernerfolg mehrerer Gruppen angleichen läßt. Ein gutes Beispiel hierfür ist eine Studie von Huppert und Piercy (1978a), die Vergessensraten einer Kontrollgruppe, einer Korsakow-Gruppe und des TL-Amnestikers H.M. vergleicht. Huppert und Piercy zeigten 120 Bilder und testeten die Erinnerung an diese Bilder nach 10 Minuten, einem Tag und sieben Tagen. Durch variable Präsentationszeiträume wurde der ursprüngliche Lernerfolg angeglichen. Die Mitglieder der Kontrollgruppe sahen die Bilder jeweils nur eine Sekunde lang, Korsakow-Patient(innen) konnten sie acht Sekunden betrachten, und H.M. bekam die Bild 10 Sekunden lang präsentiert.

Nach 10 Minuten lag H.M.s Lernleistung auf gleicher Ebene mit der der Korsakow-Gruppe, so daß ein Vergleich der Vergessensraten möglich schien. Es stellte sich heraus, daß H.M. rascher vergaß, doch auch dieses Ergebnis ist hinterfragt worden. So gibt z.B. Weiskrantz (1985) zu bedenken, daß H.M.s Vergessensrate, wenn man sie im Verhältnis zur ursprünglichen Lernleistung sieht, der Rate der Korsakow-Gruppe durchaus ähnlich ist. Ein weiteres Problem besteht in den unterschiedlichen Behaltenszeiträumen. Während sie für die Kontrollgruppe nur 2 Minuten betrugen, wurde H.M. erst 20 Minuten nach Beginn des Lernens befragt.

Kontextgedächtnis bei diencephaler und TL-Amnesie

Ein großer Teil der Forschung auf diesem Gebiet kam in Zusammenarbeit mit Nick Leng und Nikki Hunkin in meinem eigenen Labor zustande. Dabei gingen wir von der Tatsache aus, daß die bisher beschriebenen Experimente über das schlechte Kontextgedächtnis von Amnestiker(innen) fast ausschließlich auf Versuchen mit Korsakow-Kranken beruhten. Diese Experimente galten als Demonstration dafür, daß die diencephale Amnesie einem kontextuellen Gedächtnisdefizit zugeschrieben werden kann. Wir wollten klären, ob die kontextuelle Beeinträchtigung auch die Gedächtnisstörungen bei TL- und Herpes Simplex Enzephalitis-Amnesie erklären kann. In diesem Fall ließe sich die Amnesie im Sinne der Kontextdefizittheorie als einheitliches Syndrom auffassen.

Um dies zu untersuchen, verwendeten wir die folgende Aufgabe: Im ersten Versuch boten wir eine Anordnung von 2 × 2 Bildern dar und forderten die Versuchspersonen auf, sich die Bilder einzuprägen. Nach einer Zeitspanne von 60 Sekunden, in der die Versuchspersonen durch andere Bilder abgelenkt wurden, baten wir sie, die vier zuerst gezeigten Darstellungen aus einer Anordnung von 4x4 Bildern herauszusuchen. Dieses Verfahren wurde dreimal wiederholt, mit dem Unterschied, daß die zuvor

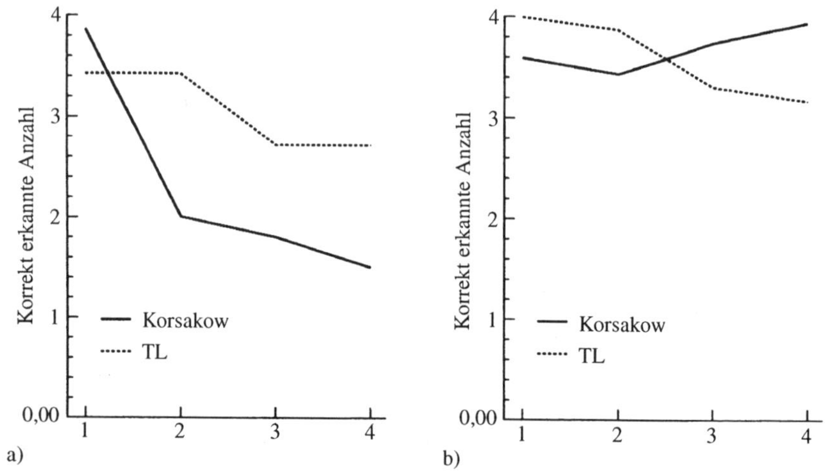

Abbildung 6.10a,b. Leistungen von Korsakow-Patient(innen) im Vergleich zu den Leistungen von Patient(innen) mit TL-Amnesie bei zwei Versionen eines Bild-Wiedererkennungstests. (Nach Hunkin & Parkin, 1993; Parkin, 1992)

gezeigten Bilder jetzt in der Ablenkungsphase und die zuvor der Ablenkung dienenden Bilder jetzt als Zielreize eingesetzt wurden. Die Versuchspersonen sollten jeweils angeben, welche der vier Bilder ihnen als letztes mit der Aufforderung zum Einprägen dargeboten worden waren. Beim vierten Versuch hatte jedes Bild bereits einmal als Zielreiz und einmal als Ablenkungsreiz gedient, d. h., den Versuchspersonen waren jetzt alle Items vertraut, und für die korrekte Wiedererkennung war eine Einordnung in den zeitlichem Kontext notwendig. Während die Korsakow-Gruppe vom ersten Versuch an einen starken Leistungsabfall zeigte, setzte der Leistungsabfall bei der TL-Gruppe erst deutlich später ein (siehe Abbildung 6.10a). Problematisch an diesen Ergebnissen ist möglicherweise, daß Korsakow-Patient(innen) dafür bekannt sind, für proaktive Interferenz (siehe Kapitel 3) sehr anfällig zu sein. Aus diesem Grund wiederholten wir das Experiment, setzten diesmal aber bei jedem Versuch vollständig neue Items ein. Wie in Abbildung 6.10b zu sehen, schnitten unter diesen Bedingungen beide Gruppen ähnlich ab (Hunkin & Parkin, 1993).

Wie bereits erwähnt, scheinen TL-Amnestiker(innen) schneller zu vergessen. Ihr vergleichsweise besseres Abschneiden beim oben beschriebenen Bild-Wiedererkennungstest könnte also auch darauf beruhen, daß sie die bei den vorherigen Versuchen gezeigten Bilder schlicht und einfach vergessen hatten und es aus diesem Grund nicht zu einer proaktiven Interferenz kam. Um diese Möglichkeit zu testen, wiederholten wir das ursprüngliche Experiment, verlängerten aber den Behaltenszeitraum von 30 auf 120 Sekunden (Hunkin & Parkin, 1993).

Wenn rasches Vergessen zur guten Leistung der TL-Gruppe beitrug, müßten sie bei einem Behaltenszeitraum von 30 Sekunden schlechter abschneiden als bei einem 120-Sekunden-Intervall. Im Experiment ließ sich jedoch kein Leistungsunterschied nachweisen, was nahelegt, daß die Vergessensrate nicht maßgeblich ist.

In einer weiteren Studie (Hunkin et al., 1994) verglichen wir diencephale und TL-Amnestiker(innen) mit Hilfe der von Squire et al. (1981a) entwickelten Aufgabe zur zeitlichen Differenzierung. Dabei werden den Versuchspersonen, unterbrochen von einem zweiminütigen Gespräch, zwei Listen mit Sätzen dargeboten. Anschließend sollen sie aus einer weiteren Liste, die sowohl Items aus den beiden Ziellisten als auch aus dem Ablenkungsgespräch enthält, die in den beiden Lernsequenzen gesehenen Sätze identifizieren. Bei korrekter Zuordnung sollen sie außerdem angeben, ob der betreffende Satz von der ersten oder von der zweiten Liste stammt.

Mit Hilfe dieser Aufgabe lassen sich sowohl das Wiedererkennen als die Gedächtnisleistung für zeitliche Reihenfolgen messen. Hinsichtlich des Wiedererkennens gab es zwischen beiden Gruppen keine Unterschiede. Übereinstimmend mit einer früheren Studie von Squire (1982) schnitt die diencephale Gruppe bei der Einschätzung der zeitlichen Reihenfolge schlecht ab, die TL-Gruppe war ihr aber deutlich überlegen und zeigte sogar eine starke Korrelation zwischen Wiedererkennen und korrekter zeitlicher Zuordnung.

Diese Ergebnisse legen nahe, daß eine gemeinsame Erklärung für die diencephale Amnesie und die TL-Amnesie nicht möglich ist. Erstere wird von der Kontextdefizittheorie abgedeckt, letztere erfordert eine andere Erklärung, von der momentan nicht klar ist, wie sie aussehen könnte. Möglicherweise ist ein Defizit beim Konsolidieren wesentlich.

Die fokale retrograde Amnesie

Die fokale retrograde Amnesie (FRA) wurde unter dieser Bezeichnung zum ersten Mal von Kapur (1992) beschrieben. Es handelt sich dabei um eine Gedächtnisstörung, bei der das primäre Defizit in einem Verlust früher Erinnerungen besteht, während das anterograde Gedächtnis nur leicht beeinträchtigt ist. Ein Problem ist, daß einige der von diesen Symptomen betroffenen Patient(innen) in Wirklichkeit unter psychogenen Störungen (siehe Kapitel 10) leiden oder die Symptome nur simulieren. Schließt man

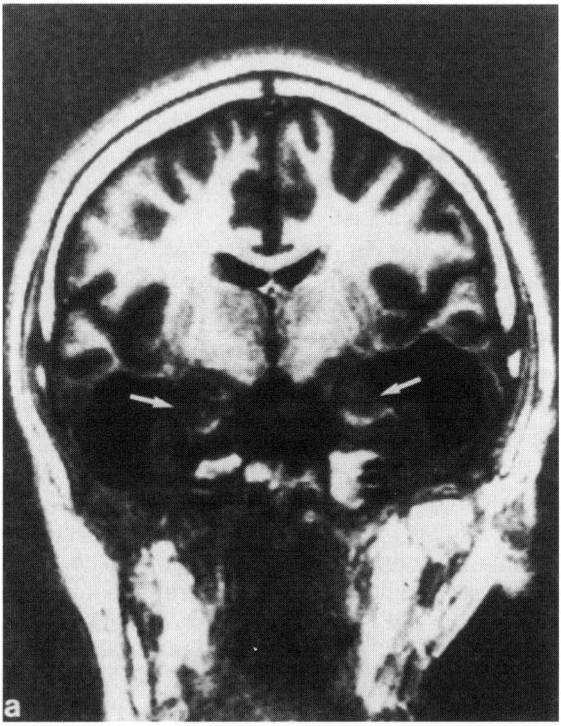

Abbildung 6.11. Querschnitt durch das Gehirn eines Patienten mit dem Kürzel T.J. Die beiden Pfeile deuten auf die intakten Hippocampus-Regionen. Die großen dunklen Bereiche zu beiden Seiten sprechen für gravierende Schädigungen der Temporallappen. (Aus Kapur et al., 1994)

diese Ursachen aus, bleibt eine ganze Reihe von Fällen, bei denen sich die fokale retrograde Amnesie auf Hirnverletzungen zurückführen läßt (Kapur, 1992). Einen typischen Fall stellen Kapur et al. (1994) vor. Der Patient litt unter einer schweren retrograden Amnesie, erzielte bei Tests des anterograden Gedächtnisses jedoch ganz normale Werte.

Wie läßt sich die FRA erklären? Um diese Frage zu beantworten, ist es wichtig, sich die betroffenen Personen genauer anzuschauen. Dabei ist festzustellen, daß es im wesentlichen zwei Arten von Patient(innen) mit dieser ungewöhnlichen Störung gibt: die mit genau lokalisierbaren und die mit kleineren, nicht genauer bestimmbaren Hirnverletzungen (Parkin, 1996b). Eine Überprüfung der ersten Gruppe ergibt zwei wichtige Anhaltspunkte: Fast alle Patient(innen) haben Läsionen der Temporallappen erlitten, während ihr Hippocampus von der Verletzung verschont geblieben ist (siehe Abbildung 6.11, aber auch Hunkin et al., 1995); ihre Leistungen bei Tests des anterograden Gedächtnisses sind nicht normal, aber deutlich besser als die von Amnestiker(innen).

Vor diesem Hintergrund ist relativ leicht zu erklären, welche Prozesse bei einer FRA ablaufen. Wie wir gesehen haben, ist der Hippocampus für die Gedächtnisfunktion wesentlich. Es wird allgemein davon ausgegangen, daß er den Prozeß der Konsolidierung moderiert. Weil der Hippocampus jedoch recht klein ist, kann er nicht selbst als Speicherplatz des Gedächtnisses fungieren. Damit es zu Speicherungen kommen kann, muß der Hippocampus daher auf den temporalen Kortex zurückgreifen. Patient(innen), bei denen nur die Temporallappen geschädigt sind, verfügen daher über intakte Konsolidierungsmechanismen, haben aber keinen Zugriff auf einen entsprechenden Speicherplatz. Sie haben gewisse Schwierigkeiten beim Erlernen neuer Informationen, und ihre frühen Erinnerungen sind zerstört. Zu bedenken ist, daß die in diesen Fällen durchgeführten Tests zum anterograden Gedächtnis meist relativ kurze Behaltensintervalle umfaßten und dadurch normale Ergebnisse begünstigten.

Fälle von FRA infolge kleinerer, nicht näher bestimmbarer Hirnverletzungen, die häufig nicht einmal zur Bewußtlosigkeit führen, sind problematischer. De Renzi et al. (1995) z. B. berichten von einem Mann, der nach einem Autounfall einen starken retrograden Gedächtnisverlust entwickelte, obgleich es keinerlei Hinweis auf ein Hirntrauma gab. Damit einher ging auch ein Verlust des prozeduralen Gedächtnisses, so wußte er z. B. nicht mehr, wie man sich rasiert. Andere in der Literatur beschriebene Fälle sind recht ähnlich (siehe Parkin, 1996b); bei ihrer Interpretation gehen die Meinungen freilich auseinander. Luchelli et al. (1995) vermuten eine organische Grundlage der beschriebenen Störungen. Psychogene Ursachen sind aber ebenfalls denkbar. So hat sich z. B. der Verlust des prozeduralen Gedächtnisses häufig als Zeichen einer psychogenen Amnesie erwiesen (siehe Kapitel 11). In diesem Zusammenhang ist auch erwähnenswert, daß die Patient(innen) in den meisten Fällen ihr Erinnerungsvermögen zurückerlangen.

Patient(innen) mit amnestischem Syndrom leiden unter einer schweren anterograden Amnesie sowie einer unterschiedlich starken retrograden Amnesie. Ihre Intelligenz, ihr Sprachvermögen und ihre Fähigkeit zum unmittelbaren, situativen Begreifen sind offenbar nicht betroffen. Das Syndrom kann durch Läsionen im mittleren Diencephalon oder Schädigungen der medialen Temporallappen entstehen. Im Gegensatz zum Langzeitspeicher ist der Kurzzeitspeicher dadurch nicht beeinträchtigt. Die Frage, worin genau die Störung des Langzeitspeichers besteht, ist unterschiedlich beantwortet worden. Während einige die Ursache in einem selektiven Verlust des episodischen Gedächtnisses sehen, machen andere Defizite des deklarativen Gedächtnisses dafür verantwortlich. Unumstritten ist, daß das amnestische Syndrom wenig Auswirkungen auf das prozedurale Gedächtnis hat und auch neue prozedurale Erinnerungen gebildet werden können. Außerdem erzielen Amnestiker(innen) bei vielen Tests des impliziten Gedächtnisses normale oder fast normale Ergebnisse. Von den verschiedenen Erklärungen des amnestischen Defizits ist die Kontextdefizittheorie am verbreitetsten, scheint jedoch lediglich die durch Schädigungen des mittleren Diencephalon verursachte Amnesie (diencephale Amnesie) erklären zu können. Eine alternative Theorie, die Konsolidierungsdefizite in den Mittelpunkt stellt, ist notwendig, um die mit einer Schädigung der Temporallappen einhergehende Amnesie (TL-Amnesie) zu erklären. Die fokale retrograde Amnesie ist eine Gedächtnisstörung, die vor allem das prä-morbide Gedächtnis betrifft.

7. Die Bedeutung der Frontallappen für das Gedächtnis

Die Geschichte der Medizin kennt viele ungewöhnliche Fälle. Kaum einer davon ist jedoch erstaunlicher als der tragische Unfall, den der Vorarbeiter Phineas Gage am 13. September 1848 beim Bau einer neuen Eisenbahnstrecke in Neuengland erlitt. Seine Aufgabe war es, Sprengstoff auszulegen und detonieren zu lassen. Dabei mußte er zunächst ein Loch bohren, den Sprengstoff hineingeben und ihn dann mit Sand bedecken. Anschließend wurde mit Hilfe einer Zündschnur und einer langen Eisenstange («Besetzer») der Sprengstoff gezündet. Phineas Gage wollte sich gerade mit der Eisenstange in der Hand umdrehen, als sie ihm aus Versehen aus der Hand glitt und auf einen Felsen fiel, auf dem sich noch Reste von Schwarzpulver befanden. Das Pulver entzündete sich explosionsartig und katapultierte die Stange in die Höhe. Sie drang von unten durch den linken Oberkiefer in seinen Kopf ein und trat neben der Mittellinie des frontalen Schädels wieder aus (siehe Abbildung 7.1.). Bemerkenswerterweise verlor Gage nicht das Bewußtsein und war sogar in der Lage, selbst zu dem Wagen zu gehen, der ihn ins Krankenhaus brachte. 1866 wurde Gages Leiche exhumiert und der Schädel mit dem Rest der Eisenstange für die Nachwelt erhalten. Dies gab Damasio et al. (1994) die Chance, Gages Schädel mit modernen Verfahren erneut zu untersuchen. Mit Hilfe eines rekonstruierten Gehirns und einer genauen Berechnung des Weges, den die eindringende Eisenstange bei dem Unfall nahm, kamen sie zu dem Schluß, daß die Stange außer den beiden Frontallappen keine andere Hirnregion schädigte.

Gage starb nicht an seinem schrecklichen Unfall, sondern lebte noch eine beachtliche Anzahl von Jahren weiter. Ja, die Verletzung schien ihn erstaunlich wenig zu behindern. Er hatte keinerlei Sprachprobleme, und auch seine Intelligenz war nicht beeinträchtigt. Dennoch gab es weitreichende Veränderungen. Während Gage vorher als vorbildlicher Angestell-

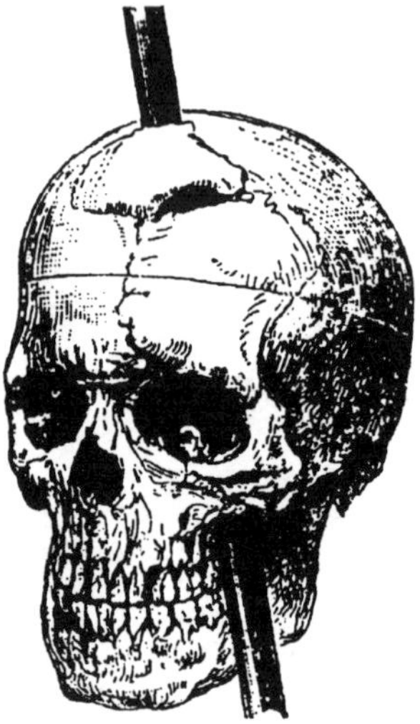

Schrecklicher Unfall. Phineas P. Gage, ein Vorarbeiter bei der Rutland Railroad in Cavendish, Vermont, bereitete letzten Mittwoch gerade eine Sprengung vor, als das Pulver explodierte und eine 1 ¼ Zoll dicken und 3 Fuß 8 Zoll langen Eisenstab durch seinen Schädel rammte. Das Eisen trat auf der linken Gesichtshälfte ein, wo es den Oberkiefer zertrümmerte, fuhr hinter dem linken Auge nach oben und trat oben auf dem Schädel wieder aus. Erstaunlicherweise war er am nächsten Nachmittag um zwei Uhr noch am Leben, in vollem Besitz seiner geistigen Kräfte und ohne jeden Schmerz.

Abbildung 7.1 Phineas Gages Schädel mit der Eisenstange. Der abgedruckte Text stammt aus einem zeitgenössischen Zeitungsbericht. (Aus MacMillan, 1986)

ter mit glänzenden Berufsaufsichten galt, erwies er sich jetzt als unzuverlässig, respektlos, launisch und aufbrausend – für seine Freunde war er «nicht mehr der alte Gage». Sein Fall wird deshalb in der Regel als Hinweis auf die große Bedeutung der Frontallappen für die Persönlichkeit zitiert. Dabei wird meist übersehen, daß Gage auch eine ganz bestimmte Art von Gedächtnisstörung hatte. Seine Zeitgenossen sagten, er habe «seine kleinen Nichten und Neffen mit den sagenhaftesten Erzählungen über wunderbare Heldentaten und halsbrecherische Abenteuer unterhalten, die keine andere Grundlage hatten als seine blühende Phantasie» (Harlow, 1993, S. 277). Aus unserer heutigen Perspektive erkennen wir darin eine unter der Bezeichnung «Konfabulation» bekannte Gedächtnistäuschung – eine der Störungen beim Erinnern, die mit einer Schädigung der Frontallappen verbunden sind.

Schädigung der Frontallappen und Gedächtnisprobleme

Die Frontallappen bilden ein Drittel der Großhirnrinde. Es kann daher nicht überraschen, daß sie zahlreiche Funktionen haben und mehrere Theorien nötig sind, um diese Funktionen zu erklären. In diesem Kapitel wollen wir uns auf die Frage konzentrieren, inwieweit die Frontallappen an der Gedächtnisfunktion beteiligt sind.

Im klinischen Bereich bildet die *Konfabulation* die am häufigsten berichtete Gedächtnisstörung nach einer Schädigung der Frontallappen. Damit ist ganz allgemein die Herausbildung von falschen Erinnerungen («Gedächtnistäuschungen», «Pseudoerinnerungen») gemeint. Um den Begriff effektiv einsetzen zu können, müssen wir ihn jedoch weiter differenzieren. Die meisten Patient(innen) mit Gedächtnisstörungen werden nämlich, wenn man sie nur beharrlich genug drängt, Fragen zu beantworten versuchen, die sie aufgrund mangelnder Erinnerungen eigentlich nicht beantworten können. Fragt man sie z. B., was sie zu Abend gegessen haben, sagen sie möglicherweise «gebratenen Fisch», obgleich die korrekte Antwort «Spaghetti Bolognese» lauten müßte. Solche *spontanen Konfabulationen* sind dadurch charakterisiert, daß sie angesichts der gegebenen Umstände durchaus korrekt sein könnten und nur zufällig frei erfunden sind. Im Gegensatz dazu stehen die *phantastischen Konfabulationen*, die auf Außenstehende sofort fiktional wirken und nur den Patient(innen) selbst wahr erscheinen.

Ein gutes Beispiel ist der folgende Bericht eines Arztes, der während des Golfkriegs ein Frontallappentrauma erlitt:

> Der Monat war ein einziger Alptraum. Eine schreckliche Leere, durchbrochen von den merkwürdigsten und unangenehmsten Erlebnissen. Mit mir geschahen die verrücktesten Dinge, ich zeigte völlig untypische Reaktionen und hatte Erinnerungen, die Stunden statt Sekunden zu dauern schienen. Ich konnte nicht mehr zwischen Tatsache und Fiktion, Einbildung und Realität unterscheiden. Folglich ersann ich irgendwelche Geschichten und erzählte sie mit solcher Überzeugung, daß niemand mehr wußte, was er davon halten sollte. Ich war fest davon überzeugt, daß meine Eltern umgezogen und irgendwelche Fernsehstars mit mir befreundet waren. (Anonymus, 1996, S. 1485).

Inzwischen gibt es eine große Anzahl von Studien über phantastische Konfabulationen, die eine eindeutige Verbindung mit Funktionsstörungen der Frontallappen belegen (Moscovitch, 1989).

Quellen-Amnesie

Laborstudien haben eine Reihe anderer mit einer Schädigung der Frontallappen zusammenhängende Gedächtnisstörungen ans Licht gebracht. Von einer *Quellen-Amnesie* spricht man, wenn ein Ereignis oder eine Tatsache korrekt erinnert, die Quelle der Information aber nicht mehr benannt werden kann. Um dieses Phänomen näher zu untersuchen, informierten in einem Versuch von Schacter et al. (1984) zwei Versuchsleiter die amnestischen Versuchspersonen über eine Reihe fiktiver Fakten (z. B. «Bob Hopes Vater war Feuerwehrmann»). Anschließende Tests zeigten, daß die Fakten selbst zwar häufig erinnert wurden, die Patient(innen) aber in den seltensten Fällen angeben konnten, von wem sie diese Fakten hatten. Die Verbindung mit einer gestörten Frontallappenfunktion ergab sich aus der Tatsache, daß die Versuchspersonen mit der stärksten Quellen-Amnesie bei speziellen Tests zur Frontallappenfunktion am schlechtesten abschnitten. Spätere Studien haben die Verbindung zwischen Frontallappendysfunktion und Quellen-Amnesie bestätigt. Janowsky et al. (1989b) baten eine Gruppe von Patient(innen) sowie eine gesunde Kontrollgruppe, sich eine Reihe von Fakten aus dem Wissensspiel «Trivial Pursuit» einzuprägen. Nach etwa einer Woche wurde ihre Erinnerung an die Fakten getestet. Bei jeder richtigen Antwort wurde gefragt, woher sie ihr Wissen hatten. Die Patient(innen) mit Frontallappenschädigungen konnten sich recht gut an die Fakten, nicht aber an die Quelle erinnern. Viele von ihnen behaupteten, woanders davon erfahren zu haben.

Gedächtnis für zeitliche Reihenfolgen

Auch beim Gedächtnis für zeitliche Reihenfolgen scheinen die Frontallappen eine wichtige Rolle zu spielen. Sehr schön wurde dies bereits in einer frühen Studie von Corsi demonstriert, bei der den Versuchspersonen verschiedene Reizpaare dargeboten wurden (siehe Milner et al., 1991). In verschiedenen zeitlichen Abständen bekamen sie zwischendurch mit einem Fragezeichen versehene Testkarten zu sehen und sollten entscheiden, welche der beiden auf diesen Testkarten abgebildeten Reize sie schon einmal gesehen hatten. In einem zweiten Versuch waren beide auf den Testkarten abgebildeten Reize schon einmal gezeigt worden, und die Versuchspersonen sollten entscheiden, welche sie früher und welche sie später zu sehen bekommen hatten. Für dieses Urteil war eine relative zeitliche Einordnung notwendig. Bei nur einem neuen Reiz dagegen handelte es sich um einen einfachen Wiedererkennungstest. Als Reize wurden Wörter, Bilder und abstrakte Zeichnungen eingesetzt. Dabei stellte sich heraus, daß die FL-Patient(innen) beim zeitlichen Differenzieren, nicht aber beim Wiedererkennen Probleme hatten. Die zeitliche Reihenfolge, in der sie zwei Reize gesehen hatten, war ihnen nicht erinnerlich. Shimamura et al. (1990) zeigten einer Gruppe von FL-Patient(innen) sowie einer Kontrollgruppe eine Liste mit 15 Wörtern. Anschließend legten sie die Wörter in willkürlich veränderter Reihenfolge noch einmal vor und baten die Versuchspersonen, die ursprüngliche Liste zu rekonstruieren. Für die FL-Patient(innen) war diese Aufgabe sehr viel schwieriger, obgleich sie die Wörter bei einem einfachen Wiedererkennungstest ganz normal benennen konnten. Die gleiche Studie zeigte auch, daß eine Schädigung der Frontallappen die Fähigkeit einschränkt, Fakten über die Vergangenheit zeitlich korrekt einzuordnen, auch wenn das allgemeine Wissen über diese Fakten völlig intakt ist.

Meta-Gedächtnis

Der Begriff *Meta-Gedächtnis* beschreibt die Fähigkeit einzuschätzen, ob unser Gedächtnis eine bestimmte Information gespeichert hat oder nicht. Werden Sie z. B. nach der Hauptstadt Perus gefragt, kann es sein, daß Ihnen der Name «Lima» zwar spontan nicht einfällt, Sie aber trotzdem wissen, daß Sie diesen Namen sofort erkennen würden, wenn Sie ihn gezeigt bekämen. Janowsky et al. (1989a) legten einer Gruppe von FL-Patient(innen) sowie einer Kontrollgruppe eine Reihe von Sätzen vor und baten sie, sich bestimmte Schlüsselwörter einzuprägen. Einer der Sätze lautete z. B.: «Im Museum sahen wir einige alte Töpfe aus TON». In der Testphase wurde der gleiche Satz dann ohne Schlüsselwort gezeigt («Im Museum sahen wir einige alte Töpfe aus ___?»), und die Versuchspersonen wurden gebeten, das Schlüsselwort zu ergänzen. Wenn es ihnen nicht einfiel, sollten sie ihre Fähigkeit einschätzen, das Wort wiederzuerkennen, wenn sie es gezeigt bekämen. Wurde verzögert gemessen, zeigte sich bei FL-Patient(innen) eine deutliche Beeinträchtigung des Meta-Gedächtnisses.

Falsches Wiedererkennen

Bei Wiedererkennungstests wird den Versuchspersonen meist eine willkürliche Folge vorher gezeigter Items *(Zielreize)* und neuer Items *(Ablenkungsreize* oder *Distraktoren)* dargeboten. Die Versuchspersonen sollen fortlaufend durch Antwort mit Ja oder Nein entscheiden, ob ihnen der dargebotene Reiz vorher schon einmal gezeigt worden ist. Dabei können alle Reize auf einmal oder jeweils immer nur ein Reiz dargeboten werden. Eine weitere Möglichkeit, die Methode der gebundenen Wahlantwort, besteht darin, einen Zielreiz mit einer oder mehreren Alternativen darzubieten und die Versuchspersonen zu bitten, den Zielreiz herauszusuchen. Bei Wiedererkennungstests wird eine korrekte Reaktion als *Treffer*, die falsche Identifikation eines Zielreizes als *Fehltreffer* und die irrtümliche Identifikation eines Ablenkungsreizes als *falscher Alarm* bezeichnet.

Studien über Patient(innen) mit einer Schädigung des Frontallappens haben gezeigt, daß ein «falscher Alarm» beim Wiedererkennen bei ihnen ungewöhnlich häufig auftritt. Delbecq-Derousne et al. (1990) berichten über einen Patienten mit dem Kürzel R.W., der bei gebundenen Wahlantworten auffällig oft Ablenkungsreize als Zielreize identifizierte. Interessant war auch, daß er sich bei diesen falschen Antworten ebenso sicher fühlte wie bei den Treffern. Beim Erinnern schnitt er recht gut ab, obgleich er dazu neigte, sehr viel mehr falsche Informationen *(Intrusionen)* einzuschließen als vergleichbare Kontrollpersonen.

Parkin et al. (1996) berichten von einem Patienten namens J.B., der bei einer Reihe von Wiedererkennungstests ebenfalls auffällig oft «falschen Alarm» gab. Im Durchschnitt erreichte er 80 Prozent Treffer, was durchaus im normalen Bereich anzusiedeln ist. Seine «falsche Alarm»-Rate von et-

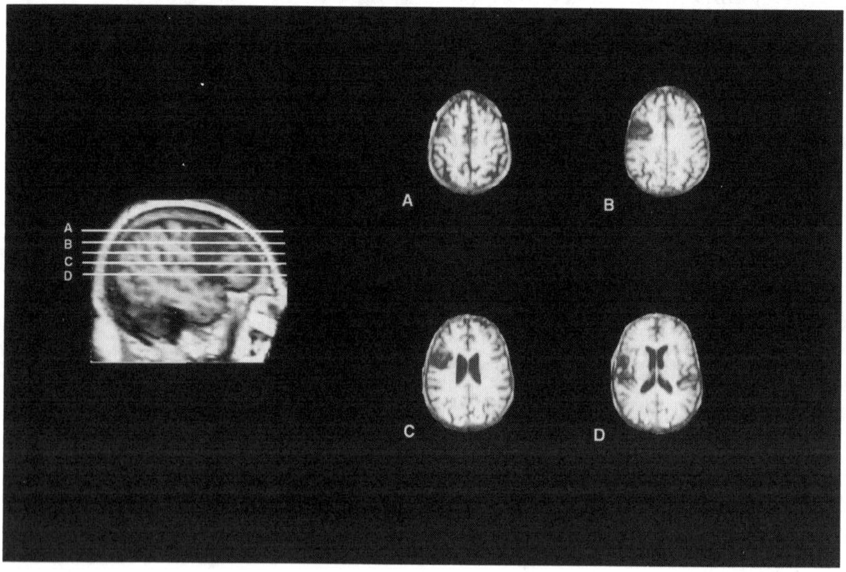

Abbildung 7.2. Die Kernspinresonanztomographie von B.G.s Gehirn (vier verschiedene Querschnitte) deutet auf größere Läsionen im rechten Temporallappen hin. (Foto: Dan Schacter)

wa 40 Prozent dagegen war extrem hoch. Ebenso wie R.W. war sich J.B. seiner falschen Antworten sehr sicher, und wie R.W. vermischte er seine korrekten Erinnerungen mit einer großen Anzahl von meist willkürlichen, manchmal jedoch eindeutig aus anderen Zusammenhängen stammenden Intrusionen. In einem Fall wurde er gebeten, seine Erinnerung an die Anweisungen für das Experiment wiederzugeben. Er konnte tatsächlich einiges repetieren, fügte jedoch nahtlos zusätzliche Informationen ein, die aus den Anweisungen für ein Experiment stammten, an dem er mehrere Tage vorher teilgenommen hatte. Schacter et al. (1996a) beschreiben einen Patienten mit dem Kürzel B.G., dessen Verletzungen ebenfalls auf die Temporallappen beschränkt waren (siehe Abbildung 7.2). Trotz normaler Trefferrate gab B.G. bei einer Reihe von Aufgaben ungewöhnlich häufig «falschen Alarm», und auch er war von der Richtigkeit seiner falschen Antworten vollkommen überzeugt. Mit Hilfe des von Tulving (1985) entwickelten «Recognition and Conscious Awareness (RCA)- Experiments» (siehe Kapitel 3) wurde gezeigt, daß B.G. seine falschen Antworten häufig mit spezifischen Erinnerungen assoziierte.

Fehlerhafte Erinnerungen

Es gibt zahlreiche Hinweise darauf, daß die Reproduktion bei einer Schädigung der Frontallappen schwer gestört ist, auch wenn sich die Wiedererkennungsleistung innerhalb normaler Grenzen bewegt (Shimamura, 1994). Beim autobiographischen Erinnern ist die Beeinträchtigung besonders deutlich (siehe Kapitel 8); FL-Patient(innen) produzieren von sich aus eher vage Erinnerungen und bedürfen starker Hilfsimpulse, ehe sie spezifischere Erinnerungen wachrufen können. Der Patient C.B. (Parkin et al., 1994) z. B. schnitt besonders schlecht ab, wenn man ihn bat, spezifische Erinnerungen zu bestimmten Schlüsselwörtern wie «Blumen» abzurufen. Spontan kam es lediglich zu allgemeinen Reaktionen wie: «Blumen finde ich schön.» Gab man ihm dagegen bestimmte Hilfestellungen, war er durchaus in der Lage, spezifische Erinnerungen wiederzugeben.

Zeigt man gesunden Versuchspersonen eine Liste von Wörtern, die sie sich einprägen sollen, und gibt man der Hälfte dieser Wörter helfende Stichwörter bei, ist ihr Gedächtnis für die Wörter ohne helfenden Hinweis beeinträchtigt. Dies wird damit erklärt, daß die helfenden Stichwörter der Schaffung von Abrufhilfen für die Items ohne Stichwörter im Wege steht. Incisa della Rocchetta und Milner (1993) wiesen diesen Effekt in sehr viel dramatischerer Form auch bei FL-Patient(innen) nach. Stuss et al. (1994)

zeigten, daß eine mangelhafte Organisation des Lernmaterials bei einer Frontallappenschädigung ebenfalls zu beeinträchtigtem Erinnern beitragen kann. So können sich gesunde Versuchspersonen Listen mit Wörtern einfacher einprägen, wenn diese Listen eine inhärente Struktur besitzen (also z. B. Wörter aus einer Wortkategorie umfassen). FL-Patient(innen) gelang es nicht, aus diesem Faktor den gleichen Nutzen zu ziehen. Stuss et al. sahen die mangelhafte Organisation jedoch nicht als einzige Erklärung an, sondern vertraten die Ansicht, daß andere Faktoren wie die Unfähigkeit, Wiederholungen zu unterdrücken, ebenfalls zu dem Defizit beitrugen.

Alle diese Studien deuten darauf hin, daß bestimmte Gedächtnisstörungen direkt mit der Frontallappenfunktion zusammenhängen. Im nächsten Abschnitt wollen wir uns mit den theoretischen Ansätzen zur Erklärung dieser Störungen befassen.

Die Frontallappen als Exekutiv-Instanz

Am weitesten verbreitet ist die Vorstellung, daß die Frontallappen das Zentrum einer «Exekutiv-Instanz» zur Steuerung komplexer und abwägender Verhaltensaspekte bilden. Diese Vorstellung bietet auch eine plausible Erklärung für den Fall Phineas Gage, dessen Schwierigkeiten vor allem einem schlechten Entscheidungs- und Kontrollvermögen zugeschrieben wurden.

Die Exekutivtheorie wurde vor allem von Norman und Shallice (1986) entwickelt. Ihre These lautet, daß die meisten fortlaufenden Aktivitäten des Individuums aus automatischen Routinehandlungen bestehen, die keiner bewußten Intervention bedürfen. Ein Beispiel für eine solche Routinehandlungen ist das Autofahren, bei dem zahlreiche Aktionen und Reaktionen automatisch erfolgen, auch wenn unsere Gedanken mit ganz anderen Dingen beschäftigt sind. Wenn jedoch im Hinblick auf eine neue Situation ein Plan gefaßt werden muß oder eine Entscheidung zwischen mehreren Optionen zu treffen ist, sind solche Routinehandlungen nicht mehr angemessen, und das «Supervisory Activating System» (SAS) übernimmt die Kontrolle. Um zum Autofahren zurückzukehren: Das SAS tritt in Aktion, sobald wir mit unserem Auto eine Grenze überqueren und uns auf andere Verkehrsschilder, veränderte Geschwindigkeitsbeschränkungen und Vorfahrtsregeln konzentrieren oder gar, z. B. in Großbritannien, auf der anderen Straßenseite fahren müssen. In einer solchen Situation werden die sonst üblichen Routinehandlungen unterdrückt, und das Fahrverhalten wird vom SAS gesteuert.

Nach Shallice (1988) ist das SAS auf zweierlei Weise auch für die Steuerung der Gedächtnisleistung zuständig. Erstens stellt es Beschreibungen zusammen, die als Grundlage für die Einschätzung bestimmter Erinnerungen dienen. Anfangs sind diese Beschreibungen möglicherweise noch vage, doch durch die Interaktion mit den gespeicherten Gedächtnisinhalten werden sie immer spezifischer, bis eine bestimmte Erinnerung lokalisiert ist. Zweitens ist das SAS an dem Urteil darüber beteiligt, ob eine abgerufene Erinnerung angemessen ist, hilft also z. B. dabei, die Erinnerung an ein reales Ereignis von purer Einbildung zu unterscheiden. Ausgehend von diesen beiden Funktionen stellte Shallice die These auf, daß Patient(innen) mit einer Beeinträchtigung des SAS Probleme haben, Erinnerungen erstens zu beschreiben und zweitens einzuschätzen, ob die abgerufenen Erinnerungen wirklich angemessen sind.

Hanley et al. (1994; siehe auch Hanley & Davies, 1997) versuchten, diese beiden Arten von Beeinträchtigungen bei einer Patientin namens R.O.B. nachzuweisen. Die Patientin hatte eine Schädigung des linken Nucleus caudatus, einer eng mit den Frontallappen verbundenen Hirnstruktur, erlitten. Bei einer ganzen Reihe von Erinnerungs- und Wiedererkennungstests erwies sich ihr Wiedererkennungsvermögen als normal, während ihr Erinnerungsvermögen äußerst mangelhaft war. Hanley et al. vermuteten, daß es für R.O.B. problematisch war, beim Abruf Beschreibungen zu formulieren. Dies hatte einen dramatischen Effekt auf das Erinnern, ohne sich jedoch auf das Wiedererkennen auszuwirken, weil dazu keine Beschreibung der abzurufenden Information notwendig ist.

Im Hinblick auf das umgekehrte Defizit verwiesen Hanley et al. auf den Patienten namens R.W., der, wie bereits beschrieben, beim Wiedererkennen häufig «falschen Alarm» gab und beim freien Erinnern mit zahlreichen Intrusionen zu kämpfen hatte. Bei ihm, so argumentierten Hanley et al., war möglicherweise die Verifikationsphase gestört, so daß er richtige und falsche Reaktionen nicht mehr unterscheiden konnte. Die phantastische Konfabulation wird als extremes Beispiel für dieses Defizit erklärt: Die Einschätzung der Angemessenheit ist so gestört, daß selbst die unwahrscheinlichsten Erinnerungen als wahr akzeptiert werden.

Die Erklärung klingt logisch, ist jedoch nicht auf alle beobachteten Phänomene anwendbar. Wie beschrieben, gab unser Patient J.B. häufig «falschen Alarm» und litt unter einer enormen Anzahl von Intrusionen. Dies erinnert an R.W., so daß wir nach der oben erläuterten Theorie ein Verifikationsdefizit vermuten würden. Sein Wiedererkennungsvermögen müßte sich demnach bessern, wenn er entsprechende Anleitungen bekam. Folglich versuchten wir es sowohl mit einem finanziellen Anreiz als auch mit einer Limitierung der Anzahl der erlaubten Reaktionen. Beides war nicht geeignet, seine Gedächtnisleistung zu verbessern. Auch wenn man ihm einschärfte, so präzise wie möglich zu reagieren und nur zu antworten, wenn er sich seiner Reaktion völlig sicher war, hatte dies keine Auswirkung auf die Anzahl der falschen Antworten (Parkin et al., in Vorbereitung).

Norman und Schacter (im Druck) entwickelten eine alternative Erklärung für die Auswirkungen eines Frontallappentraumas auf die Gedächtnisleistung. Ihrer Ansicht nach beruhen die Gedächtnisstörungen ihres Patienten B.G. (und damit auch die von J.B.) auf einem unzureichend fokussierten Abrufsystem. Diese Theorie stützt sich auf Shallices Vorstellung von der Beteiligung spezifischer Beschreibungen am Abruf von Erinnerungen und geht davon aus, daß ein effektiver Abruf von der Existenz angemessener Kriterien zur Evaluation der abgerufenen Erinnerungen abhängig ist. Die Unterscheidung zwischen Beschreibung und Verifikation kann ihrer Meinung nach nicht aufrechterhalten werden, weil sich die mit der Beschreibung bereitgestellte Information von der zugrundeliegenden Verifikation nicht operational differenzieren läßt.

Norman und Schacter argumentieren, bei FL-Patient(innen) käme es deshalb so häufig zu einem «falschen Alarm», weil diesen Personen für die Akzeptanz eines Items als Zielreiz nur sehr schwache Kriterien zur Verfügung stehen. Zeigt man ihnen eine Liste mit Wörtern, beschreiben sie das Ereignis mit «Ich habe eine Reihe von Wörtern gesehen», ohne zusätzliche Details hinzuzufügen. Nach einer solchen Beschreibung ist leicht einzusehen, warum sie die meisten bei einem Wiedererkennungstest präsentierten Wörter als Zielreize akzeptieren. Dies könnte allerdings auch daran liegen, daß ihnen die Wörter vertraut sind. Um dies auszuschließen, wurde gezeigt, daß sowohl B.G. als auch J.B. bei völlig unvertrauten Reizen (z. B. Phantasiewörtern) ebenso häufig falsche Angaben machten. Schacter et al. (1996b) gingen noch einen Schritt weiter, indem sie zeigten, daß B.G. beim Wiedererkennen besser abschnitt, wenn die Ziel- und Ablenkungsreize verschiedenen Kategorien (z. B. Tiere und Möbelstücke) angehörten. In diesem Fall reichte selbst eine allgemeine Beschreibung wie «Ich habe eine Reihe von Tieren gesehen» aus, um Ziel- und Ablenkungsreize voneinander zu unterscheiden.

Norman und Schacters Theorie hat einiges für sich, zumal sie nicht nur das fehlerhafte Wiedererkennen, sondern auch die schwache Erinnerungsleistung von FL-Patient(innen) mit dem Argument erklärt, daß ein fokussierter Abrufkontext für das Erinnern ebenso wichtig ist wie für das Wiedererkennen. Was ist jedoch mit der Patientin R.O.B., deren Leistung beim Wiedererkennen völlig normal war? In diesem Fall ist die Theorie weniger stichhaltig, erklärt sie die normale Leistung beim Wiedererkennen bei gleichzeitig schwachem Erinnern doch mit einer vollständigen Unfähigkeit zum Fokussieren in der Abrufphase, so daß beim Wiedererkennen die Vertrautheit als einzige Leitlinie fungiert. Wie bereits mehrfach erwähnt, kann das Wiedererkennen tatsächlich durch Vertrautheitsreaktionen vermittelt sein, doch ist schwer einzusehen, wie es zu einer Leistung führen kann, die mit den Ergebnissen der Kontrollpersonen, die zusätzlich auf ihr intaktes Erinnerungsvermögen zurückgreifen können, durchaus vergleichbar ist.

Fehlerhafter Abruf oder fehlerhafte Enkodierung?

Ob wir nun eher zu Shallices Theorie oder zur Theorie von Norman und Schacter neigen – wichtig ist, daß beide Theorien die Frontallappenfunktion in der Abrufphase ansiedeln. Durch die Schädigung der Frontallappen sehen sie deshalb den Zugang zu den an sich vorhandenen Gedächtnisinhalten beeinträchtigt. Problematisch an diesem Ansatz ist, daß er die Existenz einer Ereignisbeschreibung nahezulegen scheint, die unabhängig von der gesuchten Erinnerung entsteht, was jedoch nicht der Fall sein kann. Um zu einer Beschreibung des Ereignisses X zu kommen, braucht man zumindest einige vage Informationen über X, die den Prozeß in Gang setzen können. Das Generieren einer Beschreibung hängt also teilweise von der Qualität der Repräsentation des Zielereignisses ab. Auch Enkodierungsfaktoren können deshalb die Ereignisbeschreibung beeinflussen. So könnten die Frontallappen z. B. an der Entscheidung beteiligt sein, welche Aspekte eines Reizes enkodiert werden, und diese wiederum könnte darüber mitbestimmen, wie leicht sich eine Ereignisbeschreibung generieren läßt.

Im Hinblick auf diese Problematik unterzogen wir unseren Patienten J.B. einer Reihe von Wiedererkennungstests (Parkin, 1997). Bei der Hälfte der Tests ließen wir ihn auf seine Weise gewähren, so daß es zur erwarteten Anzahl fehlerhafter Antworten kam. Bei der anderen Hälfte der Tests wurde er angewiesen, beim Einprägen jedes einzelnen Wortes eine semantische Orientierungsaufgabe durchzuführen (siehe Kapitel 2). Durch diese Maßnahme wurde die Anzahl der falschen Antworten signifikant reduziert.

Dieses Ergebnis deutet darauf hin, daß der bei J.B. so häufig vorkommende «falsche Alarm» auf fehlerhafte Enkodierungsprozesse zurückzuführen sein könnte – eine Erklärung, die auch mit neueren *in vivo*-Studien der Frontallappenfunktion konsistent ist. Bei diesen Experimenten absolvieren gesunde Versuchspersonen bei gleichzeitig durchgeführter Positronenemissionstomographie (PET, siehe Kapitel 6) mehrere Gedächtnistests. Dabei werden die Regionen des Gehirns angezeigt, die während der Durchführung der einzelnen Aufgaben am aktivsten sind. Shallice et al. (1994) gelang es sogar, zwischen Kodierungs- und Abrufoperationen zu unterscheiden und die Gehirnaktivitäten während dieser Operationen zu prüfen. Dabei stellte sich heraus, daß der linke Frontallappen mit Kodierungs- und der rechte Frontallappen mit Abrufaufgaben assoziiert war. Ähnliche Ergebnisse dokumentierten Tulving et al. (1994) und Felchter et al. (1995). Bei J.B., dessen linker Frontallappen geschädigt ist, müßte die PET also Hinweise auf Probleme bei der Kodierung ergeben. Im Fall B.G. (Schacter et al., 1996b), der ein Trauma des rechten Frontallappens erlitten hat, gibt es interessanterweise bis heute keinen Beweis dafür, daß seine Probleme primär auf Defiziten beim Abrufen von Gedächtnisinhalten beruhen.

Ein neueres Experiment von Schacter et al. (1996b) liefert wichtige Hinweise zu den Unterschieden zwischen wahrem und falschem Gedächtnis. Die Versuchspersonen sollten sich Listen mit jeweils um ein Leitwort gruppierten Wörtern einprägen. Eine solche Liste lautete z. B.: «Bonbon, sauer, Zucker, bitter, gut, Geschmack, Zahn, nett, Honig, Limonade, Schokolade, Herz, Kuchen, essen, naschen» – alles Wörter, die um das auf der Liste selbst nicht vorkommende Leitwort «süß» kreisten. Anschließend wurden die Versuchspersonen einem Wiedererkennungstest bei gleichzeitiger PET unterzogen. In dieser Testphase wurden sowohl echte Zielreize (z. B. «Honig») als auch «illusorische Zielreize» wie «süß» präsentiert. Beim Wiedererkennen echter Zielreize und beim irrtümlichen Wiedererkennen illusorischer Zielreize waren Bereiche des linken Hippocampus aktiv. Nur beim Wiedererkennen echter Zielreize war jedoch auch eine Aktivierung von Bereichen der Temporallappen zu beobachten, in denen Informationen über den Klang von Wörtern gespeichert sind. Dieses Ergebnis legt nahe, daß wahre und falsche Erinnerungen insofern unterscheidbar sind, als nur die wahren Erinnerungen mit Informationen über ihre perzeptuellen Merkmale (in diesem Fall dem Klang des Wortes) verbunden sind.

Frontallappentrauma und Gedächtnisverlust – eine integrative Sicht

In diesem Kapitel haben wir uns mit verschiedenen Gedächtnisphänomenen befaßt, die offenbar mit einer Verletzung der Frontallappen zusammenhängen. Nun kommt es darauf an, sie in den erörterten Erklärungszusammenhang zu integrieren. Auch wenn das genaue Wesen der durch eine Verletzung der Frontallappen verursachten Gedächtnisstörungen noch nicht erklärt werden kann, ist doch unbestritten, daß FL-Patient(innen) nicht in der Lage sind, ihre Erinnerungen detailliert zu spezifizieren. Dies könnte an einer fehlerhaften Kodierung, einem fehlerhaften Abruf oder an Defiziten in der Enkodierungs- und der Abrufphase liegen. Jedenfalls lassen sich auf diese Weise viele der oben beschriebenen Phänomene erklären. Eine im Vergleich zum Wiedererkennen deutlich schwächere Erinnerungsleistung läßt sich ebenso auf einen nur unzulänglich fokussierten Abruf zurückführen wie eine verstärkte Anfälligkeit für Störungen durch die nur einem Teil der Items beigegebenen helfenden Stichwörter. Sowohl die Quellen-Amnesie als auch ein beeinträchtigtes Erinnerungsvermögen für zeitliche Reihenfolgen und Häufigkeiten entstehen aus der Unfähigkeit, die relevanten Attribute zu enkodieren oder abzurufen. Das gleiche gilt für das irrtümliche Wiedererkennen, doch was ist mit der Konfabulation? Mit etwas Phantasie könnte man argumentieren, es handele sich dabei um eine Extremform des schwach fokussierten Abrufs, da es dem Abrufkontext an jeglicher Verbindung mit der Realität mangelt. Wahrscheinlicher ist, daß für die Konfabulation eine komplexere Erklärung nötig ist, zumal die schwache Erinnerungsleistung nur einen Teil des Problems darstellt.

Der Zusammenhang zwischen Verletzungen der Frontallappen und verschiedenen Gedächtnisstörungen ist durch zahlreiche Untersuchungen belegt. Die phantastische Konfabulation ist sicherlich die auffälligste Störung, doch sind darüber hinaus noch viele andere Beeinträchtigungen beobachtet worden. Dazu gehören die Quellen-Amnesie, starke Defizite beim Erinnern zeitlicher Reihenfolgen, Defizite beim Meta-Gedächtnis, eine Tendenz zu irrtümlichem Wiedererkennen und falschem Erinnern. Erklärt wurden diese Störungen mit der Rolle der Frontallappen als Exekutiv-Instanz, die den Abruf von Erinnerungen steuert und den Status abgerufener Erinnerungen bestätigt.

8. Alter und Demenz

Bisher haben wir Gedächtnisstörungen betrachtet, die nur einige wenige Menschen mit entsprechenden Hirnverletzungen betreffen. In diesem Kapitel möchte ich auf eine Form der Gedächtnisstörung eingehen, die eines Tages auf uns alle zukommen wird: die nachlassende Gedächtnisleistung im Zuge des normalen Alterungsprozesses. Obgleich bewiesen ist, daß die Funktionsfähigkeit unseres Gedächtnisses von einem relativ frühen Zeitpunkt im Leben an allmählich nachläßt, macht sich diese Tatsache meist erst mit Erreichen des Rentenalters deutlicher bemerkbar. Mit Hinblick auf sein eigenes Gedächtnis schrieb der Schriftsteller John Mortimer:

> Die ferne Vergangenheit, in der ich meinem erblindeten Vater meine Hamlet-Soloversion vorspielte, mich mit mir selbst duellierte und meinen eigenen Giftkelch austrank, oder, noch früher, meine englische Schulausbildung damit begann, riesige, ballonartige Boxhandschuhe an den Enden meiner weißen Streichholzärmchen festzubinden, zu ächzen und am sauren Geruch heißer Turnschuhe, der für mich bis heute den Geruch der Angst ausmacht, fast zu ersticken, steht mir so klar vor Augen, als wäre all das erst gestern geschehen. Im Nebel der schwindenden Erinnerungen für immer verloren dagegen ist alles, was vor zehn Jahren geschah.

Auch wenn Mortimer es sich nicht verkneifen kann, durch eine komplizierte Satzkonstruktion seinen trotz mancher Gedächtnislücken noch äußerst wachen Geist unter Beweis zu stellen, hat er mit seinen Beobachtungen recht. Es sind nicht die frühen Erinnerungen, die uns verlorengehen, sondern die Erinnerungen an Ereignisse aus jüngerer Zeit. Dieses Phänomen ist uns an früherer Stelle schon einmal begegnet, nämlich bei der retrograden Amnesie. Daß der altersbedingte Gedächtnisverlust ein ähnliches Muster aufweist, ist natürlich höchst interessant. Deshalb wollen wir später auch noch einmal auf diesen Punkt zurückkommen.

Messung des altersbedingten Gedächtnisverlusts

Experimente zur Messung der veränderten Gedächtnisleistung im Alter durchzuführen, ist nicht so einfach, wie es auf den ersten Blick erscheinen mag. Am häufigsten wird die Methode der *Querschnittuntersuchung* gewählt, die Gruppen älterer und jüngerer Versuchspersonen in ihren Leistungen miteinander vergleicht. Schlußfolgerungen über schwächere Leistungen älterer Versuchspersonen sind jedoch nicht ohne weiteres möglich, da an den Ergebnissen auch andere Faktoren beteiligt sein können, sich z.B. einige der älteren Versuchspersonen vielleicht in den frühen Stadien einer das Gedächtnis beeinträchtigenden Erkrankung wie der Demenz vom Alzheimer Typ befinden. Dieses Problem läßt sich vermeiden, indem man die Versuchspersonen mehreren Screening-Tests wie dem Mini-Mental-Status-Test (MMST) (Folstein et al., 1975) unterzieht.

Je länger wir leben, desto mehr ist unser Gehirn verschiedenen Faktoren ausgesetzt, die es schädigen könnten. Viele der experimentell ermittelten Unterschiede zwischen den Altersgruppen könnten daher übertrieben sein, weil es unter den älteren Versuchspersonen mehr Menschen gibt, die nicht unbedingt wegen des Alters, sondern wegen anderer «Risikofaktoren» wie Alkoholismus, Erwachsenendiabetes, Kopfverletzungen, Depressionen oder den Nachwirkungen früherer psychiatrischer Behandlungen (z.B. Elektroschocktherapie) bei den Tests schlechter abschneiden. Die Bedeutung solcher Risikofaktoren unterstreicht eine Studie von Houx et al. (1991), bei der junge und ältere Versuchspersonen eine Reihe von Zahlen lernen und bei einem anschließenden Test so schnell wie möglich entscheiden sollen, ob eine Reihe einzeln präsentierter Zahlen Teil der zuvor gelernten Liste waren. Wie erwartet, brauchten die älteren Versuchspersonen für ihre Antworten länger. Wurde bei der Auswertung jedoch der mögliche Einfluß eines Risikofaktors berücksichtigt, war die Wirkung des Alters auf die Reaktionszeit relativ gering. Eine aussagekräftige Studie über die Gedächtnisleistung im Alter muß also nicht nur Versuchspersonen mit möglichen Krankheiten, sondern auch den verfälschenden Einfluß erhöhter Risikofaktoren ausschließen.

Auch der Bildungsgrad spielt eine große Rolle. Ältere Versuchspersonen haben die Schule meist früher verlassen als die Mitglieder einer jüngeren Vergleichsgruppe. Der Bildungsgrad, gemessen z.B. durch den verbalen IQ (Wechsler, 1981), korreliert bekanntermaßen mit der Gedächtnisleistung. Bei jedem Vergleich der Gedächtnisleistung jüngerer und älterer Menschen muß dieser Faktor kontrolliert werden; andernfalls könnte es sein, daß sich in den beobachteten Unterschieden bloß verschiedene Ebenen der Bildung widerspiegeln. Eine Anpassung des Bildungsgrads schafft jedoch ein neues Problem. Das Ziel experimenteller Studien besteht ja darin, Ergebnisse repräsentativer Stichproben zu gewinnen, um daraus Schlußfolgerungen über die Population als Ganze zu ziehen. Wenn die jungen und die älteren Versuchspersonen sich hinsichtlich ihrer Schulbildung durch die Kontrolle dieses Faktors deutlich unterscheiden, mangelt es jedem Vergleich an *externer Validität.*

Die Probleme mit Querschnittuntersuchungen haben zu einigen Versuchen mit *Längsschnittstudien* geführt, bei denen die gleichen Personen zu verschiedenen Zeiten ihres Lebens getestet werden. Auch diese Form ist jedoch nicht unproblematisch. Erstens ist es schwierig, die gleiche Gruppe von Versuchspersonen über eine Zeitspanne von 50 und mehr Jahren zu verfolgen. Zweitens gibt es das «Schwund»-Problem: Die nachfolgenden Tests umfassen immer weniger Versuchspersonen, wobei tendenziell die Personen mit den geringsten Schwierigkeiten übrig bleiben. Der Gruppendurchschnitt basiert infolgedessen am Ende der Studie auf leistungsfähigeren Versuchspersonen als am Anfang der Studie. Immerhin kann man bei der Berechnung der Anfangsdaten nur die Ergebnisse der Versuchspersonen werten, die auch an der Endphase der Studie noch teilnehmen, doch kommen in diesem Fall möglicherweise neue Probleme hinzu. So testete Owens (1959, 1966) im Jahre 1919 erstmals 363 College-Erstsemester mit Hilfe eines Armee-Intelligenztests. Es folgten zwei weitere Tests in den Jahren 1950 und 1961. Zuletzt war die Stichprobe auf 96 Personen zusammengeschrumpft. Erstaunlicherweise konnte Owens feststellen, daß sich die Leistung dieser 96 Personen mit zunehmenden Alter steigerte. Dies könnte auf einen *Übungseffekt* zurückzuführen sein, der auch bei großen zeitlichen Abständen zwischen den einzelnen Tests die Ergebnisse von Längsschnittstudien verfälschen kann.

Für welche Methode man sich auch immer entscheidet, in beiden Fällen spielt auch das Selbstbild der beteiligten Versuchspersonen eine große Rolle. In seinem Buch, *A Good Age*, schrieb Alex Comfort (1976): «Obgleich sie durchaus noch sehr lernfähig sind ..., neigen ältere Menschen eher zu Versagensängsten. Ja, manchmal hat es den Anschein, als hätten sie nichts gelernt, weil sie eher riskieren, nicht zu antworten, als eine falsche Antwort zu geben, die ihre eigenen Ängste und die Vorurteile anderer Menschen bestätigen könnte» (S. 120). Die eigenen Selbstzweifel sind ein wichtiger Faktor, der sich auf die Gedächtnisleistung älterer Menschen ungünstig auswirken kann. Ein weiteres Problem ist die Motivation. Junge Versuchspersonen sind meist eher bereit, sich auf die scheinbar sinnlosen und trivialen Gedächtnisaufgaben experimenteller Psycholog(innen) einzulassen. Bei jedem Forschungsprojekt über altersbedingte Unterschiede bei der Gedächtnisleistung müssen wir daher sicherstellen, daß ältere Menschen nicht deshalb schlechter abschneiden, weil es ihnen an Selbstvertrauen und Motivation mangelt.

Die Erforschung des Zusammenhangs zwischen dem normalen Alterungsprozeß und der Gedächtnisleistung ist also methodisch nicht ganz einfach. Dennoch haben die bis heute vorliegenden Untersuchungen (einen Überblick gibt Kausler, 1991) viele interessante Ergebnisse erbracht und einiges zum Verständnis eines Problems beigetragen, das für uns alle Relevanz besitzt.

Experimentelle Studien

Die Erforschung altersbedingter Gedächtnisstörungen ist stark von den in Kapitel 1–4 erörterten theoretischen Konstrukten beeinflußt worden. So wurde z. B. untersucht, ob KZS und LZS vom Alter unterschiedlich betroffen sind. Zahlreiche Studien (z. B. Botwinick & Storandt, 1974) haben nachgewiesen, daß der KZS, gemessen durch Aufgaben wie der Zahlenspanne, mit dem Alter nicht signifikant nachläßt. Interessanterweise läßt sich dieses Ergebnis nicht auf irgendwelche methodischen Probleme zurückführen, weil Altersvergleiche mit Hilfe der Zahlenspanne seit vielen Jahren durchgeführt werden und die Ergebnisse bemerkenswert konsistent sind (Kausler, 1991). Ältere Menschen erzielen jedoch nicht bei allen Tests des unmittelbaren Gedächtnisses gute Ergebnisse. Wingfeld et al. (1988) verglichen junge und ältere Versuchspersonen mit Hilfe der Zahlenspanne, Wortspanne und erweiterten Wortspanne («loaded word span»). Bei letzterer bekamen die Versuchspersonen mehrere Sätze zu lesen und sollten entscheiden, ob diese Sätze einen Sinn ergaben oder nicht. Anschließend sollten sie das letzte Wort des gelesenen Satzes wiederholen. Bei den beiden einfachen Merkspannenaufgaben waren die Unterschiede minimal, bei der erweiterten Wortspanne schnitten die Versuchspersonen jedoch sehr viel schlechter ab.

Große Unterschiede gibt es auch beim freien Erinnern und beim Wiedererkennen. Während das Wiedererkennungsvermögen im Alter weitgehend unverändert erhalten bleibt (siehe z. B. White & Cunningham, 1982), ergeben sich beim freien Erinnerungsvermögen deutliche Defizite. Micco und Masson (1992) präsentierten jungen und älteren Versuchspersonen eine Reihe von Zielwörtern mit jeweils einem Kontext-Stichwort, das entweder eine starke oder eine schwache Assoziation repräsentierte (z. B. MENSCHENMENGE – Leute, MENSCHENMENGE – Aufstand). Sie baten die Versuchspersonen, sich neue Stichwörter auszudenken, die anderen Personen dabei helfen würden, sich an den Zielreiz zu erinnern. Zwei weitere Gruppen von jungen und älteren Versuchspersonen bekamen dann diese Stichwörter zusammen mit einer starken oder schwachen Assoziation dargeboten und sollten den Zielreiz benennen. Die von den älteren Menschen erfundenen Stichwörter erwiesen sich dabei als weniger effektiv, vor allem, wenn sie mit einer schwachen Assoziation verbunden waren. Darüber hinaus fiel es den älteren Versuchspersonen deutlich schwerer, den Zielreiz herauszufinden – ein Effekt, der im Zusammenhang mit einer schwachen Assoziation ebenfalls verstärkt wurde. Die Autoren schlossen daher auf einen altersbedingten Rückgang bei der Fähigkeit, kontextspezifische Informationen zu kodieren und abzurufen. Verstärkt wird dieses Defizit, wenn der Kontext keine üblicherweise mit dem Reiz assoziierten Informationen enthält. Vorausgesetzt, daß am Abruf von Erinnerungen generative Strategien maßgeblich beteiligt sind, könnten ältere Menschen beim Abruf Schwierigkeiten haben, weil sie beim Einsatz von Stichwörtern weniger effizient sind.

Das Wiedererkennen ist dagegen natürlich die sehr viel einfachere Aufgabe. Daß die Abwesenheit eines Alterseffekts bloß an einer Insensibilität der verwendeten Tests liegen könnte, widerlegt eine Studie von Craik und McDowd (1987), deren Wiedererkennungstest schwieriger war als der Erinnerungstest. Obgleich die jüngeren Versuchspersonen beim einfacheren Erinnerungstest bessere Ergebnisse erzielten, ließen sich auch in diesem Fall keine altersbedingten Unterschiede beim Wiedererkennen nachweisen.

Auf den ersten Blick scheint sich das Wiedererkennungsvermögen im Alter also nicht signifikant zu verschlechtern. Detailliertere Analysen weisen jedoch auf eine solche Verschlechterung hin. Bei der unter der Be-

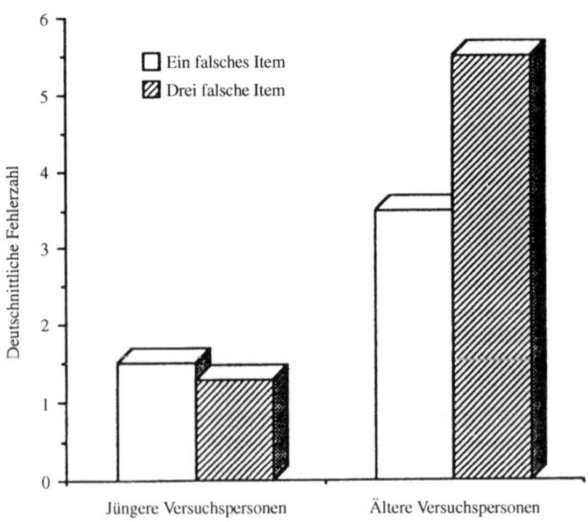

Abbildung 8.1. Leistung jüngerer und älterer Versuchspersonen beim Multiple Item Recognition Test (MIRM). (Nach Kausler und Kleim, 1978)

zeichnung «Multiple Item Recognition Memory» (MIRM) bekannten experimentellen Aufgabe wird den Versuchspersonen eine Ansammlung von Items gezeigt, aus denen ein Zielreiz herausgehoben wird, den sie sich einprägen sollen, während die anderen als «falsche Items» bezeichnet werden (z. B. *Papagei*, Farn, Zange, Taschentuch). Später werden die gleichen Items ohne den Zielreiz noch einmal präsentiert, und die Versuchspersonen sollen den Zielreiz benennen. Abbildung 8.1 illustriert die von Kausler und Kleim (1978) gewonnenen Daten. Differenziert wird dabei zwischen den Ergebnissen jüngerer und älterer Versuchspersonen sowie zwischen zwei verschiedenen Versuchsbedingungen mit einem oder drei falschen Items. Die jüngeren Versuchspersonen machten insgesamt sehr viel weniger Fehler und ließen sich auch durch die Anzahl falscher Items nicht beeinflussen. Die älteren Versuchspersonen schnitten insgesamt schlechter ab und machten bei drei falschen Items erheblich mehr Fehler.

Um zu verstehen, warum ältere Menschen beim MIRM im Vergleich zu anderen Tests des Wiedererkennungsvermögens so schlecht abschneiden, müssen wir uns die damit verbundenen Aufgaben etwas näher anschauen. Craik und McDowd verwendeten eine Ja/Nein-Wiedererkennungsaufgabe, bei der es darum ging, die Zielreize von vorher nicht gezeigten Ablenkungsreizen zu unterscheiden. In Kapitel 3 stellen wir fest, daß das Wiedererkennen kein einheitlicher Prozeß ist, sondern sich in zwei eigenständige Prozesse unterteilt: in die kontextfreie Vertrautheitsreaktion und das kontextabhängige Wiedererkennen. Die Ja/Nein-Wiedererkennungsaufgabe begünstigt die Vertrautheitsreaktion, weil die Ablenkungsreize im Gegensatz zu den Zielreizen nicht vorher schon einmal gezeigt wurden und den Versuchspersonen daher weniger vertraut sind. Beim MIRM ist das anders, weil hier sowohl die Ablenkungsreize als auch die Zielreize vorher schon einmal gezeigt wurden, das korrekte Wiedererkennen also vom Abruf expliziter kontextueller Informationen abhängt. Angesichts der von Micco und Masson (1992) ermittelten Schwierigkeiten älterer Menschen beim Kodieren von Kontextinformationen sind altersbedingte Unterschiede beim MIRM eher zu erwarten.

Unsere bisherige Schlußfolgerung über das Wiedererkennungsvermögen im Alter müssen wir also dahingehend revidieren, daß sich der Alterungsprozeß auf die Vertrautheitsreaktion weniger auswirkt als auf das kontextabhängige Wiedererkennen. Dafür spricht auch eine Studie von Parkin und Walter (1992) unter Verwendung des in Kapitel 3 beschriebenen RCA («Recognition and Conscious Awareness»)-Experiments. Zwei Gruppen älterer Versuchspersonen mit einem Durchschnittsalter von 67 und 81 Jahren wurden mit einer Gruppe jüngerer Versuchspersonen verglichen. Die Ergebnisse sind in Abbildung 8.2 dargestellt. Sie zeigen dramatische Veränderungen beim subjektiv empfundenen Wiedererkennen

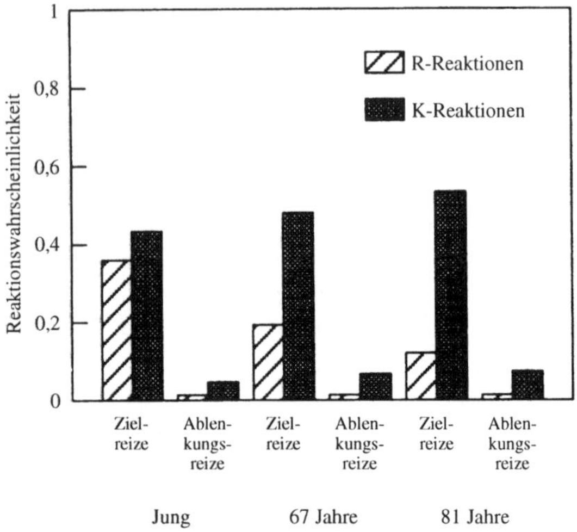

Abbildung 8.2. Altersbedingte Unterschiede beim Wiedererkennen. (Nach Parkin & Walter, 1992, S. 295)

im Alter: Während die als «erinnerten» («remember» = R) klassifizierten Reaktionen abnehmen, nimmt die Zahl der als «wissen» («know» = K) klassifizierten Reaktionen zu. K-Reaktionen sind ein deutlicher Hinweis darauf, daß das Wiedererkennen eher auf einer Vertrautheitsreaktion als auf kontextabhängigem Erinnern basiert. Die altersbedingte Zunahme der K-Reaktionen stützt unsere Annahme, daß sich ältere Menschen beim Wiedererkennen eher auf Vertrautheitsreaktionen verlassen.

Die altersbedingten Beeinträchtigungen des episodischen Gedächtnisses finden beim semantischen Gedächtnis keine Entsprechung. Ein Vergleich jüngerer und älterer Versuchspersonen mit Hilfe standardisierter Wortschatztests deutet auf geringe Alterseinflüsse hin (z.B. Berkowitz, 1953; Salthouse, 1982). Ja, es ist nicht ungewöhnlich, daß ältere Versuchspersonen bei solchen Tests leicht besser abschneiden als jüngere Vergleichspersonen. Sich allein auf solche Tests zu verlassen, kann jedoch irreführend sein. So fanden z.B. Botwinick und Storandt (1974) heraus, daß jüngere Versuchspersonen qualitativ bessere Wortdefinitionen hervorbringen als ältere Versuchspersonen, obgleich sich ihre Ergebnisse bei Wortschatztests nicht unterscheiden. In einer Studie von Bowles und Poon (1985) schnitten ältere Versuchspersonen bei einem «umgekehrten Wortschatztest», bei dem sie auf eine gegebene Definition hin das betreffende Wort benennen sollten, schlechter ab – ein Ergebnis, das wahrscheinlich auf die bereits von Micco und Masson ermittelten Defizite zurückzuführen ist.

Wortschatztests legen also einen geringen altersbedingten Verlust des semantischen Gedächtnisses nahe. Alternativ läßt sich untersuchen, ob das Alter statt zu einem Verlust an Informationen zu einer Verlangsamung semantischer Gedächtnisprozesse führt. Howard et al. (1986) prüften das *assoziative Priming* bei jungen und älteren Versuchspersonen. Sie zeigten ihnen einzelne Wörter («Primes»), gefolgt von einem weiteren Wort oder eine Reihe willkürlich angeordneter Buchstaben (dem Zielreiz). War das zweite Element ein Wort, war es mit dem ersten Element entweder assoziiert (z. B. VOGEL→Adler) oder nicht assoziiert (z. B. VOGEL→Socke). Die Versuchspersonen sollten so rasch wie möglich entscheiden, ob es sich bei dem zweiten Element um ein Wort handelte oder nicht. Bei dieser Aufgabe entsteht typischerweise ein Priming-Effekt, da die Entscheidung bei tatsächlichen Wörtern schneller fällt, wenn das ursprüngliche Wort mit dem Zielreiz assoziiert ist. Howard et al. stellten fest, daß sich bei jüngeren Versuchspersonen auch dann ein Priming-Effekt ergibt, wenn zwischen erstem Element und Zielreiz nur 150 Millisekunden verstrichen. Ältere Menschen dagegen zeigten nur dann einen Priming-Effekt, wenn sich diese Zeit bis zu einer halben Sekunde oder mehr verlängerte. Mit anderen Worten: Ältere Versuchspersonen erfassen die Assoziationen ebenso gut wie jüngere Menschen, brauchen jedoch länger, um dieses Verstandnis zu aktiveren.

Prozedurales und implizites Gedächtnis im Alter

Früh im Leben erworbene motorische Fähigkeiten bleiben auch im Alter intakt. So sind z. B. Standardtänze bei älteren Menschen sehr beliebt, und mit den in der Jugend gelernten Schritten haben sie keinerlei Schwierigkeiten. Im Alter von 30 Jahren maß Hill (1957), wie schnell er einen aus hundert Wörtern bestehenden Absatz tippen konnte. Später, mit 55 und 80 Jahren, wiederholte er den Test, ohne zwischendurch geübt zu haben, und stellte fest, daß er seine Fähigkeit zu tippen nicht eingebüßt hatte. Salthouse (1984) hob Hills Eigenversuch auf eine formellere Ebene, indem er die Tippgeschwindigkeit von Sekretärinnen verschiedenen Alters verglich. Während sie einen auf einem Bildschirm angezeigten Absatz abtippten, wurde die Zeit zwischen den einzelnen Anschlägen gemessen. Dabei ergaben sich keine altersbedingten Unterschiede, was jedoch nicht bedeutet, daß sich das allgemeine Reaktionsvermögen bei den älteren Frauen, die bei einfachen Reaktionsaufgaben schlechter abschnitten, nicht verlangsamt hätte. Weitere Untersuchungen von Salthouse deuten darauf hin, daß die älteren Sekretärinnen die Verlangsamung ihres Reaktionsvermögens durch verfeinerte Strategien (z. B. vorausschauendes Erfassen des Textes) kompensierten.

Light und Singh (1987) prüften mögliche Altersunterschiede beim spezifisch signalisierten Abruf und beim Wortstammtest. Während beim spezifisch signalisierten Abruf ein deutlicher Alters-Effekt zutage trat, ergaben sich beim Wortstammtest nur geringe, nicht signifikante Unterschiede. Dieses Ergebnis stimmt mit einer früheren Studie von Light et al. (1986) überein, die bei Lückentests nur unbedeutende altersbedingte Unterschiede ermittelten. Andere Studien dagegen dokumentierten eine schwächere Leistung älterer Versuchspersonen bei impliziten Gedächtnisaufgaben (z. B. Chiarello & Hoyer, 1988), allerdings wurde für Alters-Effekte in diesem Bereich auch die Stichprobengröße verantwortlich gemacht.

Eine andere Studie bietet eine alternative Erklärung für altersbedingte Defizite beim impliziten Gedächtnis. Russo und Parkin (1993) testeten Versuchspersonen verschiedener Altersgruppen mit Hilfe eines *Bilderergänzungstests*. Den Versuchspersonen wurden Folgen verschwommener, allmählich schärfer werdender Bilder gezeigt, bis sie das dargestellte Objekt erkannten. Vierundzwanzig Stunden später zeigte man ihnen die ursprünglich gezeigten plus einer gleichen Anzahl neuer Bilderfolgen. Sowohl junge als auch alte Versuchspersonen erkannten die zuvor schon einmal gesehenen Bilderfolgen rascher als die neuen, doch fiel dieser Priming-Effekt bei den jungen sehr viel deutlicher aus. Auf den ersten Blick scheinen ältere Menschen also ein schwächeres implizites Gedächtnis zu haben, eine genauere Analyse legt jedoch eine andere Erklärung nahe. In der Testphase wurden die Versuchspersonen gebeten, sich die Namen der auf den Bildern dargestellten Objekte einzuprägen. Wie zu erwarten, schnitten die älteren Versuchspersonen bei dieser expliziten Gedächtnisaufgabe schlechter ab. Interessanter jedoch war die Tatsache, daß aufgrund dieser Ergebnisse bei der Auswertung zwischen den Bildfolgen zu erinnerten und nicht erinnerten Objekten unterschieden werden konnte. Wie in früheren Studien dieser Art (Parkin & Streete, 1988; Parkin & Russo, 1990) ergab sich dabei für die jungen Versuchspersonen ein größerer Priming-Effekt bei Bildern von Objekten, an die sie sich erinnern konnten, während bei den älteren Versuchspersonen ein solcher Unterschied nicht bestand. Beschränkte sich die Auswertung auf die Bilder von nicht erinnerten Gegenständen, gab es keinen signifikanten altersspezifischen Unterschied. All diese Ergebnisse lassen vermuten, daß die schwächere implizite Gedächtnisleistung älterer Menschen darauf beruht, daß sie sich bei der Lösung weniger auf das explizite Gedächtnis stützen.

Mit Hilfe einer impliziten Lernaufgabe stellten Howard und Howard (1992) einen weiteren interessanten Unterschied fest. Sie baten ihre Versuchspersonen, auf ein Sternchen zu achten, das in einem von vier Kästchen erschien, und wenn das Sternchen auftauchte, so schnell wie möglich die Taste unter dem Kästchen zu drücken. Die Versuche wurden in mehreren Blöcken durchgeführt, bei denen insgesamt zehnmal eine bestimmte Reihenfolge wiederholt wurde. Der implizite Lernerfolg wurde daran gemessen, wie schnell die Versuchspersonen die richtigen Tasten drückten, und diese Zeiten wurden mit den Reaktionen auf ein willkürliches Erscheinen des Sternchens gemessen. Das explizite Gedächtnis wiederum maßen Howard und Howard, indem sie ihre Versuchspersonen baten vorauszusagen, in welchem Kästchen das nächste Sternchen erscheinen würde. Bei der impliziten Gedächtnisleistung fanden Howard und Howard keine Unterschiede zwischen Alt und Jung, bei der expliziten Voraussage dagegen schnitten die älteren Versuchspersonen signifikant schlechter ab.

Meta-Gedächtnis

Wie in Kapitel 7 beschrieben, verstehen wir unter Meta-Gedächtnis zum einen unsere Fähigkeit, die Inhalte unseres Gedächtnisses so einzuschätzen, daß wir z. B. mit einiger Gewißheit voraussagen können, ob wir etwas, an das wir uns momentan nicht explizit erinnern können, Wiedererkennen würden. Butterfield et al. (1988) verglichen 18- und 70jährige hinsichtlich ihrer Voraussage, eine Aufgabe lösen zu können, und stellten keine Unterschiede fest; eine Folgestudie von Anooshian et al. (1989) dagegen wies bei älteren Versuchspersonen eine nachlassende Voraussagegewißheit nach. Schon vorher hatten Bruce et al. (1982) junge und ältere Versuchspersonen auf ihre Fähigkeit hin getestet, ihr Abschneiden beim Lernen von Wortlisten im vorhinein einzuschätzen. Während sich die Voraussagen nicht unterschieden, fiel die Erinnerungsleistung der Älteren deutlich geringer aus. Sie hatten sich, was ihr Erinnerungsvermögen betraf, also allzu optimistisch geäußert. Das gleiche Phänomen illustriert auch eine Studie von Lovelace und Marsh (1985), die älteren und jungen Versuchspersonen einzelne Wortpaare zeigten und sie baten einzuschätzen, wie leicht sie sich später daran erinnern würden. Bei beiden Gruppen gab es zutreffende Voraussagen, d. h. mehrere Wortpaare, die als leicht zu erinnern eingestuft wurden, wurden auch problemlos erinnert, grundsätzlich konnten die jüngeren Versuchspersonen von den «leichten» Wortpaaren jedoch mehr angeben. Ältere Versuchspersonen überschätzen ihr Gedächtnis allerdings nicht immer. Hertzog et al. (1990) z. B. baten unterschiedlich alte Versuchspersonen, ihre vermutete Leistung beim Einprägen einer kategorisierten Wortliste und eines erzählenden Textes vorauszusagen. Die älteren Versuchspersonen schnitten bei beiden Aufgaben schlechter ab und sagten dies auch präzise voraus.

Rabbitt und Abson (1991) gaben älteren Versuchspersonen vier Gedächtnisaufgaben (Wiedererkennen, Gedächtnisspanne, freies Erinnern und kumulatives Lernen) und baten sie, zwei Fragebögen zur subjektiven Einschätzung ihrer mentalen Leistungen auszufüllen. Die Gedächtnisleistung korrelierte nicht mit den eigenen Einschätzungen der Versuchspersonen. Dagegen wurden signifikante Beziehungen zwischen Gedächtnisleistung und selbsteingeschätzter Depression, Alter und Intelligenz gefunden. Ergebnisse anderer Studien über die Beziehungen zwischen Selbsteinschätzung und objektiver Gedächtnisleistung sind inkonsistent, einige deuten auf positive (z. B. Dixon & Hultsch, 1983), andere auf negative Korrelationen hin (West, 1986).

Unter Meta-Gedächtnis verstehen wir aber auch unser Verständnis davon, wie das Gedächtnis funktioniert. Loewen et al. (1990) baten junge und ältere Versuchspersonen, Fragen über die eigene Gedächtnisleistung, ihr Wissen über die Anforderungen bestimmter Aufgaben an das Gedächtnis und die Verwendung gedächtnisfördernder Strategien zu beantworten. Die älteren Versuchspersonen schätzten das eigene Gedächtnis schlechter ein und wendeten mit geringerer Wahrscheinlichkeit Enkodierungsstrategien an. Beim Wissen der Versuchspersonen über die Anforderungen an das Gedächtnis dagegen gab es keine altersspezifischen Unterschiede.

Schlüsselmerkmale des altersbedingten Gedächtnisverlusts

Ehe wir uns der Erklärung des altersbedingten Gedächtnisverlusts zuwenden, wollen wir seine Schlüsselmerkmale noch einmal zusammentragen:

- Der Kurzzeitspeicher ist nicht betroffen, es sei denn, die gestellten Aufgaben tangieren eine Komponente des Arbeitsgedächtnisses (z. B. die erweiterte Wortspanne).
- Das freie Erinnern ist deutlich beeinträchtigt.
- Das Wiedererkennungsvermögen nimmt kaum ab, verändert sich aber qualitativ, da Vertrautheitsreaktionen an Bedeutung gewinnen.
- Das semantische Gedächtnis bleibt intakt, obgleich die Zugangsgeschwindigkeit stark abnimmt.
- Es gibt einige Hinweise auf ein Nachlassen der Meta-Gedächtnisleistung.
- Das implizite Gedächtnis bleibt größtenteils intakt.

Theoretische Erklärungen des altersbedingten Gedächtnisverlusts

Die am weitesten verbreitete Erklärung führt den altersbedingten Gedächtnisverlust auf zunehmende Defizite einer für alle Schlüsselmerkmale verantwortlichen «Ressource» zurück. Eine Ressource, die dafür in Frage kommt und bisher auch am gründlichsten erforscht wurde, ist die *Verarbeitungsgeschwindigkeit*. So erklärt z. B. Salthouse (1980) die «für mentale Operationen benötigte Zeit zum grundsätzlichen Mechanismus hinter den altersspezifischen Unterschieden bei fast allen kognitiven Funktionen» (S. 61). Eine langsamere Verarbeitungszeit hätte eine Reihe offensichtlicher Konsequenzen für das Gedächtnis, so z. B. ein weniger gründliches Enkodieren, langsameres Abrufen und eine ineffizientere Organisation des zu erinnernden Materials. Die Hypothese der längeren Verarbeitungszeit ist auch deshalb so attraktiv, weil sie gut zur Entwicklung der beteiligten physiologischen Prozesse, vor allem der im Alter verlangsamten neuronalen Aktivitäten paßt (siehe z. B. Cremer & Zeef, 1987).

Experimentell wird sie von Studien unterstützt, die bei Berücksichtigung der Verarbeitungszeit eine altersbedingt reduzierte Gedächtnisleistung nachweisen (siehe z. B. Salthouse, 1985). Salthouse (1994) untersuchte die Beziehung zwischen Verarbeitungszeit, Alter und assoziativem Lernen. Die Versuchspersonen wurden gebeten, Assoziationen zwischen abstrakten Symbolen zu erlernen, wobei sich erwartungsgemäß verläßliche altersspezifische Unterschiede ergaben. Diese gingen größtenteils auf ein unzureichendes Vergessen vorheriger korrekter Reaktionen aufgrund schwächerer Kodierungen zurück, die wiederum signifikant mit der Verarbeitungsgeschwindigkeit zusammenhingen. Salthouse kam daher zu dem Schluß, daß altersbedingte Defizite beim assoziativen Lernen größtenteils auf den Folgen einer verlangsamten Verarbeitungsgeschwindigkeit beruhen, obgleich dieser Faktor nicht alle altersbezogenen Unterschiede erklären kann.

Eine weitere in diesem Zusammenhang untersuchte Ressource ist die *Aufmerksamkeit*. Dabei wurde die These aufgestellt, daß es älteren Menschen bei einfachen Aufgaben so geht wie jüngeren, die eine Doppelaufgabe ausführen müssen. Mehrere Studien haben ergeben, daß solche Doppelaufgaben die Gedächtnisleistung jüngerer Menschen tatsächlich auf ein Niveau reduzieren, das der Gedächtnisleistung älterer Menschen entspricht. Daraus wurde geschlossen, daß die Älteren stärker von geteilter Aufmerksamkeit betroffen sind. Hartley (1993) und Salthouse (1991) geben einen Überblick über die vorliegenden Studien, unterscheiden sich jedoch grundlegend in ihren Schlußfolgerungen. Während die Daten nach

Hartley für eine zentrale Bedeutung der Aufmerksamkeitsressource sprechen, sind die Ergebnisse für Salthouse zu widersprüchlich, um eindeutig in eine Richtung interpretiert zu werden.

Die Widersprüchlichkeit kommt allein schon durch unterschiedliche Aufgaben zustande. So konnten Gick et al. (1988) sowie Morris et al. (1988) bei Doppelaufgaben keine nennenswerten altersbedingten Defizite feststellen, während Craik und McDowd (1987) solche Defizite eindeutig nachwiesen. Letztere verwendeten einen Gedächtnistest, während erstere die Methode des freien Erinnerns wählten. Ergebnisse dieser Art lassen vermuten, daß es nicht einfach sein wird, den altersbedingten Gedächtnisverlust allein durch ein Nachlassen der Aufmerksamkeitsressource zu erklären. Manche Theoretiker(innen) sind ohnehin der Ansicht, daß die Vorstellung eines einheitlichen Aufmerksamkeitssystems nicht zu halten ist und für jede durchgeführte Aufgabe andere Aufmerksamkeitsmechanismen spezifiziert werden müssen. Altersbedingte Gedächtnisdefizite mit diesen revidierten Vorstellungen zu verbinden, mag gerade noch möglich sein, auch wenn sich daraus ein reichlich komplexes Bild ergibt. Wenn die Daten nahelegen, daß jede Gedächtnisaufgabe eine eigene Art von Aufmerksamkeitsressource tangiert, geht jeder Anspruch auf Generalisierbarkeit verloren.

Ein weiterer Ansatz versucht, den altersbedingten Gedächtnisverlust durch Defizite im Arbeitsgedächtnis zu erklären. Wie in Kapitel 2 dargelegt, umfaßt das Arbeitsgedächtnis eine zentrale Exekutiv-Einheit und mehrere untergeordnete Hilfssysteme. Eine Reihe von Studien (z.B. Wingfield et al., 1988) haben gezeigt, daß Aufgaben, die vorwiegend die Speicherkomponente des Arbeitsgedächtnisses (z.B. Zahlenspanne) betreffen, altersunabhängig gelöst werden, während sich bei Tests, von denen man annimmt, daß sie die zentrale Exekutiv-Einheit einbeziehen (z.B Satzspanne), altersspezifische Unterschiede ergeben (siehe z.B. Hayslip & Kenelly, 1982). Dies läßt darauf schließen, daß der normale Alterungsprozeß die Funktion der zentralen Exekutiv-Einheit schwächt.

Trotz dieser Untersuchungsergebnisse hat die Erklärung mit Hilfe des Arbeitsgedächtnisses den entscheidenden Haken, daß sie auf Vermutungen darüber beruht, welche Komponenten des Systems für welche Aufgaben zuständig sind. Außerdem haben Salthouse et al. (z.B. 1993) nachgewiesen, daß sich die aufs Arbeitsgedächtnis bezogenen altersspezifischen Unterschiede durch eine Berücksichtigung der Arbeitsgeschwindigkeit erheblich reduzieren.

Hasher und Zacks (1988) stellten die These auf, daß mit steigendem Alter die *Disinhibition* zunimmt. Darunter versteht man die Unfähigkeit, für die aktuelle Aufgabe irrelevante Informationen zu unterdrücken und nur für den Bedarfsfall im Arbeitsgedächtnis abrufbereit zu halten. Die

Disinhibition kann zu Gedächtnisproblemen führen, da zu viele irrelevante Informationen enkodiert werden oder beim Abruf mehrere Informationen konkurrieren.

Unterstützung für diesen Ansatz liefert eine als *Negativ-Priming* bezeichnete Aufgabe. Dabei werden zwei Wörter gleichzeitig präsentiert, wobei sich die Versuchspersonen nur ein Wort (den Zielreiz) einprägen sollen. Anschließend wird entweder der Zielreiz oder das andere Wort dargeboten. Erwartungsgemäß brauchen die Versuchspersonen länger, um das andere Wort zu benennen, was auf eine Reaktionsunterdrückung zurückgeführt wird. Hasher und Zacks dokumentierten ein reduziertes Negativ-Priming bei älteren Versuchspersonen und führten dies auf eine zunehmende Disinhibition im Alter zurück.

Die Disinhibition ist bekannterweise eine Funktion der Frontallappen, die, wie in Kapitel 7 dargelegt, für unser Gedächtnis von großer Bedeutung sind. Das Phänomen der altersbedingt verstärkten Disinhibition könnte daher ein Aspekt einer allgemeineren Beziehung zwischen Alterungsprozeß, Gedächtnis und Frontallappenfunktion sein.

Alter, Gedächtnis und Frontallappenfunktion

Wenn wir älter werden, nimmt die Zahl unserer Hirnzellen ab, wobei im vorderen Kortex der Verlust am größten ist. Diese Tatsache führte zu der Annahme, der normale altersbedingte Gedächtnisverlust könnte zumindest teilweise mit dem Nachlassen der mit den Frontallappen verbundenen Gedächtnisfunktionen zusammenhängen. An früherer Stelle erwähnten wir die Studie von Parkin und Walter, die für eine stärkere Bedeutung von Vertrautheitsreaktionen beim Wiedererkennen im Alter sprach. In dieser Studie wurde auch die Frontallappenfunktion geprüft, und dabei wurde eine Korrelation von vermehrten Vertrautheitsreaktionen und beeinträchtigter Frontallappenfunktion festgestellt.

Parkin et al. (1995) verglichen junge und alte Versuchspersonen mit Hilfe einer Aufgabe, die sowohl das Wiedererkennen als auch das Erinnerungsvermögen an zeitliche Reihenfolgen oder Kontextinformationen über die frühere Präsentation eines Zielreizes meßbar macht. Den Versuchspersonen wurden abwechselnd von links und rechts Listen mit Wörtern gezeigt. Später wurden die Zielreize einzeln dargeboten. Wurden sie richtig wiedererkannt, wurde gefragt, auf welcher Liste sie sich befanden und ob sie von links oder rechts präsentiert worden waren. Beim Wiedererkennen ergaben sich keine altersspezifischen Unterschiede, doch schnitten die älteren Versuchspersonen bei der Erinnerung an den zeitlichen Kontext sehr viel schlechter ab. Das Ausmaß des Defizits beim zeitlichen Kontextgedächtnis korrelierte wiederum mit Messungen der Frontallappenfunktion, obgleich sich das Ergebnis von dem von Parkin und Walter gefundenen Muster unterschied, was nahelegt, daß verschiedene Aspekte des Gedächtnisses möglicherweise mit verschiedenen Aspekten der Frontallappenfunktion zusammenhängen (siehe auch Parkin & Lawrence, 1994). Glisky et al. (1995) dokumentierten ebenfalls eine Verbindung zwischen altersbedingtem Gedächtnisverlust und Frontallappenfunktion.

Die verschiedenen Theorien zum Gedächtnisverlust im Alter

Wie wir gesehen haben, gibt es eine ganze Reihe von Ansätzen zur Erklärung des Zusammenhangs zwischen Alterungsprozeß und Gedächtnisverlust, ohne daß sich bisher eine definitive Theorie herauskristallisiert hätte. Die These von der nachlassenden Aufmerksamkeit leuchtet zwar intuitiv ein, läßt sich jedoch nur schwer aufrechterhalten, weil die Ergebnisse bei verschiedenen Gedächtnistests nicht einheitlich mit dem Alter und der geteilten Aufmerksamkeit interagieren. Auch die Erklärung durch wachsende Defizite beim Arbeitsgedächtnis wirkt plausibel, krankt jedoch an der mangelnden empirischen Überprüfbarkeit des Arbeitsgedächtnismodells, zumal letztlich nicht eindeutig nachgewiesen werden kann, welche Gedächtnisaufgaben von der zentralen Exekutiv-Einheit gesteuert werden. Zusätzlich gibt es Hinweise darauf, daß die Disinhibition mit steigendem Alter zunimmt – ein Phänomen, das bis heute nicht ausreichend untersucht worden ist.

Am meisten Unterstützung finden derzeit die Theorien, die einerseits die Verarbeitungsgeschwindigkeit und andererseits die Frontallappenfunktion in den Mittelpunkt ihrer Überlegungen stellen. Möglicherweise werden die beiden Erklärungsansätze sogar zusammenrücken. So zeigten z. B. Salthouse und Fristoe (1995), daß sich die meisten im Zusammenhang mit einem bestimmten Frontallappentest beobachteten altersspezifischen Unterschiede auf eine veränderte Verarbeitungsgeschwindigkeit zurückführen ließen. Da den meisten Tests zur Frontallappenfunktion die eine oder andere Art von Geschwindigkeitsmessung zugrunde liegt, kann es durchaus sein, daß die Verarbeitungsgeschwindigkeit tatsächlich eine zentrale Rolle spielt. Zu bedenken ist allerdings, daß die Verarbeitungsgeschwindigkeit allein die altersspezifischen Unterschiede niemals vollständig erklären konnte. Darüber hinaus gibt es Studien, die zeigen, daß verschiedene Aspekte des Gedächtnisses mit verschiedenen Messungen der Frontallappenfunktion korrelieren (z. B. Parkin & Lawrence, 1994) – ein Ergebnis, daß sich mit einer nur auf die Verarbeitungsgeschwindigkeit abhebenden Erklärung schlecht versöhnen läßt. Schließlich haben Parkin und Java (im Druck) zeigen können, daß grundlegende altersspezifische Unterschiede beim Erinnern und Wiedererkennen auch bei einer entsprechenden Berücksichtigung der Verarbeitungsgeschwindigkeit bestehen bleiben. Den altersspezifischen Gedächtnisverlust mit einem einzigen Faktor erklären zu können, erscheint daher eher unwahrscheinlich.

Die «Gedächtnisdelle»

An früherer Stelle zitierten wir John Mortimer mit der Beobachtung, daß seine Erinnerungen an die jüngere Vergangenheit unvollständiger und blasser waren als die Erinnerungen an seine Kindheit und Jugend. In diesem Abschnitt wollen wir uns Forschungsergebnisse anschauen, die diese Beobachtung bestätigen, und versuchen zu verstehen, wie es zu diesem für ältere Menschen so charakteristischen Muster kommt.

Eine Methode, die Erinnerungen einer Person an das eigene Leben zu prüfen, besteht in dem ursprünglich von dem britischen Psychologen Francis Galton eingeführten *autobiographischen Stichwortverfahren*. Bei diesem Verfahren werden den Versuchspersonen einzelne Wörter (z. B. «Fluß») genannt, und es wird gefragt, an welches persönliche Erlebnis sie dieses Wort erinnert. Abbildung 8.3 illustriert die Ergebnisse eines von Jansari und Parkin (1996) mit Hilfe dieser Methode durchgeführten Experiments mit zwei Gruppen von Versuchspersonen, die einen zwischen 56 und 60, die anderen zwischen 36 und 40 Jahre alt. Schauen Sie sich als erstes die in Form einer durchgezogenen Linien dargestellte Kurve an. Sie werden bemerken, daß beide Gruppen nur sehr spärliche Erinnerungen an Ereignisse vor dem fünften Lebensjahr wiedergaben. Dieses Phänomen ist unter der Bezeichnung *infantile Amnesie* bekannt (siehe Kapitel 10). Außerdem gibt es zwischen den beiden Gruppen zwei wichtige Unterschiede. Erstens erinnerten die jüngeren Versuchspersonen sehr viel mehr Ereignisse aus der jüngsten Vergangenheit. Und zweitens hat die Kurve bei den älteren Versuchspersonen in der Mitte eine «Delle», d. h. sie konnen sich gut an frühe Erlebnisse, aber nur relativ schwach an Ereignisse aus den mittleren Abschnitten ihres Lebens erinnern. Bei den jüngeren Versuchspersonen gibt es diese «Delle» nicht.

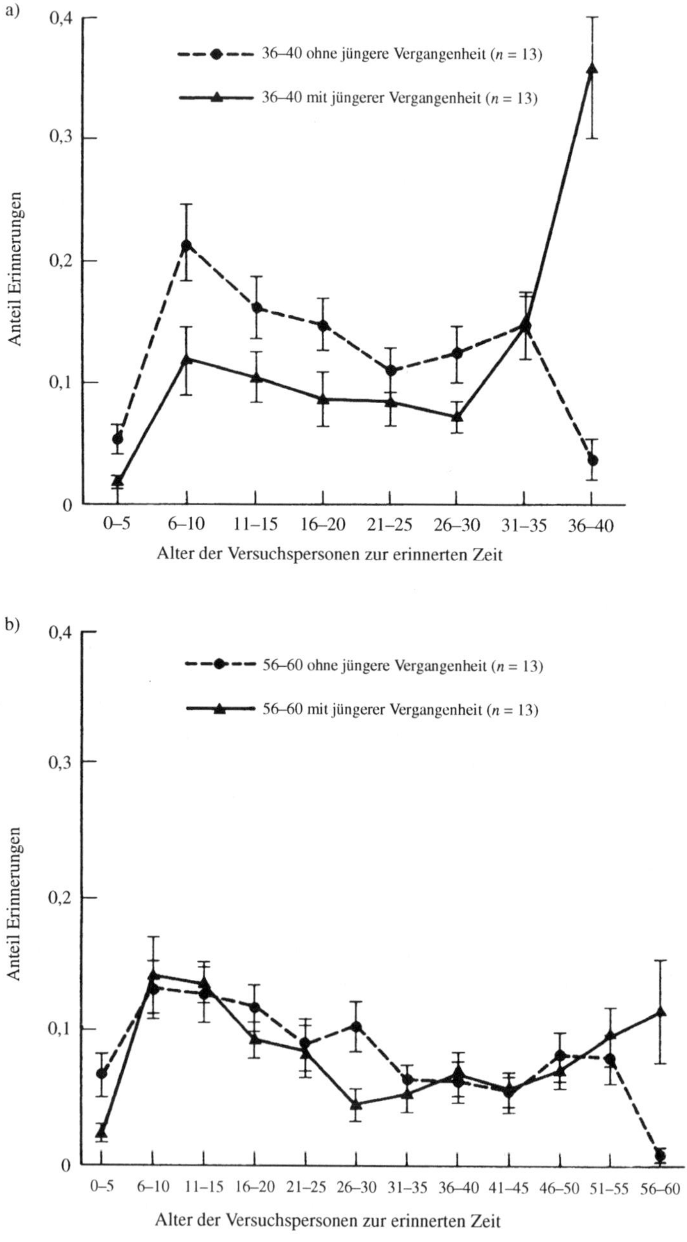

Abbildung 8.3a,b. Erinnerungen jüngerer und älterer Versuchspersonen an Ereignisse aus verschiedenen Lebensabschnitten. (Aus Jansari und Parkin, 1996)

In seiner Autobiographie schreibt Beverley Nichols: «Eigentlich sollte man allerspätestens mit fünfundzwanzig seine Lebenserinnerungen verfassen. Dieses Alter hat etwas Endgültiges, so als hätte man den Gipfel eines hohen Berges erreicht und winkte zurück in ein fernes Land, in das zurückzukehren einem von nun an nie mehr gestattet ist» (Nichols, 1926, S. 9). Nichols bringt zum Ausdruck, daß unsere Jugendzeit etwas ganz Besonderes hat, das sie von allen späteren Lebensabschnitten unterscheidet. Eine ähnliche Ansicht liegt auch einem Erklärungsversuch für die sogenannte Gedächtnisdelle zugrunde: Es wird vermutet, daß wir im späteren Leben einen Prozeß des Lebensrückblicks durchlaufen und uns dabei wegen dessen Bedeutung für unsere persönliche Identität auf Ereignisse aus unserer Jugend und frühen Erwachsenenzeit konzentrieren (siehe z.B. Fitzgerald, 1992; Romaniuk, 1981).

Neuere Forschungsergebnisse deuten jedoch eher darauf hin, daß die «Gedächtnisdelle» einen wesentlich banaleren Ursprung hat. Abbildung 8.3 macht deutlich, daß junge Menschen eine starke Neigung haben, Ereignisse aus der jüngsten Vergangenheit zu erzählen, während dies bei älteren Menschen nicht der Fall ist. Das autobiographische Stichwortverfahren sieht jedoch eine feste Anzahl von Stichwörtern vor, und es ist nur eine Erinnerung pro Stichwort erlaubt, so daß jüngere Versuchspersonen weniger Gelegenheit haben, Ereignisse aus früheren Lebensabschnitten wiederzugeben. Die Abwesenheit der «Gedächtnisdelle» bei der jüngeren Gruppe könnte deshalb lediglich ein durch die spezifische Stichprobenzusammensetzung entstandenes Artefakt sein, da jüngere Versuchspersonen sich einfach seltener für den Abruf früherer Erinnerungen entscheiden.

Um diese Idee zu überprüfen, wiederholten Jansari und ich das Experiment, baten die Versuchspersonen jedoch von Anfang an, Ereignisse aus der jüngsten Vergangenheit außen vor zu lassen. Die bei diesem Versuch gewonnenen Daten sind in Form einer gestrichelten Linien wiedergegeben. Wie zu erwarten, hatten die geänderten Versuchsbedingungen wenig Auswirkungen auf die ältere Gruppe, führten jedoch zu einer deutlich erkennbaren «Gedächtnisdelle» bei den Jüngeren – ein Ergebnis, das sich nicht mit der «Lebensrückblick»-These vereinbaren läßt, da diese das Phänomen mit dem steigenden Alter verbindet. Statt dessen spricht es für die weniger spektakuläre Erklärung, daß bei jüngeren Versuchspersonen die Neigung besteht, bevorzugt Ereignisse aus der jüngsten Vergangenheit zu nennen.

Damit ist allerdings noch nicht erklärt, warum junge ebenso wie alte Menschen die Erinnerungen aus ihrem frühen Leben besonders gut behalten. Möglich wäre, daß frühe Erinnerungen (erste Liebesbeziehung, Beginn des Studiums etc.) spezifische Komponenten besitzen, die sie für den Abruf leichter erreichbar machen, absolut gesehen unterscheiden sich diese Erinnerungen jedoch nicht von denen aus späteren Lebensphasen. Jansari (1995) bat eine Gruppe von Versuchspersonen, Erinnerungen über die gleiche Art von Ereignis (z. B. eine Hochzeit) aus verschiedenen Lebensphasen abzurufen und stellte fest, daß die früheren Erinnerungen nicht nur am stärksten waren, sondern auch am schnellsten abgerufen werden konnten und auch reicher an Details waren als die aus späteren Lebensabschnitten.

Bisher ist nicht klar, warum frühere Erinnerungen leichter erreichbar sind, möglicherweise unterscheiden sie sich jedoch in ihrem Status von späteren Erinnerungen. Es kann sein, daß sie eher für unser Wissen über uns selbst stehen, also identitäts-stiftende Aussagen und nicht bloß Erinnerungen an spezifische Ereignisse sind. Unterstützt wird diese Vorstellung durch eine Studie von Nigro und Neisser (1983), die ihre Versuchspersonen zwischen zwei Arten von Erinnerungen, nämlich zwischen Beobachtungs- und Felderinnerungen, unterscheiden ließen. Bei einer *Beobachtungserinnerung* sieht man sich selbst in einer Situation handeln, während man bei einer *Felderinnerung* das Gefühl hat, mitten in der gleichen Situation zu stehen und das Gleiche zu sehen wie damals. Nigro und Neisser berichten, daß Erinnerungen an die jüngere Vergangenheit eher die Form von Felderinnerungen annehmen, was vermuten läßt, daß Erinnerungen im Alter ihre Form verändern können.

Gedächtnis im Alter: Wer rastet, der rostet?

Ältere Menschen fragen häufig, ob sie ihre Gedächtnisleistung verbessern können, indem sie geistig aktiv bleiben. Andere wiederum sind besorgt, daß häufige geistige Anstrengung eher zur Erschöpfung ihrer Ressourcen führen und ihrer Gedächtnisleistung schaden könnte. Und wieder andere fragen, ob ihr Gedächtnis nachläßt, wenn es nicht ständig gefordert wird.

Erste Antworten auf diese Fragen finden wir in der Literatur über Versuche mit Tieren. Eine Reihe von Studien haben die Auswirkungen einer an Reizen armen bzw. reichen Umwelt auf die Hirnentwicklung von Tieren zu erforschen versucht. In einer Studie wurden Ratten entweder in einer Umgebung mit vielfältiger Stimulation oder in einer stimulationsarmen Umgebung aufgezogen. Erstere entwickelten deutlich mehr Neuronen, was nahelegt, daß an Stimulation reiche Umgebungen den Verlust von Neuronen in späteren Lebensphasen verlangsamen können (z. B. Cohen, 1990).

Studien dieser Art lassen sich mit Menschen natürlich nicht durchführen, doch auch aus der Beobachtung von in verschiedenen Umgebungen lebenden Menschen im Ruhestand können wir wichtige Einsichten gewinnen. Für viele ältere Menschen ist der Ruhestand eine willkommene Gelegenheit, neue Erfahrungen zu sammeln, manche besuchen gar die Universität des dritten Lebensalters, oder sie engagieren sich in der eher traditionellen Rolle der Großeltern. Andere haben weniger Glück und leben in Pflegeheimen, wo vieles Routine ist und es außer Fernsehen und Gesellschaftsspielen wenig Anregungen gibt. Viele in Heimen untergebrachte Personen leiden unter einer Demenz-Erkrankung, doch gibt es auch eine signifikante Anzahl älterer Menschen, die geistig durchaus noch aktiv sind und nur wegen ihrer körperlichen Gebrechlichkeit ins Heim kommen.

Mehrere Studien untersuchten die Beziehung zwischen Umgebung und Gedächtnisleistung im Alter. Winocur (1982) berichtet, daß in Heimen lebende ältere Menschen bei Gedächtnistests schlechter abschneiden als ihre zu Hause wohnenden Altersgenoss(innen). Craik und McDowd (1987) verglichen die Gedächtnisleistungen älterer Menschen, die zu Hause, in einer auf kulturelle und geistige Anregungen großen Wert legenden Einrichtung oder in einem Heim mit wenig Freizeitangeboten lebten. Zwischen den ersten beiden Gruppen ergaben sich wenig Unterschiede, die letzte Gruppe dagegen zeigte eine deutlich schlechtere Gedächtnisleistung. Cockburn und Smith (1993) untersuchten das prospektive Gedächtnis (die Erinnerung an beabsichtigte Handlungen) bei älteren Menschen, die zu verschiedenen Zeitpunkten ihres Lebens ins Pflegeheim gekommen waren. Bei denen, die schon sehr früh ins Heim übergesiedelt waren, war die Gedächtnisleistung am schlechtesten. In solchen Heimen ist der Tagesablauf sehr stark an einer immer wiederkehrenden Routine ausgerichtet, so daß dieses Ergebnis nicht überraschen mag. Für die Vorstellung, daß ein Leben im Heim bestimmte Gedächtnisfunktionen verkümmern läßt, spricht auch eine Studie von Holland und Rabbitt (1991), die berichten, daß in Heimen lebende alte Menschen in ihren Gedanken häufig mit der Vergangenheit beschäftigt sind.

Die Schlußfolgerung aus diesen Ergebnissen ist klar: Ältere Menschen sind am besten beraten, wenn sie geistig aktiv bleiben.

Gedächtnis und Demenz

Der Begriff Demenz steht für den allmählichen Verfall geistiger Fähigkeiten infolge einer degenerativen Hirnschädigung. Gemessen wird sie in der Regel mit Tests wie dem *Clinical Dementia Rating* (CDR) (Hughes et al.,

1982). Sowohl die Patientin bzw. der Patient als auch eine Pflegeperson werden zu verschiedenen Themen wie Gedächtnisleistung, Orientierungsvermögen, Urteilsfähigkeit und eigene Körperpflege befragt. Die Ergebnisse werden zu einem Punktwert zusammengefaßt. Auf der Skala stehen 0 Punkte für «keine Demenz» und 3 Punkte für «schwere Demenz».

Die häufigste Form von Demenz ist die Alzheimersche Krankheit (AK), auch *Demenz vom Alzheimer Typ* genannt. Senile Plaques und Degenerationsfibrillen im Zytoplasma der Nervenzellen sind für diese Erkrankung charakteristisch. Der zeitliche Verlauf ist individuell sehr unterschiedlich; zuerst bemerkt wird die Störung meist dann, wenn es zu Gedächtnis- und Wortfindungsstörungen kommt (Skalen-Wert 0,5). Schreitet die Krankheit voran, und wird ein Skalen-Wert von 2,0 erreicht, kommen die Patient(innen) nicht mehr allein zurecht und brauchen bei vielen alltäglichen Verrichtungen wie dem Anziehen fremde Hilfe. Bei einem Skalen-Wert von 3,0 ist das Gedächtnis so schwer beeinträchtigt, daß die Erkrankten ihre engen Verwandten oder gar ihr eigenes Spiegelbild nicht Wiedererkennen.

Frühe, mit der AK verbundene Gedächtnisstörungen machen sich bei Tests des episodischen Gedächtnisses besonders bemerkbar, so daß diese Tests eine gute Möglichkeit bieten, AK-Patient(innen) von anderen Personen zu unterscheiden. Knopman und Ryberg (1989) baten AK-Patient(innen) sowie eine aus gesunden Personen bestehende Kontrollgruppe, sich eine Liste mit zehn Wörtern einzuprägen und, um die Kodierung zu vertiefen, mit jedem der zehn Wörter jeweils einen Satz zu bilden. Das Verfahren wurde wiederholt, nach fünf Minuten wurden die Versuchspersonen aufgefordert, die Wörter aus dem Gedächtnis abzurufen. Durch die bei diesem Test erreichten Punkte konnten AK-Patient(innen) zuverlässig (mit einer Wahrscheinlichkeit von 0,95) von den Kontrollpersonen unterschieden werden. Andere Tests (z.B. Hart et al., 1988) legen nahe, daß AK-Patient(innen) selbst dann, wenn sie neue episodische Informationen lernen, diese sehr rasch wieder vergessen – ein Ergebnis, das jedoch kontrovers diskutiert wird (siehe Brand & Rich, 1995).

Weniger umstritten ist, daß AK-Patient(innen) abnorm hohe «Intrusionen» aufweisen (siehe z. B. Fuld et al., 1982; Jacobs et al., 1990). Der Begriff «Intrusion» wird in diesem Kontext eher locker gefaßt und bezieht sich auf das Generieren falscher Informationen während des Abrufs bzw. die Verwechslung von Ablenkungsreizen und Zielreizen («falscher Alarm») bei Wiedererkennungstests. Interessanterweise gilt dieser hohe Grad an Intrusion für AK-Patient(innen) als «pathognomisch», da sie die Erkrankung von anderen Formen der Demenz unterscheidet. Wir werden später noch einmal auf diesen Punkt zurückkommen.

In Kapitel 6 haben wir gesehen, daß die Gedächtnisspanne vom amnestischen Syndrom weitgehend unbeeinflußt bleibt, was für eine selektive

Bewahrung des KZS spricht. Bei der AK ist dies leider nicht der Fall. So stellte z. B. Corkin (1982) fest, daß Patient(innen) mit einer schweren Demenz auch eine schlechtere Gedächtnisspanne hatten. In Kapitel 2 stellten wir ein Gedächtnismodell vor, das dem primären Gedächtnis die Funktion einer zentralen Exekutive mit zwei Hilfssystemen zuschreibt. Baddeley et al. (1991) fanden eine Lernaufgabe (das Kontakthalten zu einem rotierenden Ziel, siehe Kapitel 6), die AK-Patient(innen) mit dem gleichen Erfolg ausführen können wie gesunde Kontrollpersonen. Auch bei der Zahlenspanne konnten die Leistungen angeglichen werden. Als sie die beiden Gruppen von Versuchspersonen jedoch baten, beide Aufgaben gleichzeitig auszuführen, schnitten die AK-Patient(innen) deutlich schlechter ab, während die gesunden Kontrollpersonen mit dieser Doppelaufgabe weniger Schwierigkeiten hatten. Baddeley et al. interpretieren das Ergebnis so, daß die zentrale Exekutiv-Einheit durch die AK beeinträchtigt ist und die Reaktionen auf die beiden Aufgaben deshalb nicht mehr koordinieren kann. Unterstützung erfährt diese These durch eine Studie von Becker (1988), der feststellte, daß das Gedächtnisdefizit bei der AK zwei Komponenten zu haben scheint: eine Komponente, welche die Funktion der zentralen Exekutiv-Einheit betrifft, und eine zweite, die das episodische Gedächtnis in Mitleidenschaft zieht.

Auch im Bereich des semantischen Gedächtnisses unterscheidet sich der Gedächtnisverlust bei AK von dem bei einer Amnesie. Wie wir gesehen haben, zeigen Amnestiker(innen) in diesem Bereich keine signifikanten Defizite, während AK-Patient(innen) mit dem semantischen Gedächtnis große Probleme haben. Besonders deutlich wird dies bei Bilderkennungsaufgaben. Zeigt man ihnen z. B. Bilder von Tieren, antworten sie häufig ganz allgemein mit «Tier» oder nennen irgendeinen assoziierten Tiernamen. Einige Forscher(innen) nehmen deshalb an, daß das semantische Gedächtnis im Zuge einer Alzheimer-Demenz gestört ist und nur ganz grobe Informationen davon ausgenommen sind. Nebes et al. (z. B. Nebes, 1989; Nebes et al., 1986) dagegen kamen zu dem Schluß, daß AK-Patient(innen) in Wirklichkeit in ihren Reaktionen bloß verlangsamt sind – eine Folgerung, die an Salthouses Interpretation der normalen altersbedingten Veränderungen bei kognitiven Funktionen denken läßt. Nebes et al. zeigten ihren Versuchspersonen ein von einer Buchstabenreihe gefolgtes Wort und baten sie zu entscheiden, ob es sich bei der Buchstabenreihe um ein echtes Wort handelte oder nicht. Gesunde Kontrollpersonen haben schnellere Reaktionszeiten, wenn die beiden Wörter inhaltlich verbunden sind (z. B. TISCH»Stuhl). Nebes et al. (1986) wiesen diesen assoziativen Priming-Effekt auch für AK-Patient(innen) nach, vorausgesetzt, zwischen Ausgangsreiz und Buchstabenfolge wurde den Versuchspersonen ausreichend lange Zeit gelassen. Nach diesem Ergebnis mangelt es also nicht an der Assoziationsfähigkeit des semantischen Gedächtnisses. Das Defizit liegt vielmehr in der Zeit begründet, die gebraucht wird, um die entsprechenden Assoziationen zu aktivieren.

Die Arbeiten von Chan et al. (1993a, b) dagegen sprechen für eine Desorganisation des semantischen Gedächtnisses infolge einer Demenz vom Alzheimer-Typ. Sie interessierten sich dafür, wie AK-Patient(innen) sowie Kontrollpersonen Ähnlichkeiten und Unterschiede zwischen verschiedenen Tierarten wiedergeben. Um dies zu klären, stellten sie ihren Versuchspersonen direkte Fragen (z. B., welche zwei von drei Tieren sich am ähnlichsten seien). Gleichzeitig nahmen sie indirekte Messungen in Form eines verbalen Flüssigkeitstests vor, d. h. sie maßen die Tendenz, ähnliche Tierarten in Folge zu erinnern). Dabei stellte sich heraus, daß die Tier-Repräsentationen von AK-Patient(innen) weniger genau waren, weil sie sich vornehmlich auf Wahrnehmungsmerkmale verließen und abstrakte Merkmale wie die Frage, ob es sich um Haustiere handelte oder nicht, für sie keine Rolle spielten (siehe auch Chan et al., 1995).

Alles in allem scheint das semantische Gedächtnis bei AK-Patient(innen) desorganisiert zu sein, was sich auch auf die Leistung des episodischen Gedächtnisses auswirkt. Bietet man gesunden Versuchspersonen eine Wörterliste mit Items aus verschiedenen Kategorien dar, nutzen sie diese Tatsache, um ihre Gedächtnisleistung zu optimieren. Weingartner et al. (1982) fanden jedoch keinerlei Hinweise auf die Anwendung dieser Taktik bei AK-Patient(innen), was nahelegt, daß sie nicht in der Lage sind, solche Kategorien effektiv zu nutzen.

Das große Interesse am impliziten Gedächtnis hat unweigerlich auch zu entsprechenden Experimenten mit AK-Patient(innen) geführt, die wiederum wichtige Unterschiede zwischen Demenz von Alzheimer-Typ und Amnesie ergaben. In Kapitel 3 haben wir den Wortstammtest beschrieben. Um es kurz zu rekapitulieren: Bei diesem Test wird z. B. das ursprünglich dargebotene Wort GRUND in der Testphase unvollständig mit GRU__? wiedergegeben, und die Versuchspersonen werden gebeten, das erste Wort zu nennen, das ihnen in den Sinn kommt. Ein Wiederholungs-Priming liegt vor, wenn GRUND häufiger genannt wird, als dies bei einer Zufallsrate der Fall wäre. In Kapitel 6 haben wir gesehen, daß Amnestiker(innen) bei dieser Aufgabe gut abschneiden (siehe z. B. Graf & Schacter, 1985); bei AK-Patient(innen) ist das Gegenteil der Fall (siehe z. B. Shimamura & Squire, 1987). Einige Studien (z. B. Grosse et al., 1990) stellten die These auf, daß die Elaboration in der Lernphase bei AK-Patient(innen) unzureichend ist; andere demonstrierten, daß das laute Vorlesen der Wörter AK-Patient(innen) zu einem normalen Priming verhilft (Downes et al., 1996). Andere Messungen des impliziten Gedächtnisses weisen im Gegensatz dazu auf ein normales Abschneiden von AK-Patient(innen) hin. In einem

Versuch von Bondi und Kaszniak (1991) z. B. erzielten AK-Patient(innen), die beim Wortstammtest versagt hatten, beim Kontakthalten zu einem rotieren Ziel normale Ergebnisse. Wird Versuchspersonen ein ungewöhnliches Beispiel für eine Kategorie gezeigt (z. B. eine Tuba für die Kategorie «Musikinstrumente»), und werden sie anschließend aufgefordert, Beispiele für diese Kategorie zu nennen, werden sie das ungewöhnliche Beispiel häufiger nennen als Personen, die es vorher nicht gesehen hatten – ein Phänomen, das als *konzeptuelles Priming* bezeichnet wird. Monti et al. (1996) überprüften dies an einer Gruppe von AK-Patient(innen) und stellten fest, daß es im Vergleich zu gesunden Kontrollpersonen beeinträchtigt war.

Die Demenz von Alzheimer-Typ führt auch zu einer starken retrograden Amnesie, die in der Regel ein zeitliches Gefälle aufweist. Beatty et al. (1988) z. B. fanden heraus, daß AK-Patient(innen) beim BRMT die Fragen zu früheren Jahrzehnten sehr viel besser beantworten konnten als die Fragen zu den 70er und 80er Jahre des 20. Jahrhunderts. Auch Kopelman (1989) fand deutliche Hinweise auf ein zeitliches Gefälle bei verschiedenen Messungen des Gedächtnisses für die weiter zurückliegende Vergangenheit. Nicht alle Studien konnten jedoch einen zeitlichen Gradienten nachweisen (siehe z. B. Wilson et al., 1981). Die Gründe dafür konnten bisher nicht geklärt werden; Unterschiede in der Form der Tests bzw. in der Schwere der Demenz sind mögliche Erklärungen.

Andere Formen von Demenz

Obgleich der Begriff «Demenz» häufig mit der Demenz von Alzheimer-Typ gleichgesetzt wird, ist es wichtig, darauf hinzuweisen, daß darüber hinaus zahlreiche andere Formen von Demenz auftreten. Am häufigsten ist die *Multiinfarktdemenz* (MID), eine Form der *vaskulären Demenz*, die von schweren Durchblutungsstörungen im Gehirn ausgelöst wird. Es ist nicht immer einfach, zwischen anderen Formen der Demenz und der Alzheimerschen Krankheit zu unterscheiden, die neuere Gedächtnisforschung hat jedoch einen wichtigen Unterschied aufgezeigt. Wie wir bereits gesehen haben, ist das Wiedererkennungsvermögen von AK-Patient(innen) durch zahlreiche Verwechslungen von Zielreiz und Ablenkungsreiz («falscher Alarm») gekennzeichnet. Meine Kollegin Elizabeth Judge und ich überprüften die These, daß sich MID- und AK-Patient(innen) in dieser Hinsicht unterscheiden, indem wir die Ergebnisse entsprechender Stichproben miteinander verglichen. Abbildung 8.4 illustriert den dramatischen

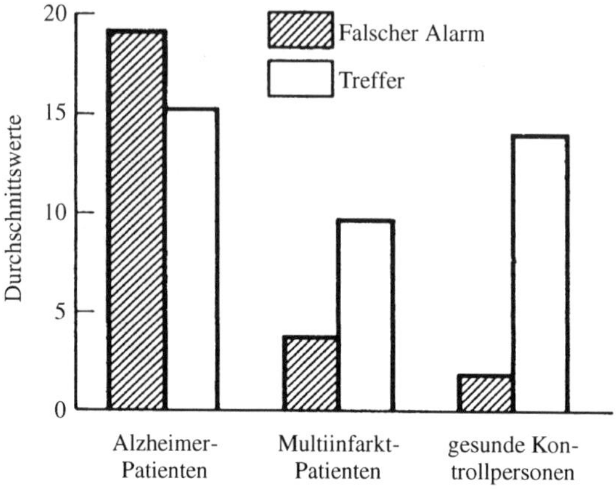

Abbildung 8.4. Durchschnittswerte für Treffer und «falschen Alarm» beim Wiedererkennungstest bei Demenz vom Alzheimer-Typ, Multiinfarktdemenz und gesunden Kontrollpersonen. (Aus Judge & Parkin, im Druck)

Unterschied. Während die AK-Patient(innen) einige Treffer erzielten, aber noch häufiger «falschen Alarm» gaben, zeigte die MID-Gruppe das umgekehrte Muster. In Kapitel 7 haben wir gesehen, daß eine hohe Anzahl falscher Treffer auch für Patient(innen) mit Frontallappenläsion charakteristisch ist; möglicherweise liegt hier das gleiche Defizit zugrunde.

Die Diagnose einer Demenz wird oft durch eine als *Pseudodemenz* bezeichnete Störung erschwert. Dieser Begriff bezieht sich auf ein Verhalten, das die Symptome einer Demenz nachzuahmen versucht und vor allem bei Menschen auftritt, die unter Depressionen leiden. Eine Pseudodemenz kann von einer echten Demenz mitunter schwer zu unterscheiden sein; bei fünf bis fünfzehn Prozent «dementer» Patient(innen) stellt sich heraus, daß sie in Wirklichkeit depressiv sind. Interessanterweise hat die Forschung gezeigt, daß Patient(innen) mit Pseudodemenz – anders als Personen, die unter der Demenz vom Alzheimer-Typ leiden – bei Wiedererkennungstests sehr zurückhaltend reagieren und eher selten «falschen Alarm» auslösen (Gainotti & Marra, 1994). Wie wir gesehen haben, trifft dies allerdings auch auf MID-Patient(innen) zu. Das Ergebnis bei einem Wiedererkennungstest kann daher nicht eindeutig eine Form von echter Demenz von der Pseudodemenz unterscheiden.

Darüber hinaus kann es auch im Zuge anderer Erkrankungen wie Multipler Sklerose, progressiver supranukleärer Lähmung, Huntington-Chorea, Parkinsonscher Krankheit und HIV-Infektion zu einer Demenz kommen. Diese Erkrankungen werden als *subkortikale Demenzen* bezeichnet, weil man davon ausgeht, daß sie durch Funktionsstörungen in Bereichen außerhalb der Großhirnrinde entstehen. Brandt und Rich (1995) haben sie verglichen und eine Reihe wichtiger Unterschiede festgestellt. Am auffälligsten sind die Unterschiede zwischen der Demenz von Alzheimer-Typ und der durch Huntington-Chorea (HC) ausgelösten Demenz. Während AK-Patient(innen) beim Wortstamm-Priming beeinträchtigt sind, können sie bei anderen Formen des impliziten Lernens wie dem Kontakthalten mit einem rotierenden Ziel durchaus normal abschneiden. Genau das Gegenteil scheint bei HC-Patient(innen) der Fall zu sein: Sie erzielen beim Wortstammtest normale Ergebnisse, weisen aber beachtliche Störungen beim prozeduralen Gedächtnis auf, was wiederum dafür spricht, daß wir das implizite Gedächtnis nicht als einzelne Größe betrachten dürfen.

Die Gedächtnisleistung nimmt mit dem Alter unweigerlich ab, wenn auch auf sehr unterschiedliche Weise. Auf den Kurzzeitspeicher, das semantische Gedächtnis und das implizite Gedächtnis hat der Alterungsprozeß wenig Einfluß, während es bei der Leistungsfähigkeit des expliziten Gedächtnisses einen deutlichen Rückgang gibt. Das Erinnerungsvermögen ist am stärksten betroffen. Das Wiedererkennungsvermögen dagegen nimmt im Alter nicht dramatisch ab, verändert sich aber qualitativ, indem es sich zunehmend auf Vertrautheitsreaktionen stützt. Der altersbedingte Gedächtnisschwund wird verschiedentlich auf Defizite verschiedener Ressourcen wie Aufmerksamkeit oder Verarbeitungsgeschwindigkeit bzw. auf einen ebenfalls für das Alter charakteristischen Rückgang der Frontallappenfunktion zurückgeführt. Bei der Alzheimerschen Krankheit und anderen Formen der Demenz ist das Gedächtnis besonders schwer gestört. Anders als Amnestiker(innen) haben Alzheimer-Patient(innen) auch mit dem expliziten und impliziten Gedächtnis Probleme. Die meisten Demenzen sind der Alzheimerschen Krankheit ähnlich, doch gibt es einige wichtige Unterschiede.

9. Vorübergehende Gedächtnisstörungen

In den bisherigen Kapiteln haben wir uns ausschließlich mit dauerhaften Beeinträchtigungen der Gedächtnisleistung befaßt. Es gibt jedoch eine Reihe von Gedächtnisstörungen, die nur vorübergehend auftreten. Sie werden danach unterschieden, ob sie durch eine organische Funktionsstörung im Gehirn hervorgerufen wurden oder eine psychische Ursache haben. Letztere werden unter der Bezeichnung *psychogene Amnesien* zusammengefaßt und sollen in Kapitel 10 ausführlich besprochen werden. In diesem Kapitel wollen wir uns mit den vorübergehenden Gedächtnisstörungen organischer Herkunft beschäftigen.

Transitorische Globalamnesie

Regard und Landis (1984) berichteten von einem gesunden 40jährigen Polizisten, der beim Training in einem Fitneß-Studio plötzlich in Verwirrung geriet. An seinen Arbeitsplatz zurückgekehrt, stellte er seinen Kollegen, um sich zu orientieren, immer wieder die gleichen Fragen. Sein Arzt fand keine Anzeichen für eine neurologische Erkrankung. Der Mann war jedoch so davon überzeugt, daß mit ihm etwas nicht stimmte, daß er anschließend durch den dichten Verkehr direkt ins Krankenhaus fuhr. Eine Computertomographie sowie andere neurologische Untersuchungen ergaben keinen Hinweis auf irgendwelche Abnormalitäten, psychologische Tests dagegen wiesen auf eine schwere Gedächtnisstörung hin. Der Patient wußte, wer er war und wo er sich befand, war jedoch zeitlich vollständig desorientiert und hatte für die vorangegangenen Monate eine starke retrograde Amnesie. Er zeigte sich besorgt über seinen Zustand und konfabulierte nicht. Mit Hilfe weiterer Tests wurde eine schwere anterograde Amnesie diagnostiziert. Von einer 15 Wörter umfassenden Liste konnte er

40 Minuten später kein einziges Wort mehr wiedergeben, bei einem visuellen Test schnitt er nur minimal besser ab. Im Gegensatz dazu bewegte sich sein Ergebnis bei der Zahlenspanne im normalen Bereich, alle anderen geistigen Fähigkeiten waren normal. Neun Stunden später war seine retrograde Amnesie soweit zurückgegangen, daß nur noch sein Gedächtnis für die letzten beiden Tage beeinträchtigt war, die anterograden Defizite dagegen waren unverändert. 72 Stunden später hatte sich auch das anterograde Gedächtnis wieder normalisiert, und einen Monat nach dieser amnestischen Episode gab es keinerlei Anzeichen mehr für eine Gedächtnisstörung.

Der Fall ist typisch für eine Störung, die als *transitorische Globalamnesie* (TGA) bezeichnet wird. Ihre wichtigsten Merkmale lassen sich wie folgt zusammenfassen:

- Plötzliches Einsetzen einer anterograden Amnesie, gepaart mit einer retrograden Amnesie für die jüngere Vergangenheit.
- Zeitliche Desorientierung, doch kein Verlust der persönlichen Identität.
- Den Patient(innen) ist in der Regel (aber längst nicht immer) ihre Gedächtnisstörung bewußt.
- Wiederholen immer gleicher Fragen, stereotype Reaktionen.
- Keine Beeinträchtigung anderer psychischer Funktionen.
- Kurze Dauer (mehrere Minuten, Stunden oder Tage), durchschnittlich etwa fünf Stunden. (Goldenberg, 1995)

Über die Ätiologie der TGA ist einiges bekannt. Die Betroffenen sind ansonsten in der Regel völlig gesund und zwischen 50 und 70 Jahre alt (siehe z. B. Hodges, 1991). Die Häufigkeit ist zwischen Frauen und Männern gleich verteilt und mit weniger als zwei Prozent einer typischen Population neurologischer Patient(innen) relativ gering. In der allgemeinen Bevölkerung erkranken durchschnittlich 4 von 100.000 Personen an einer transitorischen Globalamnesie, der die unterschiedlichsten Geschehnisse (Temperaturschwankungen wie z. B. durch eine kalte Dusche, starke körperliche Belastungen wie z. B. durch sportliches Training, der Verzehr einer üppigen Mahlzeit, intensiver Geschlechtsverkehr) vorausgehen können. Darüber hinaus sind mit der TGA verschiedene Toxine in Verbindung gebracht worden, darunter vor allem Clioquinol, bis zu dessen Verbot ein aktiver Bestandteil vieler Durchfallmittel. 1966 wurde nach einer Hochwasserkatastrophe in Japan zur Bekämpfung der Ruhr großflächig Clioquinol verteilt. Mehr als 100 Menschen berichteten daraufhin von TGA-ähnlichen Symptomen. Mumenthaler et al. (1979) berichteten von mehreren Fällen in Europa, u.a. von einer Studentin, die während einer Parisreise Durchfall bekam, die vorgeschriebene Dosis clioquinolhaltiger

Tabletten nahm und sich bei ihrer Rückkehr gar nicht mehr an ihren Urlaub erinnern konnte.

Die genaue Ursache der TGA ist noch unbekannt. Bisher wurden zwei Theorien aufgestellt. Die erste erklärt die TGA durch die sogenannte *Ausbreitungsdämpfung* («Spreading depression») – ein Phänomen, bei dem Nervenzellen depolarisiert und dadurch funktionsuntüchtig werden. Für die Gültigkeit dieser Theorie gibt es bisher allerdings nur indirekte Hinweise. So besteht eine starke Assoziation zwischen Migräne und TGA. 20 Prozent aller Betroffenen leiden unter beiden Störungen (siehe z.B. Hodges & Warlow, 1990). Studien über Migräne-Patient(innen) zeigen, daß zwischen ihren Hirnfunktionsstörungen und denen bei experimentell einer Ausbreitungsdämpfung ausgesetzten Tieren Ähnlichkeiten bestehen. Problematisch an dieser Theorie ist jedoch, daß Faktoren, von denen man weiß, daß sie einer TGA vorausgehen (z. B. körperliche Anstrengung) nicht mit einer Migräne assoziiert werden und umgekehrt (Goldenberg, 1995).

Die zweite Theorie begreift die TGA als eine Form der *transitorischen zerebralen Ischämie*, die durch eine vorübergehend reduzierte Blutversorgung in den für die Gedächtnisleistung ausschlaggebenden Regionen des Gehirns ausgelöst wird. Problematisch ist jedoch, daß es unter diesen Umständen parallel zu anderen Erkrankungen des Hirnkreislaufs zu einem häufigeren Auftreten von TGA kommen müßte. Nach dem 70. Lebensjahr, einem Alter, in dem Erkrankungen wie die Atherosklerose dramatisch zunehmen, kommt es jedoch nur noch selten zu einer TGA.

Mit welcher Theorie man die TGA auch immer erklären mag – unklar bleibt, welche der für die Gedächtnisfunktion wesentlichen Hirnregionen bei dieser Erkrankung betroffen sind. Neuere Studien mit Hilfe bildgebender Verfahren deuten auf eine Beteiligung der Temporallappen hin; andere Studien sprechen dafür, daß primär der Thalamus (Hodges, 21994) oder die Frontallappen (Baron et al., 1994) betroffen sind.

Gedächtnisstörungen bei Epilepsie

Von einer Epilepsie betroffene Patient(innen) erleiden immer wiederkehrende Anfälle, die nach ihrer Schwere und Form unterschieden werden. Der Begriff *Grand mal* bezeichnet einen Anfall, bei dem die Patientin bzw. der Patient zu Boden fällt und das Bewußtsein verliert. Der Körper versteift sich, die Zähne sind fest zusammengebissen. In der darauffolgenden zweiten Phase treten zuckende Bewegungen auf, die sich allmählich verlangsamen, bis die Patientin bzw. der Patient sich endlich entspannt. Nach einem solchen Anfall kehrt das Bewußtsein nur allmählich wieder, anfangs herrscht häufig ein Gefühl der Verwirrung vor. Die Betroffenen können sich hinterher nicht an die Ereignisse während des Anfalls (*kritisches Stadium*) erinnern, und auch die Ereignisse an die Zeit nach dem Anfall (*postkritisches Stadium*) sind eher vage. Im postkritischen Stadium kann es außerdem zu einem als *Automatismus* bezeichnetes Phänomen kommen: Die Person ist fähig, auch komplexere Handlungen auszuführen, ohne dabei irgendeine Willenskraft einzusetzen oder sich später an diese Handlungen erinnern zu können. Unter die Bezeichnung *Petit mal* faßt man Anfälle, die man umgangssprachlich als «geistige Abwesenheit» beschreiben könnte und die einige Sekunden, aber auch bis zu einer halben Minute dauern können. Die Betroffenen, meist Kinder, scheinen sich in diesem Zustand ihrer Umgebung nicht bewußt, sondern ganz in Tagträume vertieft zu sein.

Beide Formen gelten als sogenannte generalisierte Anfälle, weil es in weiten Teilen des Gehirns zu epileptischen Aktivitäten kommt. Bei einem partiellen oder fokalen Anfall ist die Epilepsie auf eine bestimmte Hirnregion beschränkt; er wird als «einfach» bezeichnet, wenn es zu keiner Störung des Bewußtseins kommt, oder als «komplex», wenn auch das Bewußtsein der Person betroffen ist. Komplexe partielle Anfälle können zu einer Form des vorübergehenden Gedächtnisverlusts führen, die der TGA sehr ähnlich ist. Aus diesem Grund nennt man dieses Phänomen auch *transitorische epileptische Amnesie* (TEA; Kapur, 1993).

Obgleich erst in jüngster Zeit genauer dokumentiert, wurde die TEA bereits 1889 von Hughlings-Jackson beschrieben. Er berichtete von einem Arzt namens Dr. Z., der einen Patienten untersuchte, völlig korrekt eine Lungenentzündung diagnostizierte, sich unmittelbar danach jedoch nicht mehr daran erinnern konnte. Nur aus der Krankenakte, in der er die Diagnose schriftlich festgehalten hatte, konnte er ersehen, daß die Untersuchung tatsächlich stattgefunden hatte. Palmini et al. (1992) beschrieben eine Reihe epileptischer Patient(innen), die kurze amnestische Phasen erlebten, ohne irgendwelche anderen epileptischen Symptome aufzuweisen. Ein junger Mann machte seiner Verlobten während einer solchen amnestischen Phase sogar einen Heiratsantrag, ohne sich anschließend daran erinnern zu können. Kapur (1993) berichtete u.a. von einer Frau, die nachts aufwachte und weder ihre Angehörigen noch ihr eigenes Haus Wiedererkannte.

Trotz der Ähnlichkeit von TEA und TGA betont Kapur (1993) einige wichtige Unterschiede. So stellen TEA-Patient(innen) keine wiederkehrenden Fragen und zeigen nur selten Anzeichen von Ängstlichkeit. Außerdem kann es bei einer TEA zu einer stärkeren retrograden als anterograden Amnesie kommen. Schließlich kann die TEA mehrmals auftreten, während mehrfache Episoden bei einer TGA eher ungewöhnlich sind. Die Ursache der TEA ist bis heute nicht vollständig geklärt, doch glaubt man, daß sie durch partielle Anfälle entsteht, die Teile des medialen Temporallappens in Mitleidenschaft ziehen (Palmini et al., 1992).

Posttraumatische Amnesie

Gedeckte Schädelverletzungen entstehen durch einen heftigen Schlag auf den Kopf, bei dem die Schädeldecke nicht durchbrochen wird. Bei etwa 10 Prozent der Patient(innen), die infolge einer gedeckten Schädelverletzung stationär behandelt werden, kommt es zu einem schweren Gedächtnisverlust. In diesem Kapitel interessieren uns vor allem die Fälle, in denen später eine vollständige oder fast vollständige Genesung erfolgt. Ein Schädelhirntrauma hat dramatische, unmittelbare Auswirkungen. Es kann zu einem Kollaps kommen, und für einen kurzen Augenblick kann sogar die Atmung aussetzen. Kehrt das Bewußtsein zurück, sind Unruhe und Gereiztheit bis hin zur Aggressivität nicht selten. Auch Verwirrung und deutliche anterograde sowie retrograde Gedächtnisdefizite werden beobachtet. Diese Defizite, die wenige Sekunden, aber auch mehrere Monate andauern können (Russell, 1971), werden unter der Bezeichnung *posttraumatische Amnesie* (PTA) zusammengefaßt.

Schweregrad und Dauer der PTA einzuschätzen, ist deshalb so wichtig, weil beide ausschlaggebend dafür sind, ob und wieweit die betreffende Person wieder zur gewohnten Gedächtnisleistung zurückfindet (siehe unten). Meist wird diese Einschätzung nur subjektiv vorgenommen, d. h., die Patient(innen) werden nach ihren Erinnerungen und ihrem Gefühl für die eigene Gedächtnisleistung gefragt. Verläßlichere Informationen erhält man, wenn man Fragebögen, gezielte Beobachtung und formalisierte Tests einsetzt. Zu diesem Zweck sind mittlerweile eine ganze Reihe spezifischer Verfahren entwickelt worden (Goldstein & Levin, 1995).

Die Gedächtnisdefizite während einer PTA sind der beim amnestischen Syndrom sehr ähnlich. Das Einprägen von Wörtern fällt den Betroffenen schwer (z. B. Gasquoine, 1991), und vieles wird rasch wieder vergessen (Levin et al., 1985). Das prozedurale Gedächtnis jedoch scheint zumindest teilweise verschont zu sein. Levin et al. (1985) wiesen für PTA-Patient(innen) beim Kontakthalten mit einem rotierenden Ziel und anderen prozeduralen Aufgaben ein normales Abschneiden nach (siehe auch Wilson et al., 1992). Darüber hinaus berichtete Gasquoine (1991), daß sich Patient(innen) mit PTA einprägen konnten, wo ein bestimmtes Zimmer auf einem Wohnungsgrundriß eingezeichnet war.

Die Unfähigkeit von PTA-Kranken, sich an die Ereignisse unmittelbar vor ihrem Unfall zu erinnern, spricht für die Existenz eines KZS mit vorläufigen, eher labilen Gedächtnisspuren, deren Transfer in den LZS durch das Trauma unterbrochen wurde. Dies könnte auf zweierlei Weise geschehen: Es könnte entweder die Bewahrung der vorläufigen Gedächtnisspur oder der Konsolidierungsprozeß selbst gestört sein. Zwei Argumentationsstränge sprechen für die zweite Möglichkeit. Erstens berichten Regard und Landis (1984) in Übereinstimmung mit anderen Wissenschaftler(innen), daß die Gedächtnisspanne bei einer PTA unbeeinträchtigt ist, was für einen intakten KZS spricht. Zweitens gibt es eine recht ungewöhnliche Studie von Yarnell und Lynch (1973) über amerikanische Football-Spieler. Bei diesem Spiel müssen sich die Akteure eine Reihe taktischer Anweisungen einprägen. In einem Fall wurde ein Spieler mitten in einem «91 curl pattern» genannten Spielzug von mehreren Spielern der gegnerischen Mannschaft zu Fall gebracht und erlitt eine Gehirnerschütterung. Auf unmittelbares Befragen konnte er die taktischen Anweisungen noch wiederholen; als er vom Spielfeld getragen wurde, wußte er sie jedoch bereits nicht mehr. Dieses häufig beobachtete Phänomen legt nahe, daß der KZS während der PTA weiterhin funktioniert, die Gehirnerschütterung einen Transfer in den LZS jedoch verhindert.

Levin et al. (1985) untersuchten das Muster der retrograden Amnesie vor und nach einer PTA. In einem ersten Versuch testeten sie junge Patient(innen) mit Schädelhirntrauma mit Hilfe des von Squire und Slater (1975) entwickelten «Fernsehtests». Dabei müssen die Versuchspersonen aus einer Liste von vier Titeln den Titel einer echten Fernsehshow auswählen. Um eventuelle zeitliche Gradienten ermitteln zu können, sind die angeführten Sendungen gleichmäßig auf verschiedene Zeitabschnitte verteilt. Während der PTA-Phase erzielten die Versuchspersonen unabhängig von den jeweiligen Zeitabschnitten durchgehend schlechte Ergebnisse. Nach der PTA-Phase steigerte sich ihre Leistung gleichmäßig für alle Zeitabschnitte. Der fehlende zeitliche Gradient steht im Gegensatz zu klinischen Berichten, wonach weiter zurückliegende Erinnerungen vom Gedächtnisverlust weniger betroffen sind. Levin et al. führten daher eine zweite Studie durch, in der sie die Versuchspersonen nach wichtigen Ereignissen aus verschiedenen Phasen ihres Lebens befragten. Dabei waren frühe Erinnerungen eher präsent als spätere; mit dem Abklingen der PTA verschwand der zeitliche Gradient.

Die Diskrepanz zwischen den Ergebnissen wird dadurch erklärlich, daß die beiden Tests verschiedene Formen des Gedächtnisses ansprechen. In Kapitel 8 sahen wir, daß frühe Erinnerungen tendenziell weniger von spezifischen Erfahrungen abhängen. Dies liegt daran, daß wir im Laufe unseres Lebens eine Geschichte unserer Kindheit und Jugend konstruieren, die unabhängig von der Erinnerung an die ursprünglichen Ereignisse existiert. Der zeitliche Gradient beim Erinnern persönlicher Erfahrungen kann dadurch entstehen, daß sich die betreffenden Patient(innen) auf diese Form des Gedächtnisses stützen können. Beim Erinnern von Titeln bestimmter Fernsehshows dagegen bedarf es der Erinnerung an persönliche Erfahrungen, und die Tatsache, daß alle Versuchspersonen bei diesem Test unabhängig vom jeweiligen Zeitabschnitt schlecht abschnitten, legt nahe, daß das episodische Gedächtnis bei einer PTA grundlegend beeinträchtigt ist.

Die Diagnose einer retrograden Amnesie im Rahmen einer PTA wird unter Umständen durch ein als «schrumpfende retrograde Amnesie» bekanntes Phänomen kompliziert. Benson und Geschwind (1967) dokumentierten den Fall eines 33jährigen Mannes, der nach einer mit Benommenheit, nicht aber mit einem Bewußtseinsverlust verbundenen Kopfverletzung ins Krankenhaus kam. Es war bekannt, daß er von seiner in Washington wohnenden Familie getrennt lebte und die letzten beiden Jahre in Boston verbracht hatte. In Washington hatte er als Busfahrer gearbeitet, in Boston dagegen zwei verschiedene Jobs gehabt, einmal als Kurier und einmal als Hilfsarbeiter. In der ersten Woche nach seinem Unfall waren eine Reihe mentaler Defizite zu beobachten, einen Monat später waren diese verschwunden – mit Ausnahme einer schweren Amnesie. Er war desorientiert und glaubte, noch immer in Washington zu leben. Drei Monate lang ging dies so, bis er sich plötzlich besorgt über seine Gedächtnisprobleme äußerte und beim Behalten neuer Informationen Anzeichen von Besserung zeigte. Auch seine retrograde Amnesie ließ allmählich nach. Als erstes erinnerte er sich an die Trennung von seiner Frau, dann folgte die Erinnerung an seinen ersten Job in Boston. Einige Tage später konnte er sich auch an den zweiten Job erinnern, und bei der Entlassung erstreckte sich seine Amnesie nur noch auf die letzten 24 Stunden vor seiner Verletzung.

Das Phänomen der allmählich schrumpfenden retrograden Amnesie spricht dafür, daß frühe Erinnerungen aus einer beständigeren Quelle abgeleitet werden können und für den Abruf kürzer zurückliegender Erfahrungen andere Mittel nötig sind. Auf ein allgemeines Wissen über sich selbst können sich PTA-Patient(innen) von Anfang an verlassen, und die Erinnerungen an frühe Lebensphasen sind schon nach kurzer Zeit präsent. Mit fortschreitender Genesung werden immer mehr Erinnerungen verfügbar, und die zeitliche Grenze des Erinnerten rückt näher an die Gegenwart heran. Der zeitliche Gradient ließe sich dadurch erklären, daß die Gedächtnisspuren älterer Erfahrungen im Gehirn weiter verteilt sind als jüngere Erlebnisse, und zwar schon allein dadurch, daß ältere Erfahrungen häufiger in Erinnerung gerufen und erzählt werden, wobei jedesmal eine neue Gedächtnisspur entsteht. Beim allmählichen Genesungsprozeß werden daher zunächst einige Komponenten älterer Erinnerungen wieder hergestellt, ehe nicht so weit verteilte, neuere Erinnerungen zugänglich werden.

Eine wichtige Frage lautet, ob alle Patient(innen) mit kurzen PTA-Phasen ihre Gedächtnisfunktion letztlich vollständig Wiedererlangen. Zahlreiche Wissenschaftler(innen) interpretierten die Ergebnisse ihrer Studien in dieser Richtung. So stellten Russell und Smith (1961) fest, daß nur 10 Prozent der Patient(innen) mit einer kurzen (weniger als eine Stunde anhaltenden) PTA zu einem späteren Zeitpunkt Gedächtnisprobleme hatten, verglichen mit 56 Prozent einer Vergleichsgruppe von Patient(innen), deren PTA mehr als sieben Tage angedauert hatte. Auch Dikmen et al. (1987) sahen keine Hinweise auf eine langfristige Beeinträchtigung ihrer PTA-Versuchspersonen. Eine andere Studie von Leininger et al. (1990) vermittelt jedoch eine weniger optimistische Sicht. Leininger et al. untersuchten 53 Patient(innen), die nach kleineren Kopfverletzungen zur neuropsychologischen Diagnose überwiesen wurden, und stellten fest, daß sie alle bei einer Reihe von Gedachtnistests signifikante Defizite hatten. Im Vergleich zu anderen Studien gibt es jedoch eine Reihe von Unterschieden. Erstens waren alle Versuchspersonen wegen Gedächtnisproblemen zur Untersuchung gekommen; die Stichprobe bestand daher möglicherweise vor allem aus Personen mit einer besonderen Anfälligkeit für langfristige Beeinträchtigungen. Zweitens waren die Kopfverletzungen ausnahmslos durch Verkehrsunfälle entstanden; aufgrund ihrer Schwere sind solche Unfälle unter Umständen häufiger mit einem Gedächtnisverlust verbunden. Und schließlich waren die Versuchspersonen älter als in anderen Studien, waren also möglicherweise *per se* für die Auswirkungen eines Schädelhirntraumas anfälliger.

Alles in allem scheint ein gewisser Prozentsatz von PTA-Patient(innen) dauerhaft mit Beeinträchtigungen der Gedächtnisleistung kämpfen zu müssen. Die Schlußfolgerung, daß jede Beeinträchtigung dieser Art direkt auf die vorhergehende Verletzung zurückgeht, ist jedoch mit Vorsicht zu behandeln. Erstens könnten die betreffenden Patient(innen) unter anderen Erkrankungen (z.B. Depressionen) leiden, die ihre Gedächtnisleistung negativ beeinflussen, oder sie könnten Drogen oder Medikamente nehmen, die ebenfalls nachteilige Auswirkungen haben (siehe unten). Zweitens besteht immer auch die Möglichkeit, daß ein Teil dieser Patient(innen) ihre Gedächtnisprobleme aus finanziellen Interessen übertreiben und eine Gedächtnisstörung simulieren (siehe nächstes Kapitel). Schließlich muß immer auch die individuelle Krankengeschichte herangezogen werden, da das beobachtete Defizit auch auf frühere Verletzungen und Erkrankungen zurückgehen kann (siehe z.B. Snoek et al., 1984; Wrightson et al., 1995).

Gedächtnisstörungen durch Elektroschocktherapie

Es gibt wohl nur wenige medizinische Behandlungsformen, die so viele Kontroversen ausgelöst haben wie die *Elektroschocktherapie* oder Elektrokrampftherapie. Sie wurde in Italien von Cerletti und Bini entwickelt, weshalb häufig angenommen wird, sie sei von der römischen Tradition inspiriert, Wahnsinn durch das Auflegen elektrischer Aale auf den Kopf zu heilen. In Wahrheit gehen die Ursprünge der Elektroschocktherapie nur etwa 70 Jahre, nämlich auf den ungarischen Psychiater Meduna zurück. Meduna war aufgefallen, daß Schizophrenie und Epilepsie so gut wie nie bei ein und derselben Person auftreten, und war deshalb auf die Idee gekommen, schizophrene Patient(innen) durch das Herbeiführen eines der Epilepsie ähnelnden generalisierten Krampfanfalls zu heilen. Meduna experimentierte mit durch Kampher und andere pharmakologische Substanzen ausgelösten Anfällen und berichtete von Behandlungserfolgen. Cerletti und Bini erweiterten Medunas Ansatz, indem sie erforschten, ob sich mit von kurzen Elektroschocks ausgelösten Anfällen ähnliche Ergebnisse erzielen ließen. Ihr erster Patient war ein chronischer Schizophrener, der von auf beiden Seiten des Kopfes angebrachten Elektroden zwei Schocks erhielt. Nach dem zweiten fing er laut an zu singen, was Cerletti und Bini als Zeichen ihres therapeutischen Erfolgs interpretierten. Sie führten weitere sieben Behandlungen durch. Eine Nachuntersuchung nach zwei Jahren ergab, daß der Patient in der Lage war, ein normales Leben zu führen.

Aufgrund der leichten Anwendbarkeit und der geringen Kosten erfuhr die Elektroschocktherapie rasche Verbreitung, bis sie in den 50er Jahren des 20. Jahrhunderts als wichtige Form der Behandlung von Depression, Schizophrenie und anderen Störungen in der Psychiatrie fest verankert war. Die Entwicklung von Psychopharmaka hat zu einem Rückgang der Elektroschocktherapie geführt. Sie wird aber auch heute noch angewendet, wenn auch in sehr viel modernerer Form. Anfänglich wurde die Elektroschocktherapie bei vollem Bewußtsein der Patientin bzw. des Patienten durchgeführt. Diese in dem Film *Einer flog über das Kuckucksnest* eindrücklich dargestellte Form der Behandlung führte zu heftigen «Grand mal» Anfällen mit unangenehmen Nebenwirkungen. Heute wird die Patientin bzw. der Patient anästhesiert, und man gibt ein Muskelrelaxans, um die körperliche Reaktion zu dämpfen. Dann wird durch an einer Schädelhälfte oder beidseitig angelegte Elektroden der Strom in verschiedenen Impulsformen für 1–9 Sekunden durch den Schädel geleitet. Nach dem Abklingen des Anfalls wird Sauerstoff gegeben, um der Patientin bzw. dem Patienten die Genesung zu erleichtern.

Eine ausführliche Diskussion der therapeutischen Wirksamkeit der

Elektroschocktherapie würde den Rahmen dieses Buches sprengen. Wir wollen uns deshalb auf die Auswirkungen der Elektroschocktherapie auf das Gedächtnis beschränken. Daß die Elektroschocktherapie die Gehirnfunktion unmittelbar stört, ist unumstritten. Beim Wiedererlangen des Bewußtseins verhalten sich die betreffenden Patient(innen) ähnlich wie die Opfer einer PTA. Sie sind desorientiert, verwirrt, zur kohärenten Reaktion unfähig, und sie leiden unter einer schweren anterograden Amnesie. Im Laufe der Zeit vollzieht sich eine allmähliche, allerdings nicht völlig gleichmäßige Genesung; so kehrt z. B. die örtliche meist vor der zeitlichen Genesung zurück.

Während dieser Phase durchgeführte Tests sprechen für eine grundlegende Störung der Gedächtnisfunktion. Verschiedene Formen von Erinnerungsaufgaben wie paarweises Assoziieren und die Wiedergabe von Geschichten belegen eine schwere anterograde Amnesie. In einer Studie zeigten Squire et al. (1981b) Elektroschock-Patient(innen) eine Reihe von Bildern und testeten ihr Gedächtnis zunächst zwei und dann noch einmal 32 Stunden später. In dieser Phase wurden die Bilder sehr rasch vergessen. Beim gleichen Test vier Monate nach der Behandlung schnitten die betreffenden Patient(innen) besser ab.

Auch das Gedächtnis für Ereignisse vor der Behandlung wird durch die Elektroschocktherapie gestört. Squire et al. (1981b) führten Gespräche mit den Betroffenen über wichtige Ereignisse aus ihrem Leben und werteten die Antworten als Grundlage zur Einschätzung ihres episodischen Gedächtnisses nach der Elektroschocktherapie. Die Erinnerung an Geschehnisse von öffentlichem Interesse wurde mit Hilfe des bereits beschriebenen «Fernsehtests» gemessen. Eine Woche nach der Elektroschocktherapie bestand eine schwere retrograde Amnesie, nach sieben Monaten erstreckte sich die totale Amnesie nur noch auf die letzten Tage vor der Behandlung, während die Erinnerung an das davorliegende Jahr beeinträchtigt war. Die Studie wurde zur Zeit des Watergate-Skandals durchgeführt, und viele der Patient(innen) hatten Schwierigkeiten, die in der Öffentlichkeit breit diskutierten Ereignisse wiederzugeben. Auch mit Hilfe von Stichwörtern ließen sich die Erinnerungen nicht leichter abrufen, was vermuten läßt, daß sie dauerhaft verlorengingen. Calev et al. (1989) belegten mit Hilfe eines Fragebogens zu öffentlichen Ereignissen, daß die Erinnerung an weiter zurückliegende Ereignisse durch die Elektroschocktherapie beeinträchtigt wird.

Die Befürworter(innen) der Elektroschocktherapie räumen ein, daß die Behandlung zu einer retrograden Amnesie für die Ereignisse unmittelbar vor der Behandlung und zu Gedächtnisproblemen während der Genesungsphase führt, interpretieren diese Defizite jedoch als vorübergehende Beeinträchtigung, die keine dauerhafte Behinderung nach sich zieht. Die

Gegner(innen) der Elektroschocktherapie dagegen behaupten grundlegende negative Auswirkungen auf die Gedächtnisfunktion.

Eine gewisse Klärung des Sachverhalts läßt sich gewinnen, indem man die Auswirkungen der Elektroschocktherapie auf die physische Beschaffenheit des Gehirns zum Ausgangspunkt nimmt. Würde die Elektroschocktherapie zu einem permanenten Gedächtnisverlust führen, müßte sich dies bei neuropathologischen Untersuchungen nachweisen lassen. Mögliche neuropathologische Veränderungen waren seit den Anfängen der Elektroschocktherapie Gegenstand großer Besorgnis. Cerletti selbst verbrachte zwei Jahre damit, die Gehirne behandelter Tiere zu untersuchen, ehe er glaubte, die Anwendung beim Menschen verantworten zu können. Die Sicherheit der Elektroschocktherapie war auch das Thema einer von Devanand et al. (1991) durchgeführten Studie über kognitive Funktion und subjektive Gedächtnisprobleme von acht Personen, die jeweils mehr als 100 Elektroschockbehandlungen hinter sich hatten. Devanand et al. fanden bei ihnen keine Unterschiede zu acht vergleichbaren Personen, die bis dahin noch keine Elektroschocktherapie bekommen hatten. In einer späteren Studie untersuchten die gleichen Autoren, ob die Elektroschocktherapie zu strukturellen Hirnschäden führt. Zu diesem Zweck sahen sie die verfügbare Literatur über kognitive Nebenwirkungen, mit Hilfe bildgebender Verfahren und post-mortem gewonnene Daten sowie experimentelle Studien über die Elektroschocktherapie bei Tieren durch. In keinem Fall fanden sie einen eindeutigen Beweis für eine permanente Hirnschädigung.

Gegner(innen) der Elektroschocktherapie führen vor allem persönliche Berichte einzelner Patient(innen) über permanente Gedächtnisverluste ins Feld. Diese Berichte stammen jedoch zumeist aus unkontrollierten Studien und basieren auf subjektiven Angaben. Die Frage, ob die Elektroschocktherapie zu permanenten Gedächtnisstörungen führt, kann nur von Experimenten beantwortet werden, welche langfristige Folgen der Krampfanfälle von anderen evtl. zu den Beschwerden beitragenden Faktoren sauber trennen. Ein möglicher Ansatz könnte darin bestehen, Elektroschock-Patient(innen) zu finden, die über Gedächtnisprobleme klagen, und zu untersuchen, ob sie wirklich in ihrer Gedächtnisleistung beeinträchtigt sind. Freeman et al. (1980) schlossen einen Zeitungsartikel mit dem Titel «Schadet die Schockbehandlung?» mit der folgenden Aufforderung: «Wenn Sie eine Elektroschocktherapie bekommen haben ... und glauben, daß diese Behandlung negative Auswirkungen hatte, wären wir Ihnen dankbar, wenn Sie uns helfen und Ihr Gedächtnis und Ihre Denkfähigkeit testen lassen würden. Es dauert höchstens eine Stunde ... und es gibt keine weiteren Schocks – versprochen!»

Die so gewonnenen Versuchspersonen sowie einige zusätzliche Elektroschock-Patient(innen) schnitten bei Gedächtnistests tatsächlich schlechter ab als die Kontrollgruppe. Unter Berücksichtigung möglicher Einflüsse von Depressionen und Medikamenten auf die Gedächtnisleistung war der Unterschied kleiner, aber dennoch signifikant. Trotzdem konnten die Autoren nicht eindeutig schließen, daß sich die Elektroschocktherapie auf das Gedächtnis dauerhaft negativ auswirkt. Erstens hätte es durchaus sein können, daß die Versuchspersonen schon vor der Behandlung eine unterdurchschnittliche Gedächtnisleistung hatten, dies aber nicht bemerkten, sondern ihr Gedächtnis erst nach der Behandlung stärker beobachteten und nach Anzeichen von Störungen suchten. Zweitens hat die besondere Zusammensetzung der Stichprobe aus Personen, welche die eigene Gedächtnisleistung für eingeschränkt hielten, unter Umständen zu einer vergleichsweise niedrigeren Motivation geführt.

Um diese Schwierigkeiten zu umgehen, untersuchten Weeks et al. (1980) 51 depressive Patient(innen), die eine Elektroschocktherapie vor sich hatten, und verglichen sie mit zwei Kontrollgruppen: 51 depressiven Personen, die keine Elektroschocktherapie bekamen, doch hinsichtlich, Alter, Geschlecht, Schichtzugehörigkeit, Bildungsgrad und Schwere der Erkrankung vergleichbar waren, und 51 gesunden Personen, die bis auf die fehlende Depression ebenfalls die gleichen Merkmale aufwiesen. Die Elektroschock-Gruppe wurde zu Beginn der Studie sowie eine Woche, drei Monate und sechs Monate nach der Beendigung der im Durchschnitt 7,2 Behandlungen umfassenden Elektroschocktherapie getestet. Für die Kontrollgruppen galten außer dem Test eine Woche nach Beendigung der Behandlung die gleichen Untersuchungsabstände. Obgleich die Elektroschock-Patient(innen) nach einer Woche noch ausgeprägte Gedächtnisdefizite aufwiesen, waren nach drei Monaten kaum noch Unterschiede vorhanden. Nach sechs Monaten schließlich blieb als einziger signifikanter Unterschied ein leicht besseres Abschneiden der Elektroschock-Gruppe beim Untertest zum logischen Gedächtnis im Rahmen des Wechsler Gedächtnistests.

Die von Weeks et al. ermittelten Daten stimmen insofern mit denen einer Reihe anderer Studien überein, als sie keine dauerhafte Beeinträchtigung des Gedächtnisses infolge einer Elektroschocktherapie nachweisen konnten. Möglich ist allerdings, daß sie solche Beeinträchtigungen nur deshalb nicht aufspürten, weil die üblichen Gedächtnistests die besonderen, von einer Elektroschocktherapie ausgelösten Gedächtnisstörungen nicht erfassen können. So klagen Elektroschock-Patient(innen) typischerweise darüber, sich an die Ereignisse kurz vor der Behandlung nicht mehr erinnern zu können. Mit Hilfe eines autobiographischen Gedächtnistests fand Janis (1950) drei Monate nach der Behandlung Hinweise auf grundlegende Beeinträchtigungen, räumte jedoch ein, daß die Motivation eine

Rolle gespielt haben könnte, weil die Amnesie für «mit Angst, Schuldgefühlen oder niedriger Selbstachtung verbundene Gedächtnisinhalte» am stärksten war. Die deutlichsten Hinweise auf eine umfassende und dauerhafte retrograde Amnesie infolge einer Elektroschocktherapie stammen aus der bereits erwähnten Studie von Squire et al. Dabei wurden starke Beeinträchtigungen beim Abruf sowohl persönlicher als auch öffentlicher Ereignisse aus dem Jahr vor der Behandlung festgestellt. Wäre die Amnesie nur von den Gedächtnisinhalten bestimmt, hätten sie bei dem zweiten, eher neutrale Informationen über öffentliche Ereignisse enthaltenden Test schlechter abschneiden müssen.

Die Kontroverse zum Thema Elektroschocktherapie wird wahrscheinlich andauern, und die Frage, ob sie das Gedächtnis langfristig beeinträchtigt, wird in dieser Debatte von großer Bedeutung sein. Wir haben hier nur einen kleinen Teil der vorliegenden Forschungsergebnisse anführen können, doch lassen sich daraus einige vorläufige Schlußfolgerungen ziehen. Wissenschaftliche Studien, die sich mit den langfristigen Folgen der Elektroschocktherapie beschäftigten und den Einfluß anderer Faktoren ausschlossen, sprechen gegen eine grundsätzliche Schädigung der Gedächtnisfunktion. Für die Ereignisse unmittelbar vor der Behandlung und die Behandlungsphase selbst dagegen zeigen alle Patient(innen) ein gewisses Maß an retrograder Amnesie. Die einzigen objektiven Hinweise auf eine grundlegende Beeinträchtigung über diesen Zeitraum hinaus liefert die beschriebene Studie von Squire et al. (1981b), doch wie Funk (1984) betont, bildet das Jahr vor der Behandlung meist auch den Höhepunkt der Erkrankung, und auch diese Tatsache kann an der Amnesie beteiligt sein.

Wenn die Elektroschocktherapie aber die Gedächtnisleistung nicht dauerhaft schädigt, warum gibt es dann so viele anderslautende Klagen und individuelle Fallgeschichten? Daß die Erfahrung einer Elektroschocktherapie Patient(innen) zu der irrigen Annahme verleiten kann, ihr Gedächtnis habe erst durch diese Form der Therapie Einbußen erlitten, haben wir bereits angeführt. Squire und Slater (1983) untersuchten eine Gruppe von Elektroschock-Patient(innen) und fanden signifikante Unterschiede zwischen denen, die über Gedächtnisprobleme klagten, und denen, die angaben, keine Schwierigkeiten zu haben. Die mit Problemen hielten die Therapie eher für eine ineffektive Behandlung ihrer Depressionen. Der negativen Einschätzung der eigenen Gedächtnisleistung könnte daher kein realer Gedächtnisverlust, sondern die fortschreitende Erkrankung zugrunde liegen. Darüber hinaus behaupteten die Betroffenen noch drei Jahre nach der Behandlung, «amnestische Probleme» zu haben, obgleich sich dafür keine objektiven Anzeichen finden ließen. Squire und Slater vermuteten, diese Beschwerden «basierten auf der Erfahrung der ursprünglich mit der Elektroschocktherapie verbundenen Amnesie und spiegelten die beharrliche, vielleicht auch ganz natürliche Tendenz wider, die vollständige Genesung der Gedächtnisfunktion in Frage zu stellen» (S. 6).

Auch wenn diese subjektiven Ungenauigkeiten möglicherweise für viele Beschwerden infolge einer Elektroschocktherapie verantwortlich sind, können sie doch nicht alle Berichte über individuelle Gedächtnisstörungen erklären. Die meisten experimentellen Studien geben ihre Ergebnisse in Form von Durchschnittswerten wieder, ohne das Abschneiden einzelner Individuen zu berücksichtigen. Es ist also durchaus möglich, daß es innerhalb einer großen Gruppe von Elektroschock-Patient(innen) einige Personen gibt, die für Gedächtnisstörungen besonders anfällig sind. Deren Existenz kann in den Durchschnittswerten nicht zum Ausdruck kommen (Weiner, 1984; eine ganz andere Sichtweise vertritt Cameron, 1994).

Durch Drogen und Medikamente ausgelöste Gedächtnisstörungen

Daß Rauschmittel das Gedächtnis negativ beeinflussen, ist weithin bekannt. Am Beispiel *Alkohol* mag dies so mache Leserin und so mancher Leser schon einmal selbst erlebt haben. Über Gedächtnisstörungen bei Alkoholiker(innen) haben wir bereits kurz in Kapitel 6 gesprochen, in Kapitel 10 wollen wir das Thema erneut aufgreifen. In diesem Abschnitt wollen wir auf einige andere Substanzen eingehen, von denen man weiß, daß sie eine amnestische Wirkung haben.

Halluzinogene Drogen scheinen das Gedächtnis häufig zu beeinträchtigen, doch ist nicht ganz klar, ob es sich dabei tatsächlich um eine echte Beeinflussung des Gedächtnisses oder eher um eine allgemeine kognitive Beeinträchtigung handelt. Wegen der relativ großen Verbreitung von *Marihuana* ist der Einfluß dieses Rauschmittels auf das Gedächtnis besonders gründlich erforscht. Subjektive Berichte lassen vermuten, daß sich die Gedächtnisleistung durch den Marihuana-Konsum verschlechtert. Aussagen wie «Wenn ich Marihuana geraucht habe und mich mit jemandem unterhalte, weiß ich oft nicht mehr, wie der Satz angefangen hat, ehe er noch zu Ende ist» und «Wenn ich stoned bin und versuche zu lesen, weiß ich hinterher nicht mehr, was ich gelesen habe» sind für Marihuana-Konsument(innen) typisch (Tart, 1972).

Experimentelle Studien bestätigen diese subjektiven Einschätzungen. So testete z. B. Abel (1971) die Leistung von Versuchspersonen beim freien Erinnern mit und ohne Marihuana-Rausch. Sowohl bei der sofortigen als auch bei der verzögerten Messung erinnerten berauschte Versuchspersonen weniger Items vom Anfang der Liste. Beim Recency-Effekt dagegen gab es keine Unterschiede, was vermuten läßt, daß die KZS-Funktion durch Marihuana gestört wird. Doch wie läßt sich dieser Effekt genauer beschreiben? Darley et al. (1974) gaben zwei Gruppen von Versuchspersonen eine Reihe freier Erinnerungsaufgaben, bei denen sie vergleichbare Ergebnisse erzielten. Die eine Gruppe bekam daraufhin Marihuana, eine Stunde später wurden beide Gruppen erneut Erinnerungs- und Wiedererkennungstests unterzogen. Beide Gruppen schnitten bei beiden Tests gleich gut ab. Dann wurde das gleiche experimentelle Verfahren mit zehn neuen Listen wiederholt. Bei der sofortigen Messung konnte die Marihuana-Gruppe bei normalem Recency-Effekt weniger Items vom Anfang der Listen wiedergeben, bei der verzögerten Messung konnte sie weniger Wörter erinnern und Wiedererkennen. Weil sie die ursprünglichen Listen trotz Marihuana-Rausch normal erinnern konnten, im gleichen Zustand bei den neuen Listen jedoch Defizite hatten, kamen Darley et al. zu dem Schluß, daß Marihuana eher den Erwerb als den Abruf neuer Informationen beeinträchtigt.

Wetzel et al. (1982) prüften den Abruf weiter zurückliegender Erinnerungen während des Marihuana-Rauschs mit Hilfe des bereits beschriebenen «Fernsehtests». Die Marihuana-Gruppe zeigte bei diesem Test keine Unterschiede zu einer Placebo-Gruppe, schnitt jedoch beim Lernen von Wortlisten schlechter ab. Dieses Ergebnis stimmt insofern mit Darley et al.s Folgerungen überein, als das Defizit bei der Speicherung neuer Informationen, nicht beim Abruf bereits bestehender Erinnerungen vermutet wird. Zu beachten ist außerdem, daß Marihuana zu zustandsabhängigen Effekten führen kann, weil während des Lernens ungewöhnliche Assoziationen gebildet werden (siehe Kapitel 3). In diesem Zusammenhang ist eine Studie von Stacy (1995) interessant, die zeigte, daß die Assoziationen zu mehrdeutigen Stichwörtern bei Marihuana-Konsument(innen) vom Drogenkonsum abhängig sind, was vielleicht zumindest teilweise ihr Suchtverhalten erklären kann.

Zum Thema Marihuana sollten wir abschließend noch bemerken, daß chronischer Marihuana-Konsum auch über die Rauschphasen hinaus Einfluß auf mentale Funktionen nehmen kann. So belegten z. B. Pope et al. (1995) durch eine Reihe von Studien, daß Defizite bei der Aufmerksamkeit, bei psychomotorischen Aufgaben und bei der Gedächtnisfunktion auch 12–24 Stunden nach dem Drogenkonsum noch nachweisbar sind. Beweise für eine längerfristige Beeinträchtigung wurden dagegen nicht gefunden. Marihuana-Konsumentinnen sollten beachten, daß der Marihuana-Konsum während der Schwangerschaft die spätere Gedächtnisleistung des Kindes beeinträchtigen kann (Fried & Watkinson, 1990).

Benzodiazepine bilden eine wichtige Gruppe von Psychopharmaka, darunter am bekanntesten Lorazepam (Tavor) und Diazepam (Valium). Sie sind sowohl als Hypnotika (Schlafmittel) als auch als Anxiolytika (angst- und spannungslösende Mittel) einsetzbar. Auch unter normalen Einnahmebedingungen kann es durch Benzodiazepine zur Beeinträchtigung mentaler Funktionen wie der Gedächtnisleistung kommen. Wird z. B. Lorazepam am Abend als Schlafmittel genommen, läßt sich am nächsten Morgen noch eine leichte Gedächtnisstörung nachweisen (File & Bond, 1979). Unter bestimmten Umständen können manche Benzodiazepine vorübergehend auch eine regelrechte Amnesie auslösen. Brown et al. (1983) gaben einer Gruppe von Medizinstudent(innen) intravenös Diazepam oder Lorazepam. Während ihre Gedächtnisspanne unbeeinflußt blieb, kam es zu einer erheblichen anterograden Amnesie. Keines der Medikamente hatte allerdings Einfluß auf das Erinnern von kurz vor der Medikamentengabe präsentierten Informationen, was darauf schließen läßt, daß die Konsolidierung nicht beeinträchtigt war. File et al. (1992) prüften die Auswirkungen von Lorazepam auf die Gedächtnisleistung. Demnach war vor allem das episodische Gedächtnis betroffen, während das semantische und das implizite Gedächtnis unbeeinflußt blieben – Ergebnisse, die, mit einigen Ausnahmen, für Benzodiazepin-Effekte charakteristisch sind (siehe Polster, 1993; Danion et al., 1993).

Vor einiger Zeit gerieten durch Benzodiazepine ausgelöste Gedächtnisstörungen im Zusammenhang mit einem Strafverfahren gegen mehrere Pariser Prostituierte in die Schlagzeilen. Sie hatten die alkoholischen Getränke ihrer Freier mit Valium «versetzt» – ein Cocktail, der zu einer vorübergehenden Amnesie führte. Die Freier schrieben Schecks über große Summen aus, ohne sich anschließend im ausgenüchterten Zustand daran erinnern zu können. Zum Glück gibt es aber auch konstruktive Einsatzmöglichkeiten für diese Art von Amnesie, z. B. bei Patient(innen) mit Zahnarztphobie. So gibt es z. B. die Möglichkeit, zur Entspannung Midazolam zu geben und nach Abschluß der Behandlung mit Flumazenil der Sedierung entgegenzuwirken. Diese Methode ist sehr effektiv, weil sie die betreffenden Patient(innen) nicht nur sediert, sondern durch die amnestische Komponente auch vor dem Behalten negativer, die Phobie eventuell verstärkender Erfahrungen bewahrt (siehe z. B. Bigl et al., 1992; File et al., 1991).

Gedächtnis und Anästhesie

Aus verschiedenen Gründen würde man erwarten – ja, inständig hoffen -, daß uns aus der während einer Operation in Vollnarkose verbrachten Zeit nichts in Erinnerung bleibt. Dennoch gibt es Grund zu der Annahme, daß dies nicht immer so ist. Erste Anhaltspunkte dafür ergaben sich aus einer Studie, die aufgrund ethischer Bedenken heute in dieser Form wohl nicht mehr durchführbar wäre. Levinson (1965) ließ zehn Patient(innen), die sich unter Vollnarkose einer zahnärztlichen Operation unterzogen, eine Krise vortäuschen. Der Anästhesist verkündete plötzlich: «Operation sofort abbrechen! Die Farbe des Patienten gefällt mir nicht. Seine Lippen sind ganz blau. Ich muß Sauerstoff geben.» Zum Glück hatten die Beteiligten keine explizite Erinnerung an diese Ereignisse, doch wiederholten vier von ihnen bei einer Befragung unter Hypnose die Worte des Anästhesisten.

Levinsons Studie wirft zwei Probleme auf: Erstens stellt die Hypnose, wie wir in Kapitel 3 gesehen haben, ein höchst fragwürdiges Mittel zum präzisen Abruf von Gedächtnisinhalten dar, und es ist in diesem Zusammenhang schwer, zwischen echter Erinnerung und Suggestion zu unterscheiden. Zweitens stellt sich die Frage, ob tatsächlich alle Patient(innen) richtig anästhesiert waren.

Angebliche Lerneffekte unter Narkose wurden auch von Andrade (1995) ausführlich diskutiert. Dabei stellte sich heraus, daß es keine stichhaltigen Beweise für explizite Erinnerungen an Ereignisse aus der Zeit der Narkose gibt – vorausgesetzt, die betreffenden Personen sind richtig anästhesiert worden. Implizite Gedächtnistests dagegen scheinen auf die Möglichkeit gewisser Lernprozesse hinzuweisen.

Jelicic et al. (1992b) stellten eine Aufgabe zum konzeptuellen Priming, bei der den Versuchspersonen während der Narkose Beispiele für inhaltliche Wortkategorien dargeboten wurden. Nach der Operation wurden sie gebeten, Beispiele für diese Kategorien zu finden. Die Versuchspersonen nannten mit größerer Wahrscheinlichkeit die während der Operation gehörten Wörter, was darauf schließen läßt, daß trotz der Narkose gewisse Erinnerungen erworben wurden. Kihlstrom et al. (1990) boten anästhesierten Versuchspersonen assoziierte Wortpaare dar und baten sie eine Stunde nach dem Erwachen, zum ersten Mitglied des Paares frei zu assoziieren. Die Versuchspersonen hatten keine expliziten Erinnerungen an die Wortpaare, nannten jedoch mit einer über dem Zufallswert liegenden Wahrscheinlichkeit das zuvor präsentierte zweite Wort. Weitere Studien erzielten ähnliche Ergebnisse (z. B. Humphreys et al., 1990), andere nicht (z. B. Eich et al., 1985).

Jelicic et al. (1992a) behaupteten, daß unter Vollnarkose selbst Antworten auf ungewöhnliche Fragen erlernbar seien, konnten den entsprechenden Nachweis in einer nachfolgenden Studie aber nicht erbringen (Jelicic et al., 1993). Auch eine Studie von Block et al. (1991) führte zu widersprüchlichen Ergebnissen. Sie boten anästhesierten Patient(innen) Phantasiewörter dar und stellten postoperativ fest, daß diese Wörter neuen

Phantasiewörtern vorgezogen wurden, auch wenn sich die Versuchspersonen nicht daran erinnern konnten, diese Wörter je zuvor gehört zu haben. Eine vergleichbare Studie mit Phantasiemelodien erbrachte allerdings keinen Hinweis auf implizite Vorlieben (Winograd et al., 1990).

All diese Unstimmigkeiten sind schwer aufzulösen, weil zwischen den vorliegenden Studien so viele methodische Unterschiede bestehen. Eine Untersuchung von Schwender et al. (1993) legt jedoch eine interessante Möglichkeit nahe. Sie lasen unter Vollnarkose operierten Patient(innen) eine Zusammenfassung der Geschichte von Robinson Crusoe vor. Die Versuchspersonen waren an einen EEG-Monitor angeschlossen, der das Muster ihrer Gehirnaktivitäten in Verbindung mit verschiedenen Anästhetika sichtbar machte. Bei einem Anästhetika-Typ zeigte das EEG kortikale Aktivitäten, die dem des wachen Gehirns ähnlich waren. Anschließend maßen Schwender et al. das implizite Gedächtnis, indem sie ihre Versuchspersonen um eine freie Assoziation zu dem Wort «Freitag» baten. Die Hälfte der Patient(innen), die eine dem wachen Gehirn entsprechende Aktivität gezeigt hatten, antworteten mit «Robinson Crusoe» – ein Priming-Effekt, der weder bei den anderen Versuchspersonen noch bei einer Kontrollgruppe zu beobachten war. Schwender et al.s Ergebnis legt die Vermutung nahe, daß die Funktion des impliziten Gedächtnisses während einer Vollnarkose von der Verwendung eines Anästhetikums abhängig ist, das die mit dem bewußten Verarbeiten von Informationen befaßten Aspekte der Gehirnaktivität nicht blockiert (siehe auch Schwender et al., 1994).

Das Gedächtnis während Schwangerschaft und Menopause

Studien über die kognitiven Leistungen während der Schwangerschaft und in der Menopause sind äußerst selten, was angesichts der körperlichen, hormonellen und mentalen Veränderungen, die in diesen wichtigen weiblichen Lebensphasen vor sich gehen, überraschen mag. Vor allem von hormonellen Veränderungen weiß man, daß sie das Gedächtnis beeinflussen, so daß es guten Grund gibt, davon auszugehen, daß die Gedächtnisleistung schwangerer Frauen verändert ist. Poser et al. (1986) baten 67 Schwangere, entsprechende Fragebögen auszufüllen. 28 von ihnen gaben an, häufiger verwirrt, desorientiert und vergeßlich zu sein sowie Schwierigkeiten beim Lesen zu haben, interpretierten dies jedoch als normale Begleiterscheinungen der Schwangerschaft, obgleich die große Mehrheit der Frauen nicht unter diesen Symptomen litt. Poster et al. definierten das von ihnen ermittelte Phänomen als «vorübergehende, gutartige Enzephalopathie in der Schwangerschaft», die nicht auf Müdigkeit, mangelnde Konzentration oder Reizbarkeit zurückzuführen sei. Ihre Ätiologie sei unbekannt, doch da sie ohnehin nur zu leichten Beeinträchtigungen führe, sei sie allein durch das Bewußtsein ihrer Existenz leicht zu überwinden bzw. zu kompensieren

Im Rahmen eines schwedischen Forschungsprojekts überprüften Silber et al. (1990) das Abschneiden schwangerer Frauen bei kognitiven Tests des Gedächtnisses und der Aufmerksamkeit. Die Tests wurden in insgesamt fünf Phasen durchgeführt, die sich über einen Zeitraum von über einem Jahr vom Ende der Schwangerschaft bis zwölf Monate nach der Geburt erstreckten. Dabei stellte sich heraus, daß sich die Leistung der jungen Mütter im Vergleich zur Kontrollgruppe sechs und zwölf Monate nach der Geburt signifikant verbesserte. Zu den fallenden Oxytocinwerten eine Korrelation herzustellen, versuchten Silber et al. allerdings vergeblich.

Brindle et al. (1991) suchten mit Hilfe von Tests des expliziten und impliziten Gedächtnisses Unterschiede zwischen erstgebärenden und zum wiederholten Male schwangeren Frauen. Dabei stellten sie fest, daß Erstgebärende im zweiten Drittel der Schwangerschaft beim Wortstammtest in ihrer impliziten Gedächtnisleistung beeinträchtigt waren – ein Ergebnis, das mit einer ungünstigeren subjektiven Einschätzung der eigenen Gedächtnisfunktion korrelierte. Eine spätere Studie von Sharp et al. (1993) erbrachte weitere Informationen über Gedächtnisprobleme während der Schwangerschaft. Acht Einzeltest sowie eine Selbsteinschätzung der Versuchspersonen standen im Mittelpunkt dieser Studie. Sowohl erstgebärende als auch zum wiederholten Male schwangere Frauen hatten Defizite bei einem mit dem inzidentiellen Erlernen von Wortlisten verbundenen Erinnerungstest. Das gleiche gilt für die Priming-Effekte bei Wortstamm- und Aussprachetests. Die Ergebnisse entsprachen der subjektiven Selbsteinschätzung: 81 Prozent der Schwangeren bezeichneten ihre Gedächtnisleistung als «schlechter als vor Beginn der Schwangerschaft».

Die Studie von Brindle et al. (1991) bietet jedoch nicht nur objektive Anhaltspunkte für die Beziehung zwischen Schwangerschaft und Gedächtnis, sie weist auch auf eine Variable hin, die das implizite Gedächtnis behindert, das explizite Gedächtnis aber nicht tangiert. Auch die Studie von Sharp et al. (1993) spricht für negative Auswirkungen der Schwangerschaft auf die implizite Gedächtnisleistung. Bemerkenswert sind außerdem signifikante Schwierigkeiten beim Erinnern ohne vergleichbare Defizite beim Wiedererkennen. Es ist daher durchaus möglich, daß die impliziten Gedächtnisprobleme durch eine schwangerschaftsbedingte Beeinträchtigung des expliziten Gedächtnisses vermittelt werden. Die mit einem Wortstammtest konfrontierten Versuchspersonen könnten versuchen, sich auf die Erinnerung an den Lernprozeß zu stützen.

Abschließend müssen noch die Auswirkungen der Menopause auf die Gedächtnisleistung angesprochen werden. Eine Reihe von Studien auf der Basis subjektiver Fallberichte lassen vermuten, daß es während der Menopause verstärkt zu Vergeßlichkeit kommt. 25 Prozent der Stichprobe von Polit und LaRocco (1980) gaben an, unter Vergeßlichkeit zu leiden – ein Ergebnis, das allerdings mit beeinträchtigter Gesundheit, niedrigem Bildungsgrad und früher Mutterschaft korrelierte. Nach Mathews et al. (1994) stellt vermehrte Vergeßlichkeit für etwa 35 Prozent aller Frauen vor allem zu Beginn der Menopause ein Problem dar. Zwei Studien (Phillips & Sherwin, 1992; Kampen & Sherwin, 1994) untersuchten die Gedächtnisleistung von Frauen mit operativ induzierter Menopause und anschließender Östrogenbehandlung. Da die Messungen vor und nach der Hormonbehandlung durchgeführt wurden, ließ sich prüfen, ob die Gedächtnisstörungen tatsächlich auf die durch die Menopause verursachten hormonellen Defizite zurückzuführen sind. Beide Studien haben eine Verbesserung der Gedächtnisleistung nach Beginn der Östrogenbehandlung nachgewiesen. Kimura (1995) zog eine direkte Verbindung zwischen niedrigeren Östrogenwerten und beeinträchtigten intellektuellen Fähigkeiten.

Vorübergehende Gedächtnisstörungen mit organischer Ursache können u.a. durch transitorische zerebrale Ischämien, Vergiftungen, Kopfverletzungen, Elektroschocktherapien sowie Drogen- und Medikamentenkonsum entstehen. Allen diesen Störungen gemeinsam ist eine anterograde Amnesie, die jedoch je nach den jeweiligen Bedingungen stark variieren kann. Auf einer allgemeineren Ebene sind die Charakteristika der beschriebenen Störungen mit denen des amnestischen Syndroms vergleichbar. Die transitorische Globalamnesie (TGA) sowie die durch Drogen und Medikamente induzierte Amnesie scheinen vollständig reversibel zu sein, während bei der posttraumatischen Amnesie (PTA) eher eine Restbeeinträchtigung bleibt. Die Elektroschocktherapie scheint das Gedächtnis nicht dauerhaft zu schädigen, obgleich es durchaus möglich sein kann, daß manche Menschen für permanente Schädigungen anfällig sind. Auch hormonelle Veränderungen wirken sich unter Umständen negativ aus. In der Schwangerschaft kann die Gedächtnisleistung vorübergehend reduziert sein, und in der Menopause kommt es verstärkt zu Vergeßlichkeit.

10. Psychogene Gedächtnisstörungen

Am 8. November 1987 versammelte sich die Gemeinde von Enniskillen in Nordirland zum Gedenkgottesdienst am Remembrance Day. In der Menge befand sich auch der 60jährige Gordon Wilson mit seiner Tochter Marie. Plötzlich gab es eine schreckliche Detonation: IRA-Terroristen hatten im angrenzenden Gemeindezentrum eine Bombe deponiert. Gordon Wilson und seine Tochter wurden verschüttet. Gordon überlebte, seine Tochter starb im Krankenhaus. Trotz seiner großen Trauer hegte Gordon keinen Haß gegen die Terroristen, sondern hoffte darauf, daß die entsetzlichen Ereignisse zu einem Wendepunkt in der Geschichte der Unruheprovinz werden könnten. Gordons Botschaft beflügelte die Phantasie der Menschen und verbreitete sich rasch auf der ganzen Welt. Mit einem Mal stand Gordon Wilson im Blickpunkt der Öffentlichkeit. Ein britischer Radiosender wählte ihn zum «Mann des Jahres», ja, die Queen erwähnte ihn sogar in ihrer Weihnachtsansprache. Man drängte ihn, eine neue Friedensbewegung zu gründen und eine Vortragsreise durch die USA zu unternehmen. Gordon Wilson jedoch wünschte sich nichts sehnlicher als den Schutz seiner Privatsphäre. Eines Tages «hakte» sein Verstand aus, und er verlor sein Gedächtnis. Am Küchentisch sitzend, fragte er seine Frau: «Wo ist Marie? Sie müßte doch schon längst zu Hause sein» (Moller, 1988, S. 54).

Ein Gedächtnisverlust ohne jegliche erkennbare Hirnschädigung bezeichnet man als *psychogene Amnesie*, ein Begriff, in dem sich eine psychische im Gegensatz zur organischen Ursache widerspiegelt. (Auch der Begriff *funktionale Amnesie* ist für dieses Phänomen gebräuchlich.) Der psychogenen Amnesie, von Gordon Wilson beispielhaft verkörpert, gehen fast immer unangenehme, emotional aufwühlende Ereignisse voraus. Das Ausmaß der Störung kann extrem unterschiedlich sein.

Psychogene Amnesien gehören zu den psychischen Erkrankungen, die man *dissoziative Störungen* nennt. Diese Störungen sind mit einem Verlust der integrativen Funktionen von Wahrnehmung, Gedächtnis und Bewußtsein verbunden (in älteren Veröffentlichungen werden sie manchmal als *Hysterien* bezeichnet). Wichtigstes Merkmal der *dissoziativen Amnesie* ist der Verlust der Erinnerung an spezifische Ereignisse. Bei einer *dissoziative Fugue* kommt es zum Verlust der persönlichen, in manchen Fällen sogar zur Übernahme einer neuen Identität. Die dritte für uns relevante Form ist die dissoziative Identitäts-störung, vielen besser unter der Bezeichnung *multiple Persönlichkeit* bekannt.

Dissoziative Amnesie

Die klassischen Studien über die dissoziative Amnesie stammen von Pierre Janet (1904). So beschrieb z. B. Janet den Fall der zwanzigjährigen Irene, die unter extrem schwierigen Bedingungen ihre todkranke Mutter gepflegt hatte. Als die Mutter starb, veränderte sich Irenes Verhalten radikal. Sie wußte, daß ihre Mutter nicht mehr lebte, konnte sich aber nicht mehr erinnern, wie es dazu gekommen war. Bei dissoziativen Amnesien lassen sich die «verlorenen» Erinnerungen oft mit Hilfe besonderer Maßnahmen dennoch aktivieren. In einem von Janet als «Somnambulismus» bezeichneten, tranceähnlichen Zustand versetzt, war Irene in der Lage, ihre traumatischen Erlebnisse wiederzugeben. Ähnlich wurde für Sigmund Freuds «Elizabeth von R.» durch Psychoanalyse wieder der Wunsch erinnerlich, ihre Schwester möge sterben, damit sie ihren Schwager heiraten könne. Doch wie Erdeyli und Goldberg (1979) betonen, lassen sich solche Schilderungen nur eingeschränkt als Wiederkehr zuvor verlorener Erinnerungen akzeptieren. Oft geht es um Geschehnisse, die der betreffenden Person äußerst peinlich sind; im ursprünglichen Gedächtnisverlust könnte sich eine Reaktionsverzerrung widerspiegeln, weil es die Person nicht ertragen kann, bestimmte Dinge auszusprechen, die ihr insgeheim dennoch erinnerlich sind. Darüber hinaus müssen die mit Hilfe besonderer Maßnahmen hervorgebrachten Erinnerungen nicht unbedingt der Wahrheit entsprechen. Solange man nicht weiß, was tatsächlich geschehen ist, läßt sich dies schwerlich verifizieren.

Amnesien von Kriegsteilnehmern bieten da überzeugendere Einblicke. Sie haben eine klare Ursache, und die betreffenden Geschehnisse lassen sich vielfach unabhängig recherchieren. Grinker und Spiegel (1945) untersuchten eine große Anzahl von Männern, die infolge ihrer traumatischen Kriegserlebnisse eine Amnesie entwickelten. Als Methode setzen sie das *Pentothalnatrium-Interview* ein, sie sedierten die Patienten durch eine langsame, intravenöse Injektion dieses Medikaments, um sie dann zu den

Geschehnissen zu befragen. Pentothalnatrium wirkt zunächst angstlösend, anschließend setzt allmählich ein Zustand leichter Benommenheit ein. An diesem Punkt setzten Grinker und Spiegel die Injektion aus und begannen mit den Gesprächen. Weil ihnen die Umstände bekannt waren, konnten sie die Patienten behutsam an die traumatischen Erinnerungen heranführen. Diese zeigten eine große emotionale Beteiligung.

> Das Grauen offenbart sich vor allem in Augenblicken unmittelbarer Gefahr, der bevorstehenden Explosion einer Granate oder dem mit eigenen Augen beobachteten Tod eines Kameraden,... es ist elektrisierend, die Männer zu beobachten. Ihre Anspannung steigert sich ins Unermeßliche, ihr Körper ist völlig versteift; ihre Pupillen weiten sich, sie reißen die Augen auf, und ihre Haut ist von feinem Schweiß bedeckt. Ihre Hände suchen krampfhaft nach der Waffe oder der Hand eines Kameraden. Ihr Atem wird schnell und flach. Manchmal wird die Intensität dieser Gefühle unerträglich, und es kommt zu einer Art Kollaps, der Patient fällt im Bett zurück und bleibt eine Weile reglos liegen ..., um den Faden der Geschichte an einem etwas neutraleren Punkt wieder aufzugreifen (S. 80).

Die Auswirkungen von Kriegserlebnissen auf das Gedächtnis sind seitdem im breiteren Kontext der *posttraumatischen Belastungsstörung* genauer untersucht worden. Hauptmerkmal dieser Störung ist die Entwicklung charakteristischer Symptome nach der Konfrontation mit einem traumatischen Ereignis. Angst, Schlafstörungen, intensives Wiedererleben der traumatischen Situation sowie ständiges Grübeln über das Ereignis zählen zu den typischen Symptomen. Ob das intensive Wiedererleben tatsächlich ein wesentliches Element der posttraumatischen Belastungsstörung ist, gilt allerdings als umstritten. Layton und Wardi-Zonna (1995) z.B. beschrieben zwei Fälle von posttraumatischer Belastungsstörung mit eindeutiger dissoziativer Amnesie. McNally et al. (1995) untersuchten Vietnamveteranen mit und ohne posttraumatischen Belastungsstörung. Im Rahmen des autobiographischen Stichwortverfahrens (siehe Kapitel 8) baten sie ihre Versuchspersonen, Erinnerungen zu positiven («loyalen») oder negativen («Schuldgefühlen auslösenden») Stichwörtern abzurufen. Die Veteranen mit einer posttraumatischen Belastungsstörung hatten Schwierigkeiten, die Aufgabe auszuführen, vor allem, wenn ihnen positive Stichwörter vorgegeben wurden. Interessanterweise war dieses Defizit bei den Veteranen besonders ausgeprägt, die noch immer ihre Orden und Uniformen trugen. Die meisten Versuchspersonen konzentrierten sich beim Erinnern auf kürzer zurückliegende Ereignisse, vermieden also die Kriegserinnerungen. Unter der posttraumatischen Belastungsstörung leidende Veteranen, die noch immer ihre Orden und Uniformen trugen, führten unverhältnismäßig viele Erinnerungen aus der Kriegszeit an. McNally et al. kamen daher zu dem Schluß, daß «ein Tragen von Orden und Uniformen im täglichen Leben für eine psychische Fixierung auf einen vor mehr als zwei Jahrzehnten ausgefochtenen Krieg emblematisch sein kann» (S. 619).

Dissoziative Fugue

Eine dissoziative Fugue ist eine «plötzliche Ortsveränderung, begleitet von getrübtem Bewußtsein und einer mehr oder weniger vollständigen Amnesie» (Berrington et al., 1956). Während einer Fugue ist die betreffende Person sich nicht bewußt, daß mit ihr etwas nicht stimmt, ja, vielfach übernimmt sie wie selbstverständlich eine neue Identität. Eine Fugue wird häufig erst erkannt, wenn die Person Tage, Monate oder gar Jahre nach dem auslösenden Ereignis an einem häufig weit von ihrem ursprünglichen Wohnort entfernten Ort «wieder zu sich kommt».

Die meisten von einer Fugue genesenden Patient(innen) nehmen ihre angestammte Identität wieder an. In solchen Fällen bleibt die Amnesie meist nur noch für die Ereignisse während der Fugue bestehen. Seltener ist, daß die Patient(innen) sich zwar bewußt werden, daß sie ihre ursprüngliche Identität verloren haben, mit ihren Erinnerungen aber nicht weiterkommen. Unter diesen Umständen müssen sie auf Dauer eine neue Identität annehmen und bestimmte Fähigkeiten neu erlernen. Akhtar et al. (1981) beschreiben den Fall einer offensichtlich aus der Mittelschicht stammenden Frau, die bewußtlos in einem Buchladen aufgefunden wurde. Bei der Einweisung ins Krankenhaus bestand das einzige Anzeichen einer Verletzung in einer kleinen Beule an ihrem Kopf, die vermutlich entstanden war, als sie bewußtlos zu Boden fiel. Außer dem völligen Unvermögen, sich an ihre Identität und Vergangenheit zu erinnern, wies sie keinerlei mentale Funktionsstörungen auf. Man gab sich große Mühe herauszufinden, wer sie war, schaltete das FBI ein, nahm ihre Fingerabdrücke ab, veröffentlichte ihr Bild und ließ es von Polizisten in den Hotels der Umgebung herumzeigen. Unter Hypnose erwähnte die Patientin keine Verwandten, dafür aber Namen von Freunden und Bekannten. Man verfolgte auch diese Spuren, doch konnte keiner der Genannten die Frau identifizieren. Bei ihrer Entlassung nach zwei Monaten «ging sie selbst davon aus, daß sie 58, unverheiratet, kinderlos, christlichen Glaubens, von Beruf Rechtsanwaltsgehilfen und irgendwo in Illinois geboren sei». Da sie beruflich sehr kompetent war, nahm sie Kontakt zu mehreren Arbeitsvermittlungen auf und wurde ausgerechnet von dem Krankenhaus, in dem man sie untersucht hatte, als Sekretärin eingestellt. Die Autoren schreiben:

«Sie weiß bis heute nicht, wer sie ist und woher sie kam, aber sie kann hervorragend tippen!» (S. 48).

Eine typische Fugue findet sich auch in einem Bericht von Schacter et al. (1982) über einen 21jährigen Mann namens P.N., der von der Polizei aufgegriffen wurde, weil er ohne Ausweispapiere durch die Straßen von Toronto irrte und keinerlei Angaben zu seiner Person machen konnte. Sein Bild wurde in der Zeitung veröffentlicht, seine Cousine erkannte ihn und meldete sich. Als die Cousine ihn besuchte, erkannte P.N. sie nicht. Aber sie konnte den behandelnden Ärzt(innen) berichten, daß P.N.s Großvater, an dem er sehr gehangen hatte, eine Woche zuvor gestorben war. Auf Befragen konnte P.N. nichts über seinen Großvater und die erst wenige Tage zurückliegende Beerdigung sagen. Am nächsten Abend jedoch sah P.N. eine Beerdigungsszene im Fernsehen, und plötzlich konnte er sich wieder an den Tod des Großvaters und dessen Beerdigung erinnern. In den darauffolgenden Tagen ließ seine Amnesie allmählich nach; als einziges Defizit blieb ein Gedächtnisverlust für die Zeit der Fugue selbst zurück.

Schacter et al. (1982) hatten die Chance, P.N.s Gedächtnisleistung sowohl während als auch nach der Fugue zu testen. Bei den üblichen Gedächtnis- und Intelligenztests ergaben sich kaum Unterschiede. Die Ergebnisse beim autobiographischen Stichwortverfahren differierten dagegen stark. Während der Fugue konzentrierten sich fast alle Erinnerungen auf diese vier Tage andauernde Phase. Anschließend gab es nur noch sehr wenige Erinnerungen aus dieser Zeit, und die große Mehrzahl der Berichte bezog sich auf die weiter zurückliegende Vergangenheit.

Dissoziative Identitätsstörung (multiple Persönlichkeit)

Keine Diskussion psychogener Gedächtnisstörungen wäre ohne Erwähnung der *multiplen Persönlichkeit* vollständig. Weil diese Störung so dramatisch ist, stößt sie auf großes Medieninteresse, und es gibt eine Reihe populärer Bücher, die individuelle Fälle beschreiben (z. B. *Die drei Gesichter Evas* von Thigpen & Cleckley, 1957). Dies hat zu der Mutmaßung geführt, daß viele augenscheinliche Fälle von multipler Persönlichkeit in Wirklichkeit als Produkt einer kulturellen Suggestion zu interpretieren sind – eine These, die auch erklären würde, warum die multiple Persönlichkeitsstörung in den letzten Jahren von einem seltenen Phänomen zu einer regelrechten «Epidemie» geworden ist. Andere argumentieren, daß es sich um eine «iatrogene» Störung handelt, deren Diagnose von Psychiater(innen) gestellt wird, die an ihre Existenz glauben (z. B. Merskey, 1992; Seltzer, 1994).

Wie problematisch die Annahme einer multiplen Persönlichkeit unter bestimmten Umständen sein kann, illustriert der Fall des sogenannten «Hillside Stranglers» Kenneth Bianchi. Der Vergewaltigung und des Mordes an mehreren Frauen angeklagt, leugnete er trotz erdrückender Beweislast hartnäckig jede Schuld und behauptete, sich nicht an die Verbrechen erinnern zu können. Unter Hypnose offenbarte er eine andere Persönlichkeit namens «Steve», die für die Morde die Verantwortung übernahm. Aus der hypnotischen Trance erwacht, konnte sich Kenneth sich nicht mehr an die Gespräche erinnern, die Steve mit dem Hypnotiseur geführt hatte.

Existieren zwei oder mehr Persönlichkeiten im Körper eines Menschen, führt dies zu juristischen Problemen. In Bianchis Fall wäre ein hartes Urteil gegen Kenneth ungerecht erschienen, weil nicht er, sondern Steve die Verbrechen begangen hatte. Das Gericht sprach dennoch das volle Strafmaß aus und weigerte sich, die These von den zwei Persönlichkeiten zu akzeptieren. Die hinzugezogenen Fachleute betonten, daß Bianchis zweite Persönlichkeit nur in solchen Hypnosesitzungen zum Vorschein kam, in denen der Hypnotiseur ankündigte, eine unbekannte Seite seiner Persönlichkeit enthüllen zu wollen. In dem Abschnitt über Hypnose in Kapitel 3 haben wir gesehen, daß die Interpretation der unter Hypnose abgerufenen Erinnerungen wegen der starken Suggestion und Compliance problematisch ist. In Bianchis Fall sprach der Hypnotiseur selbst die Möglichkeit einer unbekannten Seite seiner Persönlichkeit an. Bianchi könnte mit dem Hypnotiseur kooperiert und auf diese Weise die erleichternde Gelegenheit zu einem Geständnis ergriffen haben. Seine umfassenden Kenntnisse psychiatrischer Diagnosen und Merkmale einer multiplen Persönlichkeit könnten ihm geholfen haben, so überzeugend wie möglich zu wirken.

Bei einer echten multiplen Persönlichkeitsstörung scheint ein und dieselbe Person tatsächlich zwei oder mehr eigenständige Systeme des Erlebens und Verhaltens zu besitzen. Die verschiedenen *alter egos* der Betroffenen sind meist durch eine «amnestische Barriere» voneinander getrennt, so daß die eine von der Existenz der anderen nichts weiß. Für die klinische Diagnose einer multiplen Persönlichkeit ist diese amnestische Barriere jedoch nicht erforderlich, was die augenscheinliche Häufigkeit erklären mag.

Ein typischer Fall von multipler Persönlichkeit findet sich bei Schacter et al. (1989). Die von ihnen beschriebene 24jährige Frau namens I.C. besaß vier *alter egos* namens Heather, Joan, Gloria und Alpha. Alle vier wußten voneinander, nur I.C. selbst war sich ihrer Existenz nicht bewußt. Beim autobiographischen Stichwortverfahren tendierte I.C. wie alle Versuchspersonen ihres Alters dazu, vorwiegend Ereignisse aus der jüngsten Vergangenheit wiederzugeben. Die Tendenz war bei ihr allerdings stärker als bei vergleichbaren Versuchspersonen, und ein weiterer Test ergab, daß sie sich an Ereignisse aus der Zeit vor ihrem zehnten Lebensjahr gar nicht mehr erinnern konnte.

Das Fehlen jeglicher Kindheitserinnerungen legt nahe, daß an der Entstehung ihrer multiplen Persönlichkeitsstörung sexueller Mißbrauch beteiligt war, und tatsächlich fanden sich dafür andere Hinweise. Die Entwicklung einer multiplen Persönlichkeitsstörung zur Bewältigung eines schweren Mißbrauchs in der Kindheit illustriert auch der von Coons et al. (1982) geschilderte Fall der jungen «Lucy». Als sie mit einer Medikamentenüberdosis ins Krankenhaus kam, hatte sie bereits zwei Jahren infolge einer Vergewaltigung unter amnestischen Störungen und Halluzinationen gelitten. Im Zuge der psychologischen Untersuchung stellte sich heraus, daß sie vier «Persönlichkeiten» besaß. Neben der normalerweise eher sanften, freundlichen «Lucy» gab es «Linda», eine äußerst aggressive Person, die zum Tragen kam, sobald sie von dem als Kind erlittenen körperlichen und sexuellen Mißbrauch erzählte; außerdem gab es die sehr mißtrauische und verschlossene «Sally», die von der Vergewaltigung berichtete, und «Sam», eine imaginäre männliche Persönlichkeit, die sie beschützte und zu der sie bei Selbstmordgedanken Zuflucht nahm. Bryant (1995) beschrieb einen Patienten namens H.S., der über seine traumatischen Erlebnisse nur sprechen konnte, wenn er in die imaginäre Persönlichkeit eines Kindes schlüpfte.

Nissen et al. (1988) untersuchten die amnestischen Blockaden einer Frau mit 22 verschiedenen Persönlichkeiten. Zu diesen Persönlichkeiten gehörte «Alice», eine angehende Seelsorgerin, «Charles», ein aggressiver Trinker, «Ellen», eine Naturliebhaberin, die am liebsten Vögel beobachtete, und «Gloria», eine Künstlerin und wie drei andere Persönlichkeiten der jungen Frau Linkshänderin. Gloria war auch diejenige, die einen anderen Nachnamen angenommen hatte, um eine eigene Sozialversicherungsnummer zu beantragen. Auf die Aufforderung ihrer Psychiaterin hin war die Patientin in der Lage, die Persönlichkeit zu wechseln. Nissen et al. nutzten dies, um zu untersuchen, ob sich eine Persönlichkeit an die einer anderen Persönlichkeit präsentierten Informationen erinnern konnte. Beim expliziten Lernen schien es wenig Transfer zwischen den Persönlichkeiten zu geben, bei Tests des impliziten Gedächtnisses ergab sich ein anderes Bild. Sowohl beim perzeptuellen Wiedererkennen (siehe Abbildung 10.1) als auch beim Lückentest schnitt die eine Persönlichkeit besser ab, wenn der Ausgangsreiz zuvor einer anderen Persönlichkeit präsentiert worden war. Bei impliziten Tests mit konzeptuellen Informationen (z. B. der Interpretation eines mehrdeutigen Satzes) gab es wenig Hinweise auf einen Transfer. Nissen et al. schlossen daraus, daß die amnestische Barriere nur von

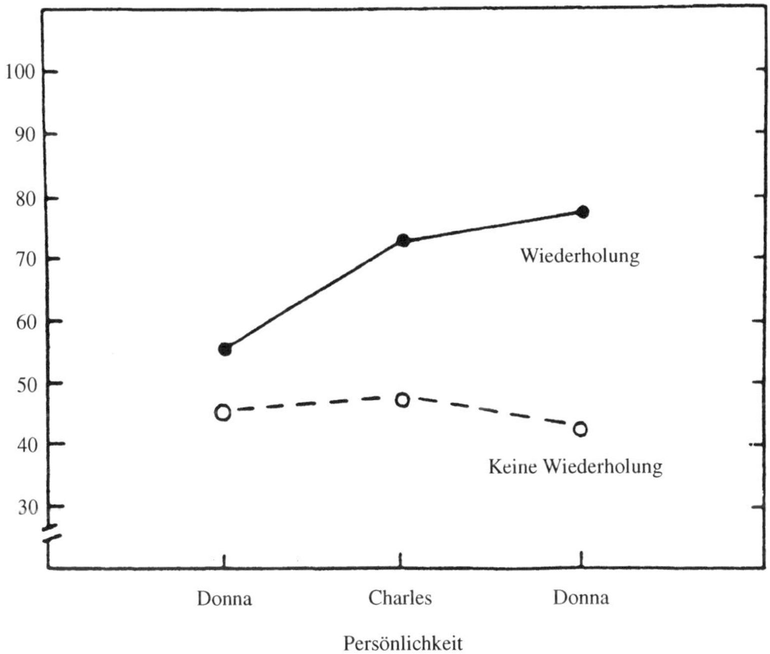

Abbildung 10.1. Ergebnisse eines perzeptuellen Wiedererkennungstests mit zwei Persönlichkeiten ein und derselben Person. Die ursprünglich «Donna» präsentierten Wörter wurden von «Charles» leichter Wiedererkannt. Den gleichen Effekt gab es, als «Donna» die Wörter ein weiteres Mal zu sehen bekam. (Aus Nissen et al., 1988)

Informationen überwunden wird, die von den verschiedenen Persönlichkeiten nicht unterschiedlich interpretiert werden können.

Mögliche Erklärungen dissoziativer Gedächtnisstörungen

Da dissoziative Amnesien mit einer Störung des episodischen Gedächtnisses verbunden sind, ist man versucht, Vergleiche mit transitorischen, organisch begründeten Amnesien (siehe Kapitel 9) zu ziehen. Zwischen den beiden Arten von Störungen gibt es jedoch wichtige Unterschiede, die einer gemeinsamen Erklärung entgegenstehen. Erstens führen organische Störungen fast immer zu einer anterograden Amnesie (siehe aber auch den Abschnitt über die fokale retrograde Amnesie in Kapitel 6). Bei psychogenen Störungen ist das Gegenteil der Fall: Mit ganz wenigen Ausnahmen sind sie ausschließlich retrograder Natur. Zweitens kommt der Verlust der persönlichen Identität – das definierende Merkmal einer Fugue – selbst bei schwersten organischen Störungen nur äußerst selten vor. Ähnlich wurde die multiple Persönlichkeit bisher noch nie als ein Symptom einer organischen Hirnschädigung beobachtet. Und schließlich gibt es für die Tatsache, daß die psychogene Amnesie durch sedierende Methoden wie das Pentothalnatrium-Interview gelindert werden kann, bei den organischen Störungen keine Entsprechung.

Pierre Janet (1904) war wohl der erste, der eine gemeinsame Theorie der dissoziativen Störungen formulierte. Er ging von der Integration sämtlicher psychischer Funktionen einschließlich der Gedächtnisleistung in einer einheitlichen Persönlichkeit aus. Nur unter ungünstigen Bedingungen wie einer emotional beunruhigenden Erfahrung sei es möglich, daß Erinnerungen von der persönlichen Identität abgespalten werden und deshalb nicht mehr erinnerlich sind. Janet hielt die «hysterische Amnesie» für genetisch bedingt. Seiner Auffassung nach besaß jedes Individuum ein gewisses Maß an «Energie», das die verschiedenen Elemente der Persönlichkeit miteinander verband; zu psychogenen Amnesien kam es in entsprechenden Belastungssituation seiner Meinung nach am ehesten bei Individuen mit besonders geringem Energie-Reservoire. Janets Theorie war physiologisch, da er das individuelle Maß an angeborener «mentaler Energie» als primäre Determinante der «hysterischen Amnesie» erachtete.

Moderne Erklärungen dissoziativer Störungen stützen sich vor allem auf die Wirkung der *Verdrängung*. Nach dieser Vorstellung handelt es sich beim menschlichen Gedächtnis um ein dynamisches System, das für das Ego nachteilige Erinnerungen unterdrücken kann. Die «Abwehrreaktion» des Gedächtnissystems blendet unangenehme Erfahrungen einfach aus. Die Vorstellung vom Verdrängen unliebsamer Erinnerungen als Wurzel des Vergessens ist in erster Linie mit Sigmund Freud verbunden, wenngleich ihre Ursprünge auf den Philosophen Friedrich Nietzsche zurückgehen. Freuds Verdrängungsbegriff ist im Zusammenhang seiner Persönlichkeitstheorie zu sehen; als Schlüsselfaktor beim Vergessen gilt ihm die Relevanz der Erinnerungen für das psycho-sexuelle Befinden des Individuums. Wenige Gedächtnisforscher würden diese These unterschreiben, die allgemeinere Behauptung jedoch, daß das Gedächtnis eine Abwehrfunktion übernehmen kann, gilt vielen als nützliche Grundlage für das Verständnis psychogener Gedächtnisstörungen. Sie erklärt, warum dissoziative Störungen nur nach traumatischen Ereignissen auftreten, und ist konsistent mit der Tatsache, daß Depressionen und andere psychische Störungen bei Patient(innen) mit psychogenen Störungen besonders häufig sind. Diese Korrelation hat sogar zu der Annahme geführt, daß psychogene Gedächtnisstörungen dazu dienen können, Depressionen oder Suizidgedanken abzuwehren – eine Vorstellung, die sich in dem Begriff «Fugue» (von lateinisch *fugere* = flüchten) niederschlägt.

Ein Beispiel dafür, daß Verdrängungsmechanismen zu einer besseren psychischen Gesundheit beitragen können, findet sich in einer Studie von Kaminer und Lavie (1991). Sie untersuchten Schlafmuster und Traumerinnerungen bei gut angepaßten und weniger gut angepaßten Holocaust-Überlebenden. Die weniger angepaßten Versuchspersonen brauchten länger zum Einschlafen, und ihre Schlafmuster waren weniger vielfältig – für eine posttraumatische Belastungsstörung symptomatische Anzeichen. Aus einer Traumphase aufgeweckt, konnten die gut angepaßten Holocaust-Überlebenden ihre Träume sehr viel schlechter wiedergeben. Kaminer und Lavie hielten daher die auf einen Verdrängungsmechanismus zurückgehende verminderte Traumerinnerung für einen kausalen Faktor besserer psychischer Anpassung.

Auch wenn wir der These zustimmen, daß dissoziative Gedächtnisstörungen eine Abwehrfunktion haben können, bleibt zu erklären, wie das Gedächtnis ein plötzliches, selektives Vergessen vergangener Erlebnisse – ja, in extremen Fällen gar den Verlust der gesamten persönlichen Identität – überhaupt bewerkstelligen kann. In Kapitel 2 haben wir gesehen, daß episodische Erinnerungen auf einem ständigen Selbstbezug basieren: Ihre Bedeutung erhalten sie nur dadurch, daß sie sich auf ein und dasselbe Individuum beziehen. Die Tatsache, daß dieses Individuum auf ein festes Repertoire persönlicher Erinnerungen zurückgreifen kann, bildet wiederum eine wesentliche Komponente der persönlichen Identität. In einer Janets Argumenten nicht unähnlichen These schlagen Schacter et al. (1982) vor, die persönliche Identität als «Kontrollelement» anzusehen, das die episodischen Erinnerungen organisiert. Der Prozeß der Verdrängung könnte demnach so funktionieren, daß er eine Dissoziation zwischen episodischem Gedächtnis und persönlicher Identität erzwingt. Wo diese Dissoziation nur teilweise besteht, kommt es zu einer selektiven dissoziativen Amnesie. Bei einer totalen Dissoziation dagegen sind die episodischen Erinnerungen gar nicht mehr nutzbar, weil ihre Bezugsgröße fehlt: Die persönliche Identität läßt sich nicht mehr in dem gewohnten Repertoire persönlicher Erinnerungen verankern und geht verloren. Diese Theorie klingt plausibel, macht jedoch noch immer nicht klar, welche innere Struktur des Gedächtnisses eine solche Dissoziation möglich macht.

Mortons (1994) *Überschriftmodell* vergleicht das Gedächtnis mit einem Ablagesystem, das für jedes Ereignis einen Bericht mit entsprechenden Details enthält. Eine effiziente Suche wird nach diesem Modell erst dadurch möglich, daß jeder Bericht mit einer Art Überschrift mit schlagwortartigen Informationen über den Bericht versehen ist. Beim Abruf wird eine Suchbeschreibung mit den Überschriften abgeglichen. Nur Berichte, deren Überschrift zur Suchbeschreibung passen, werden im Zuge des Abrufprozesses angesprochen. Bei dissoziativen Zuständen fehlt nach Morton die Vorstellung vom eigenen «Selbst» in der Suchbeschreibung, so daß ein Großteil der episodischen Erinnerungen unerreichbar wird. Im Hinblick auf die multiple Persönlichkeit spricht Morton von «multiplen Selbstmarkern»: Einzelne Ereignisse werden mit verschiedenen Markern assoziiert und sind auch nur über diese Marker abrufbar, was die häufig beobachteten amnestischen Barrieren zwischen den verschiedenen Persönlichkeiten erklärt.

Mortons Modell ließe sich unter Umständen auch auf einen von mir und dem Psychiater Hans Stampfer untersuchten Fall anwenden (Parkin & Stampfer, 1995). Eine Patientin namens Elizabeth konnte sich nach einem psychotischen Schub nicht mehr an ihre Vergangenheit erinnern. Einerseits war dies für sie eine große Erleichterung: Ihre Kindheit war traumatisch gewesen, sie war schwer mißhandelt worden und hatte ihr erstes Kind verloren. Andererseits beunruhigte sie der Gedächtnisverlust. Wir beschlossen, ihren neuropsychischen Status genauer zu untersuchen, und stellten zu unserem Erstaunen deutliche Hinweise auf eine Schädigung der Frontallappen fest. Ihr Zustand blieb mehrere Monate stabil, dann begann sich die Amnesie zu legen. Zur gleichen Zeit schwanden auch die Hinweise auf eine Beeinträchtigung der Frontallappenfunktion.

Ihre Amnesie könnte also mit einer Beeinträchtigung der an der Gedächtnisleistung stark beteiligten Frontallappen verbunden gewesen sein. Wie in Kapitel 7 angesprochen, kann eine Schädigung der Frontallappen zu massiven Abrufsstörungen führen. Nach Mortons Modell waren ihre Erinnerungen im üblichen Abrufprozeß nicht ansprechbar, weil ihr eigenes «Selbst» nicht Teil der Suchbeschreibung war, mit denen sie die Überschriften ihrer Gedächtnisinhalte abglich.

Jede Erklärung psychogener Störungen muß eine mögliche Beteiligung organischer Faktoren einbeziehen. Kopelman et al. (1994) beschreiben einen K.G. genannten Mann, der im Rahmen seiner Tätigkeit für eine Londoner Kreditanstalt eine Summe von 35.000 Pfund veruntreut hatte. Unmittelbar nach der Entdeckung des Betrugs tauchte er plötzlich in Glasgow auf, ohne sich daran erinnern zu können, wie er dort hingekommen war. Auf diese Begebenheit folgte eine weitere Fugue, die sich ebenfalls legte, ohne daß K.G. sich jedoch an die begangene Straftat erinnern konnte. Psychogene Amnesien nach Straftaten sind, wie wir gesehen haben, ein recht verbreitetes Phänomen. Sein Verhalten mochte daher nicht überraschen. Eine gründliche Untersuchung ergab jedoch manifeste Schädigungen sowohl in der Frontal- als auch in der Schädellappenregion. Seine Amnesie hatte also möglicherweise nicht nur psychogene, sondern auch organische Ursachen.

Amnesie bei Straftätern

Bei Menschen, die Straftaten begangen haben, sind Amnesien relativ häufig. Entsprechende Studien haben ergeben, daß sich zwischen 23 und 65 Prozent aller Mörder(innen) an ihr Verbrechen nicht mehr erinnern können – oder dies zumindest behaupten. Nicht mit Gewalt verbundene Verbrechen scheinen seltener Amnesien auszulösen. Taylor und Kopelman (1984) befragten 203 Männer, die sich wegen verschiedener Verbrechen in Untersuchungshaft befanden. 19 gaben an, sich an ihre Straftaten nicht mehr erinnern zu können. Unter diesen Straftaten waren neun Morde, sechs Körperverletzungen bzw. Brandstiftungen sowie vier massive Sachbeschädigungen. Bei den nicht wegen eines Gewaltverbrechens einsitzenden Gefangenen dagegen wurde kein einziger Fall von Amnesie beobachtet. Hopwood und Snell (1933) führten eine retrospektive Befragung von 100 Gefangenen in Broadmoor durch, die zur Zeit ihres Gerichtsverfahrens behauptet hatten, sich nicht mehr an ihr Verbrechen erinnern zu können. Die Autoren bezeichneten 78 Prozent dieser Amnesien als echt und den Rest als entweder zweifelhaft oder nur vorgetäuscht. Schacter (1986a) dagegen zieht in seiner Studie den Schluß, daß «viele angebliche Amnesien von den Straftätern in Wirklichkeit nur simuliert werden».

Auf die Frage der Simulation werden wir im nächsten Abschnitt noch ausführlicher eingehen, wollen aber an dieser Stelle schon einmal festhalten, daß es nicht unbedingt eine klare Trennungslinie zwischen einem echten und einem simulierten psychogenen Gedächtnisverlust geben muß. O'Connell (1960) stellte bei vielen Gefangenen eine «passive Nichtbeachtung» ihrer Verbrechen fest: Sie wußten, daß die Erinnerungen vorhanden waren, versuchten aber, sie nicht an sich heranzulassen. Ein gutes Beispiel dafür ist Ian Brady, einer der «Moors Murderer». Die Eltern der von ihm ermordeten Kinder appellierten an ihn, wenigstens den Ort preiszugeben, an dem er seine Opfer vergraben hatte. Er weigerte sich mit den Worten: «Ich muß die inneren Dämme aufrechterhalten, sonst bricht alles ein». Einige Jahre später führte er die Polizei zu den vergrabenen Leichen.

Doch längst nicht alle nach Straftaten auftretenden Amnesien haben psychogene Gründe. Erstens sind Schizophrenie und Depression bei Kriminellen, die sich an ihre Verbrechen nicht erinnern können, relativ häufig, und wie wir wissen, können beide Störungen von Gedächtnisstörungen begleitet sein. Die Schizophrenie kann sogar zu Gedächtnisstörungen führen, die in ihrer Schwere dem amnestischen Syndrom vergleichbar sind (McKenna et al., 1990, 1995).

Zweitens werden viele Gewalttaten während eines «alkoholinduzierten Blackouts» verübt. Nach Kopelman (1995a) sind bei 35 Prozent aller nach einer Straftat auftretenden Amnesien Alkoholprobleme im Spiel und 46 Prozent aller Straftäter(innen) mit amnestischen Symptomen bekanntermaßen Alkoholiker. Blackouts sind sowohl bei Alkoholikern als auch bei normalen Trinkern nach übermäßigem Alkoholkonsum ein häufiges Phänomen. Während eines solchen Blackouts ist die Person durchaus noch handlungsfähig und normalerweise auch im Besitz ihrer geistigen Kräfte: Sie ist betrunken, aber nicht benommen oder gar bewußtlos. Zwei Formen von Blackouts werden unterschieden: *En bloc*-Blackouts mit fest umrissenem Anfang und Ende und einem klaren Bewußtsein der Person für die Gedächtnislücke sowie eine vagere Form, bei der den Betroffenen nicht bewußt ist, daß sie eine Amnesie erlitten haben. Im letzteren Fall kann die Person auch schon während des Alkoholrauschs Gedächtnisprobleme zeigen (z. B. ständig die gleiche Frage wiederholen), sich später aber nicht mehr daran erinnern.

In Kapitel 3 beschrieben wir das Phänomen des zustandsabhängigen Lernens, bei dem die Lernleistung verbessert ist, wenn die psychoaktiven Zustände beim Lernen und beim Erinnern die gleichen sind. Zahlreiche Studien haben nachgewiesen, daß starker Alkoholkonsum zustandsabhängige Effekte auslösen kann. Bei den alkoholinduzierten Blackouts könnte es sich daher um eine Form des zustandsabhängigen Vergessens handeln. Mehrere Untersuchungen haben diese These überprüft, darunter ein von Wolf (1980) durchgeführtes einzigartiges Experiment. Wenn die Amnesie für im Zustand der Trunkenheit begangene Verbrechen auf zustandsabhängigem Lernen basiert, müßte es unter gleichen Bedingungen möglich sein, der Erinnerung an die Ereignisse auf die Sprünge zu helfen. Wolfs Versuchspersonen waren fünf alkoholkranke, wegen Mordes einsitzende Eskimos. Alle fünf waren betrunken, als sie das Verbrechen verübten, und alle fünf behaupteten, sich nicht mehr an ihre Taten erinnern zu können. Einer von ihnen

> hatte innerhalb von fünf Stunden 22 Dosen Bier geleert. Er wußte noch, daß er die Bar mit Freunden verlassen hatte. Irgendwann später sei er dann gewürgt und zu Boden gedrückt worden ... Seine nächste klare Erinnerung bezog sich auf den folgenden Morgen. Nach Aussagen von Zeugen hatte er die Bar tatsächlich verlassen, war aber nur kurz nach Hause gegangen, um seine Waffe zu holen, und bald darauf wieder in die Bar zurückgekehrt, hatte wortlos die Waffe gezogen und einen Mann erschossen. Die anderen Gäste überwältigten ihn, packten ihn an der Kehle und warfen ihn zu Boden. Kurze Zeit später kam die Polizei, verhaftete ihn und brachte ihn ins nächste Gefängnis. Von alldem wußte er jedoch gar nichts mehr. (Wolf, 1980, S. 459)

Wolf beobachtete seine Versuchspersonen im Alkoholrausch und stellte fest, daß sie mit zunehmender Trunkenheit aggressiver und ihre Gespräche von starken Emotionen begleitet wurden. Zu keiner Zeit jedoch erinnerte sich einer der Gefangenen an die genaueren Umstände seines Verbrechens. Wieder ausgenüchtert, zeigten die Gefangenen amnestische Symptome für die Ereignisse während des Experiments.

Vorausgesetzt, daß Wolfs Versuchspersonen genauso stark betrunken waren wie zu der Zeit, als sie straffällig wurden, sprechen seine Ergebnisse gegen eine zustandsabhängige Ursache der Straftäter-Amnesie. Diese Schlußfolgerung steht in Übereinstimmung mit anderen Studien (siehe z. B. Goodwin, 1974; Lisman, 1974), die ebenfalls keine zustandsabhängige Erklärung alkoholischer Blackouts finden konnten.

Damit bleiben uns zwei mögliche Erklärungen für alkoholinduzierte Amnesien: Sie könnten psychogenen Ursprungs sein, da die Betreffenden beschämende Handlungen während des Alkoholrauschs verdrängen. Mehrere Argumente sprechen dagegen. Alkoholinduzierte Blackouts scheinen von der Art der Ereignisse während der Gedächtnislücke unabhängig zu sein. Bei einer psychogenen Amnesie wäre aber zu erwarten, daß sie bei unangenehmen oder gar peinlichen Ereignissen häufiger und stärker auftritt. Außerdem stellte Ryback (1971) bei Alkoholiker(innen) während des Blackouts eine grundlegende anterograde Amnesie fest. Wie wir bereits gesehen haben, sind psychogene Störungen jedoch fast immer mit einer selektiven *retrograden* Amnesie verbunden (siehe auch Hashtroudi et al., 1984). Schließlich müßte bei Amnesien psychogenen Ursprungs die Erinnerung an die fraglichen Ereignisse unter bestimmten Bedingungen (Hypnose, Trance, Sedierung etc.) wiederherzustellen sein, was bei alkoholinduzierten Blackouts jedoch nicht der Fall ist. Aus all diesen Gründen ist die zweite Erklärung wahrscheinlicher: Zu alkoholinduzierten Blackouts kommt es, weil der Alkohol die physiologischen Grundlagen der Gedächtnisfunktion außer Kraft zu setzen vermag.

Studien über alkoholkranke Gewaltverbrecher sprechen also gegen eine zustandsabhängige Interpretation der Straftäter-Amnesie. Diese Tatsache sollte uns aber nicht dazu verleiten, das zustandsabhängige Lernen bei deren Erklärung gänzlich außen vor zu lassen. Die meisten Gewaltverbrechen sind nämlich mit starken emotionalen Zuständen verbunden, wie sie unter normalen Umständen nur selten empfunden werden. Es gibt einige Hinweise darauf, daß starke Emotionen ebenso wie Alkohol und andere psychoaktive Substanzen zu zustandsabhängigem Lernen führen können. Der Stimmungs-Kongruenz-Effekt besagt, daß Ereignisse in gleicher Stimmung leichter erinnert werden (siehe Kapitel 3). Vielleicht könnte dieser Effekt auch an der Straftäter-Amnesie beteiligt sein?

Es ist nicht leicht, für diese These Beweise zu erbringen. Der emotionale Zustand zur Zeit des Verbrechens läßt sich nicht so leicht Wiedererzeugen wie ein vergleichbarer Alkoholwert im Blut! Interessant ist Bowers (1981)

Bericht über seine Beschäftigung mit dem Attentäter Robert Kennedys, Sirhan Sirhan. Während des Gerichtsverfahrens und der anschließenden Haftstrafe leugnete Sirhan jede Erinnerung an das Verbrechen. Einem Psychiater gelang es jedoch, ihn unter Hypnose in einen emotional sehr erregten Zustand zu versetzen, in dem er plötzlich «wieder seine Todesdrohungen ausstieß, die Schüsse abfeuerte und sich an die Kehle griff, als würde er noch einmal von den Leibwächtern des Secret Service gewürgt».

Bower nimmt an, daß Sirhans Amnesie zustandsabhängigen Ursprungs ist. Er kann sich nicht an sein Verbrechen erinnern, weil er ohne Hilfe des Hypnotiseurs den mit seiner Erinnerung unlösbar verbundenen hochgradig erregten Zustand nicht wiederherstellen kann. Bowers Interpretation ist allerdings nicht unumstritten. Centor (1982) gibt zu bedenken, «daß sich eine Amnesie von Kriminellen leicht vortäuschen und schwer widerlegen läßt; in meiner elfjährigen Beschäftigung mit diesem Phänomen ... ist mir kein einziger Fall einer echten psychogenen, nicht von einem psychotischen Schub, einem Hirntumor oder einer Hirnschädigung begleiteten Amnesie untergekommen» (S. 240). Dieser Einwand leitet zum Thema des nächsten Abschnitts über: Wie können wir sicher sein, daß eine Person mit psychogener Gedächtnisstörung nicht bloß simuliert?

Simulation

Eine Simulation, also das absichtliche Vortäuschen von Krankheitssymptomen, läßt sich häufig nur schwer erkennen. 1930 berichtete eine Fachzeitschrift vom «ersten echten Fall eines ... vollständigen und isolierten Gedächtnisverlusts». Der unter der Abkürzung B. bekannte Patient verlor infolge einer Kohlenmonoxydvergiftung an seiner Arbeitsstelle das Bewußtsein. Er kam rasch wieder zu sich und zeigte bei der ersten ärztlichen Untersuchung keinerlei Hinweise auf eine Gedächtnisstörung. Nach einer Woche wurde er aus dem Krankenhaus entlassen. Fünf Wochen später erschien er dort wieder, wirkte desorientiert und behauptete, sein Erinnerungsvermögen sei «gleich Null». Seine Gedächtnisspanne war so kurz, daß die Fragen sehr kurz gehalten werden und mehrfach wiederholt werden mußten. Er vergaß sofort sämtliche Anweisungen zu den Gedächtnisaufgaben und schien überhaupt völlig unfähig, sich irgendwelche neuen Informationen zu merken. Die Zeit vor dem Unfall dagegen war ihm ohne Probleme erinnerlich.

Der Fall erregte erhebliches Aufsehen, aber auch begründete Zweifel. B.s Symptome waren für Kohlenmonoxydvergiftungen untypisch, und es gab keine Anzeichen für neurologische Ausfälle. Darüber hinaus warf die Tatsache, daß die Festlegung der Entschädigungssumme noch ausstand, einen Schatten des Zweifels auf die Echtheit seiner Gedächtnisprobleme. Hinzu kam, daß B. anfangs sehr kooperativ war, sich nach einigen Jahren aber weigerte, an weiteren Untersuchungen teilzunehmen. Dies brachte zwei Psychiater dazu, eine recht fragwürdige Beobachtungsmethode anzuwenden. Als Touristen getarnt, reisten sie in B.s Heimatort und knüpften dort ganz «zufällig» Kontakt zu ihm. Zuerst verhielt sich B. völlig normal. Erst als die «Touristen» ihre wahre Identität preisgaben, begann er, seine amnestischen Symptome zu zeigen und allen konkreten Fragen auszuweichen (Zangwill, 1967).

Daß die beiden Psychiater zu den beschriebenen Methoden griffen, ist verständlich, aber auch zu Recht Gegenstand ethischer Kritik. Glücklicherweise sind seitdem spezifische Verfahren entwickelt worden, mit denen sich eine Gedächtnisstörung bloß simulierender Patient(innen) «überführen» lassen. Diese Verfahren basieren auf der Annahme, daß Menschen, die versuchen, eine Gedächtnisstörung vorzutäuschen, mit den genauen Merkmalen einer solchen Amnesie nicht vertraut sind und daher unweigerlich Fehler machen.

B.s Fall ist ein gutes Beispiel für eine simulierte Amnesie. Erstens war über seine finanzielle Entschädigung noch nicht entschieden. Es ist bekannt, daß viele Opfer von Hirnverletzungen ihre Gedächtnisprobleme übertreiben, um die Höhe des Schmerzensgeldes in ihrem Sinne zu beeinflussen (siehe z. B. Guthkelch, 1980). Nicht alle Patient(innen) täuschen jedoch Gedächtnisprobleme in betrügerischer Absicht vor. Die Simulation kann auch mit anderen Aspekten der psychischen Gesundheit verbunden sein. Wie wir in Kapitel 8 gesehen haben, ist die Pseudodemenz der echten Demenz in vieler Hinsicht ähnlich und tritt vor allem bei Menschen auf, die unter Depressionen leiden. Auf ähnliche Weise können Depressionen und Angstgefühle dazu führen, daß die betreffenden Personen ihre Gedächtnisprobleme übertreiben – z. B., um vielleicht die Eigenverantwortung für ihre schwierige Lage abzuwehren. Ein finanzieller Anreiz braucht bei solchen Reaktionen nicht unbedingt im Spiel zu sein. So war z. B. der britische Komödiant Tony Hancock in einen Autounfall verwickelt, bei dem er eine leichte Gehirnerschütterung erlitt. Nach dem Unfall bestand er unter Berufung auf massive Gedächtnisstörungen darauf, seine Texte ablesen zu dürfen. Eine posttraumatische Amnesie war bei ihm jedoch eher unwahrscheinlich. Vielmehr erlitt er aufgrund kurzfristiger Gedächtnisprobleme unmittelbar nach der Gehirnerschütterung einen unangemessenen, neurotischen Selbstwertverlust mit entsprechenden Angstgefühlen.

Um auf B. zurückzukommen: Bei ihm war vor allem seine reduzierte Gedächtnisspanne auffällig. Wie in Kapitel 6 ausgeführt, ist die Gedächtnisspanne bei amnestischen Patient(innen) jedoch fast immer intakt, so daß B.s Verhalten Zweifel aufkommen ließ. Tatsächlich gilt in der heutigen klinischen Praxis eine reduzierte Gedächtnisspanne als deutlicher Hinweis auf eine simulierte Amnesie. Sich eine verhältnismäßig lange Reihe von Zahlen oder anderer Items einzuprägen, wirkt auf den ersten Blick ziemlich schwer, so daß die vermeintlichen Amnestiker(innen) glauben, schlecht abschneiden zu müssen, obwohl dies der Symptomatik einer echten Amnesie widerspricht. Wie wir gesehen haben, bleiben auch einmal erlernte Fertigkeiten bei einer Amnesie tendenziell erhalten, so daß Schwierigkeiten z. B. beim Fahrradfahren Grund zum Mißtrauen geben.

Darüber hinaus gibt es mehrere spezifische Tests, die eigens dafür entwickelt wurden, simulierte Gedächtnisstörungen aufzudecken. Den einfachsten Test dieser Art, den sogenannten Münzentest, stellte Kapur (1995) vor. Dabei nimmt man eine Münze in eine Hand und ballt diese zur Faust. Nach einer kurzen Phase der Ablenkung fragt man die Patientin bzw. den Patienten, in welcher Hand sich die Münze befindet. Patient(innen) mit schwerer Amnesie haben mit dieser Aufgabe in der Regel keine Schwierigkeiten, während simulierende Personen dazu neigen, bewußt falsch zu antworten. Ausgefeiltere Verfahren zur Aufdeckung vorgetäuschter Gedächtnisstörungen beschreiben Leng und Parkin (1995).

Die bisher beschriebenen Verfahren beziehen sich auf simulierte organisch begründete Amnesien. Wie aber können wir vorgetäuschte dissoziative Zustände erkennen? Brandt et al. (1985) untersuchten einen mit dem Kürzel L.G. bezeichneten Mann, der des Mordes an seiner Frau angeklagt war und behauptete, sich nicht mehr an die Tat erinnern zu können. Sie zeigten ihm eine Liste mit 20 Wörtern und unterzogen ihn einem Wiedererkennungstest, bei dem jeweils ein Wort von der Liste mit einem neuen Wort erschien und er angeben sollte, welches Wort er vorher schon einmal gesehen hatte. Durch bloßes Raten erzielt man bei dieser Aufgabe 50 Prozent richtige Antworten, L.G.s Ergebnis lag jedoch signifikant darunter, was vermuten läßt, daß er sich in Wirklichkeit an die Wörter erinnerte, dies aber nicht zugeben mochte. Da er sich des Zufallswertes nicht bewußt war, übertrieb er mit seinen falschen Antworten und offenbarte damit, daß er nicht wirklich unter Gedächtnisproblemen litt.

Nicht alle Menschen, die dissoziative Zustände simulieren, lassen sich jedoch mit Hilfe solcher Tests «überführen». Kopelman et al. (1994) berichteten von einer Frau mit dem Kürzel A.T., die eine siebentägige Fugue erlitt. In ein Londoner Krankenhaus eingewiesen, gab sie an, nicht die geringste Ahnung zu haben, woher sie stamme oder wie sie nach London gekommen sei. Als sie fünf Monate später als US-Amerikanerin identifiziert wurde, drückte sie darüber ihr Erstaunen aus. Ihre Amnesie hielt an, doch mehrten sich die Anzeichen, daß ihre Unfähigkeit, sich an ihre wahre

Identität zu erinnern, nur vorgetäuscht war. So schrieb sie z. B. ihrer 11jährigen Tochter, sie habe Krebs und wolle der Familie dieses Leiden ersparen. Später fälschte sie einen offiziellen Brief an ihre Angehörigen, in dem es hieß, sie sei gestorben und in Devon begraben.

Kopelman et al. unterzogen A.T. einer Reihe spezieller Tests zur Aufdeckung simulierter Gedächtnisstörungen, darunter auch dem von Brandt et al. (1985) verwendeten Wiedererkennungstest. Ihre Ergebnisse waren jedoch völlig unauffällig. Erst ihr Abschneiden bei einem autobiographischen Gedächtnistest machte stutzig, weil es bei ihr einen extremen Recency-Effekt gab, während die allermeisten Amnestiker(innen) wenigstens einige Kindheitserinnerungen wiedergeben können. Bei einem anderen Test sollte sie von vier Namen einen nennen, der ihr bekannt vorkam. Die Namen stammten teilweise aus ihrer eigenen «vergessenen Vergangenheit», teilweise waren sie frei erfunden. Gleichzeitig sollte sie angeben, ob konkrete Hinweise ihr helfen könnten, den richtigen Namen zu erinnern. Schacter (1986b) hatte nachgewiesen, daß echte Amnestiker(innen) zu der Überzeugung neigen, weitere Hinweise würden ihnen beim Erinnern helfen, während Simulant(innen) gegenteilige Angaben machen. A.T. glaubte nicht, daß konkrete Hinweise hilfreich wären, und zwar unabhängig davon, ob die Namen aus ihrer eigenen Vergangenheit stammten oder frei erfunden waren.

Amnesie und Strafrecht

Können sich Straftäter(innen) an die Tat nicht mehr erinnern, hat dies möglicherweise Auswirkungen auf das Strafverfahren. So läßt sich argumentieren, daß sie bei einer echten Amnesie beim besten Willen kein zu mildernden Umständen führendes Geständnis ablegen können. Für das angelsächsische Rechtssystem, in dem die Angeklagten sich zu Beginn des Verfahrens grundsätzlich «schuldig» oder «nicht schuldig» bekennen müssen, hat dies besondere Bedeutung. Das berühmte Verfahren gegen den Angeklagten Gunther Padola gilt hier als Präzedenzfall. Padola behauptete, sich an den ihm vorgeworfenen Mord nicht erinnern zu können. Während des Gerichtsverfahrens wurde Padolas angebliche Amnesie ausführlich diskutiert. Bei der Festnahme hatte er eine Kopfverletzung erlitten. Dennoch gelangten die Geschworenen zu der Auffassung, daß bei ihm keine echte Amnesie vorlag. Interessanterweise begründeten sie diese Entscheidung damit, daß er noch alle vor der Tat erlernten Fertigkeiten besaß – nach unserem heutigen Kenntnisstand auch bei einer echten

Amnesie durchaus nichts Ungewöhnliches. In der Berufungsverhandlung wurde die ursprüngliche Gerichtsentscheidung mit dem zusätzlichen Argument bestätigt, daß Padola sich auch bei einer echten Amnesie hätte schuldig bekennen können.

Schwierig zu klären ist bei einer Amnesie auch, ob die strafbaren Handlungen tatsächlich willensgesteuert waren. Nicht willensgesteuert sind z. B. typische Reflexreaktionen – wie bei einem Autofahrer, dem eine Hornisse durchs offene Fenster ins Gesicht fliegt und der durch seine reflexhaften Abwehrbewegungen unverschuldet die Kontrolle über sein Fahrzeug verliert. Wie wir gesehen haben, kann es im postkritischen Stadium epileptischer Anfälle zu einem als «Automatismus» bekannten Phänomen kommen, das durch nicht willensgesteuerte Handlungen gekennzeichnet ist.

Auch eine krankheitsbedingte Schuldunfähigkeit ist im Zusammenhang mit amnestischen Symptomen diskutiert worden. Hill und Sargent (1943) beschrieben den Fall eines Mannes, der des Mordes an seiner Mutter angeklagt war. Zu seiner Verteidigung führte er an, er könne sich an nichts mehr erinnern und müsse sie während eines durch vier auf leeren Magen getrunkene Glas Bier ausgelösten epileptischen Anfall getötet haben. Dem Angeklagten wurde unter kontrollierten Bedingungen die gleiche Menge Bier eingeflößt, was bei ihm tatsächlich zu einem abnormen EEG und anderen epileptischen Symptomen führte. Während des Schlafwandelns (Somnambulismus) verübte Verbrechen werfen die gleichen Fragen auf (siehe Fenwick, 1990).

Ein Freispruch aufgrund einer vorübergehenden, organisch begründeten Amnesie ist eher selten. Ein Beispiel findet sich jedoch in der jüngeren britischen Rechtsgeschichte. Am 11. Oktober 1984 fuhr ein Personenzug von hinten auf einen langsamer fahrenden Güterzug auf. Der Fahrer des Personenzugs hatte mehrere rote Signale überfahren und dabei jedesmal das automatische Warnsignal ausgeschaltet. Schon bei der ersten polizeilichen Befragung wurde klar, daß der Fahrer sich an die letzten Minuten vor dem Unfall nicht mehr erinnern konnte. Eine neurologische Untersuchung ergab, daß der Fahrer drei Monate vor dem Unfall eine gedeckte Kopfverletzung erlitten hatte, unter migräneähnlichen Symptomen litt und seinen Geruchssinn verloren hatte. Man kam zu dem Schluß, daß der Unfall von einer plötzlichen transitorischen Globalamnesie verursacht worden war, die den Fahrer vergessen ließ, daß er die Stoppsignale überfahren hatte (HMSO, 1986). Aufgrund der neurologischen Untersuchungsergebnisse wurde der Zugfahrer freigesprochen.

Infantile Amnesie

Nur wenige Menschen können sich an Ereignisse aus den ersten dreieinhalb Jahren ihres Lebens erinnern (siehe Abbildung 10.2). Daß wir das als *infantile Amnesie* bekannte Phänomen in diesem Kapitel besprechen, geht auf frühere Versuche zurück, es auf psychogenetische Prozesse der Verdrängung zurückzuführen. Nach der Freudschen Theorie spielen sich in der frühen Kindheit wesentliche Phasen der Persönlichkeitsentwicklung ab, und die Verdrängung dieser frühen Phasen wird als Folge einer normalen Entwicklung angesehen. Diese Erklärung der infantilen Amnesie wird heute nicht mehr anerkannt. Statt dessen geht man davon aus, daß das Phänomen auf wesentliche Veränderungen in der Organisation des Gedächtnisses zurückzuführen ist (siehe z. B. Neisser, 1967).

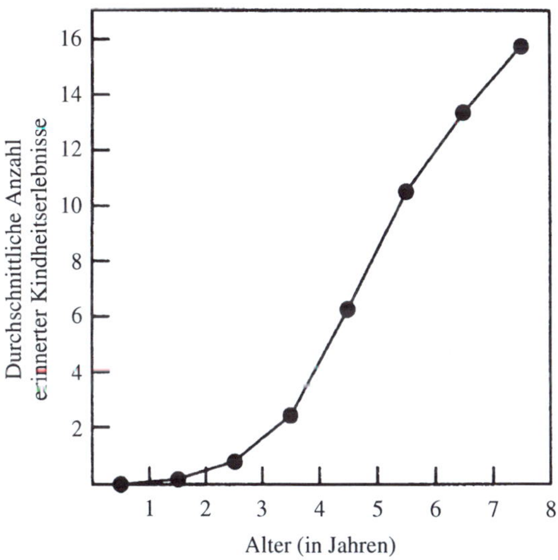

Abbildung 10.2. Durchschnittliche Anzahl erinnerter Kindheitserlebnisse erwachsener Versuchspersonen in Relation zum erinnerten Lebensalter. (Nach Waldfogel, 1948; Kail, 1990)

Auf jeden Fall haben auch Kinder unter vier Jahren schon Erinnerungen an zurückliegende Erlebnisse, wie die folgende Mitschrift eines Gespräches mit einem Dreijährigen zeigt:

Kind: Einmal zu Halloween waren die anderen Kinder da, und ich war als Prinzessin verkleidet.

Erwachsener: Du warst als Prinzessin verkleidet? Und hast du auch Süßigkeiten bekommen? Seid ihr von Tür zu Tür gegangen? Oder was habt ihr gemacht?

Kind: Wir haben an den Türen geklingelt.

Erwachsener:	Ihr habt an den Türen geklingelt! Und wer ist mit euch gegangen?
Kind:	Andreas Mutter ist mitgegangen. Und meine Mami auch ... Wir haben einen Kürbis dabeigehabt.
Erwachsener:	Und was habt ihr mit dem Kürbis gemacht?
Kind:	Wir haben eine Kerze reingestellt und sie angezündet.
Erwachsener:	Und hat der Kürbis so richtig schön gruselig ausgesehen?
Kind:	Hm-hm. Papi hat ihn mit einem ganz scharfen Messer eingeschnitten. Und ein Gesicht eingeritzt. Das war lustig. (Aus Fivush & Hamond, 1990, S. 223)

Wenn wir uns an eine persönliche Erfahrung zurückerinnern, sind wir uns normalerweise ziemlich sicher, daß wir dies alles genau so erlebt haben. Autobiographische Erinnerungen besitzen demnach eine besondere Komponente, die ihre jeweilige Authentizität bestätigt (obgleich wir in diesem Kapitel auch gesehen haben, daß dieser Mechanismus keinesfalls unfehlbar ist!). Perner und Ruffman (1995) sind der Meinung, daß Kindern unter vier Jahren diese Fähigkeit noch fehlt und ihr Erinnerungsvermögen, wie durch die obige Gesprächsmitschrift dokumentiert, von suggestiven Stichwörtern abhängig ist, weshalb diese frühen Erinnerungen im späteren Leben nicht mehr spontan zugänglich sind. Nach Howe und Courage (1993) ist das autobiographische Gedächtnis von der parallelen Entwicklung des Selbstgefühls abhängig. Sie zitieren mehrere Studien, die zeigen, daß Kleinkinder sich etwa im Alter von 18 Monaten erstmals im Spiegel selbst erkennen, und setzen dies mit der Entwicklung eines Selbstkonzepts gleich, da «die Tatsache, daß diese Phase mit dem Einsetzen eines autobiographischen Gedächtnisses korrespondiert, unserer Überzeugung nach mehr als ein Zufall ist» (S. 319). Die infantile Amnesie müßte sich demnach auf die ersten 18–24 Lebensmonate erstrecken; in Wirklichkeit dauert sie jedoch etwas länger an. Zwar können Kinder mit zwei Jahren durchaus über vergangene Erlebnisse sprechen (Hamond & Fivush, 1991), doch wie in der obigen Gesprächsmitschrift nachzulesen, handelt es sich dabei um kein spontanes Erinnern von Ereignissen, wie wir dies später mit dem Gedächtnis assoziieren.

Nelson et al. (z. B. Hudson, 1990; Nelson, 1993) erklären die infantile Amnesie mit Hilfe der *sozialen Interaktionstheorie*. Sie besagt, daß die Entwicklung des autobiographischen Gedächtnisses wesentlich vom Erwerb der Fähigkeit abhängt, Erfahrungen in narrativer Form wiederzugeben. Tessler und Nelson (1994) unterscheiden je nach der Interaktion mit ihren Kindern zwei grundlegende Typen von Müttern: *elaborative Mütter*, die mit ihren Kindern in narrativer Form über ihre Erlebnisse sprechen (z. B. wann was geschehen ist), und *pragmatische Mütter*, die mit ihren

Kindern hauptsächlich instrumentelle Informationen austauschen (z.B. wo die Schuhe hinzustellen sind). Der jeweilige Muttertyp hat z. B. Einfluß darauf, was ein Kind nach einem Museumsbesuch im Gedächtnis behält. Kinder elaborativer Mütter erinnern mehr als die pragmatischer Mütter, was nahelegt, daß die Art und Weise, wie die Eltern über das Gedächtnis sprechen, wichtige Auswirkungen auf die Entwicklung des kindlichen Gedächtnisses hat.

Nach der sozialen Interaktionstheorie ist die Entwicklung des autobiographischen Gedächtnisses von einem zunehmenden Gebrauch der narrativen Form abhängig. Die infantile Amnesie wird dadurch erklärt, daß die vor dem vierten Lebensjahr herausgebildeten Erinnerungen noch keine ausreichende narrative Struktur besitzen und daher durch die in der post-infantilen Phase benutzte narrative Form nicht mehr zugänglich sind. Eine Studie von Fivush et al. (1995) über deutliche Veränderungen in der narrativen Struktur von Erinnerungen zwischen dem vierten und fünften Lebensjahr unterstützt diese Theorie.

Alles in allem gibt es also derzeit zur Erklärung der infantilen Amnesie einige interessante Erklärungsansätze, doch noch keine gesicherten Schlußfolgerungen. (Eine ausführlichere Übersicht findet sich bei Parkin, im Druck.)

Wiedergewonnene versus falsche Erinnerungen

Am 22. September 1969 verabschiedete sich Susan Nason von ihrer Mutter, um für sie einige Besorgungen zu machen, und kehrte nie wieder nach Hause zurück. Zwei Monate später fand man ihre Leiche in einer Schlucht außerhalb ihrer in Kalifornien gelegenen Heimatstadt. Trotz zahlreicher Hinweise konnte Susans Mörder nicht gefunden werden. Das Verbrechen blieb ungeklärt – bis es 20 Jahre später zu einer Reihe eigenartiger Ereignisse kam.

Eileen Franklin-Lipsker, eine von Susans Freundinnen, fütterte gerade ihren kleinen Sohn, als ihre ältere Tochter Jessica zu ihr aufschaute und ihr eine Frage stellte. Aus irgendeinem Grund rief der Ausdruck auf dem Gesicht ihrer Tochter in Eileen plötzlich Bilder von Susans letzten Stunden wach. In den darauffolgenden Monaten stellten sich immer detailliertere Erinnerungen an die Ereignisse ein, die zu Susans Tod geführt hatten. Eileen erinnerte sich daran, wie ihr Vater sie beide auf eine Spazierfahrt im Auto mitnahm, an einer einsamen Stelle plötzlich anhielt, Susan zu vergewaltigen versuchte und anschließend brutal ermordete. Fast ein Jahr nach dem ersten Wiedererinnern der schrecklichen Ereignisse ging Eileen zur Polizei. Ihr Vater wurde verhaftet und zu einer lebenslangen Freiheitsstrafe verurteilt. Erst nach etlichen Jahren wurde das Verfahren wieder aufgerollt und der Schuldspruch aufgrund erheblicher Zweifel an der Beweislage revidiert.

Der in den Medien breit diskutierte Fall führte zu einer ganzen Welle plötzlich wiedergewonnener, unterdrückter Kindheitserinnerungen. So erinnerte sich die amerikanische Schauspielerin Roseanne Barr Arnold nach einer Psychotherapie wieder daran, von ihrer Mutter bis zum Alter von etwa sieben Jahren mißbraucht worden zu sein. Ihre Geschichte wurde von Zeitschriften und Zeitungen aufgegriffen, was zu zahllosen anderen Anklagen aufgrund plötzlich wiedergewonnener Erinnerungen führte. Ja, das Phänomen war mit einem Mal so weit verbreitet, daß die von anderen aufgrund solcher Erinnerungen beschuldigten Menschen eine Selbsthilfegruppe mit der Bezeichnung «False Memory Society» gründeten.

Was ist von solchen wiedergewonnenen Erinnerungen zu halten? Im vorliegenden Kapitel haben wir eine ganze Reihe dissoziativer amnestischer Zustände besprochen und das Phänomen der Verdrängung zumindest als partielle Erklärung dieser Störungen akzeptiert. Unter dieser Voraussetzung ist auch das Phänomen der wiedergewonnenen Erinnerungen vollkommen plausibel. Problematisch ist nur das Ausmaß, in dem Menschen plötzlich behaupten, von wiedergewonnenen Erinnerungen überschwemmt zu sein. Können unterdrückte Erinnerungen tatsächlich so weit verbreitet sein? Oder gibt es einen anderen Grund für dieses Phänomen?

Ein großer Teil der ursprünglich verdrängten Erinnerungen werden in psychotherapeutischen Sitzungen aufgedeckt, und viele experimentelle Psycholog(innen) hegen den Verdacht, daß das Auftauchen verlorener Erinnerungen sehr viel damit zu tun hat, wie diese Sitzungen ablaufen (Loftus, 1993, 1994; Schacter et al., 1996a). Zu bedenken ist erstens, daß viele Psychotherapeut(innen) an einen durch therapeutische Maßnahmen aufdeckbaren Prozeß der Verdrängung glauben. Diese Überzeugung wird entsprechenden Umfragen zufolge selbst dann aufrechterhalten, wenn sich die wiedergewonnenen Erinnerungen auf so unwahrscheinliche Ereignisse wie teuflische Besessenheit beziehen (z.B. Bottoms et al., 1994). Darüber hinaus sind viele Therapeut(innen) bereit, trotz aktueller Erkenntnisse über die infantile Amnesie selbst früheste Kindheitserinnerungen als echt anzuerkennen.

Zweitens scheinen es viele Therapeut(innen) auf das Aufdecken verschütteter Erinnerungen in der Therapie geradezu anzulegen. Loftus (1993, S. 526) sammelte entsprechende Zitate, die allesamt darauf hindeuten, daß das Wiedererinnern von Mißbrauchserfahrungen stark gefördert wird. Zum Beispiel: «Nach meiner Erfahrung haben viele Menschen mit den gleichen

Problemen zu kämpfen wie Sie. Häufig wurde ihnen in der Kindheit etwas besonders Schreckliches angetan – sie wurden geschlagen oder gar sexuell mißbraucht. Ich frage mich, ob bei Ihnen etwas Ähnliches vorliegen könnte?» Oder: «Es ist absolut unabdingbar, im Verlauf einer Therapie auch die Möglichkeit eines sexuellen Mißbrauchs anzusprechen.»

Zu bedenken ist auch, daß die therapeutische «Gedächtnisarbeit» häufig unter Hypnose durchgeführt wird. Wie in Kapitel 3 ausführlich dargestellt, kann es in der hypnotischen Situation zu einer wahrheitsverzerrenden Kooperation mit dem Hypnotiseur kommen. Darüber hinaus ist nachgewiesen, daß durch Hypnose Erinnerungen an Ereignisse etabliert werden können, die es in Wirklichkeit nie gegeben hat. Laurence und Perry (1983) fragten 27 stark hypnotisierbare Versuchspersonen, was sie an einem bestimmten Abend vor dem Schlafengehen getan hatten. Dann suggerierten sie ihnen, sie seien in der Nacht durch ein lautes Geräusch geweckt worden. Nach der Hypnose glaubten etwa die Hälfte der Versuchspersonen, das Ereignis habe tatsächlich stattgefunden. Selbst als man sie darüber aufklärte, daß ihnen die Erinnerung während der Hypnose suggeriert worden war, beharrten sie darauf und sagten, es habe in der fraglichen Nacht tatsächlich ein lautes Geräusch gegeben. Für eine Suggestion falscher Erinnerungen ist jedoch nicht einmal die Hypnose notwendig. So gibt es bereits eine recht umfangreiche Literatur über den «Fehlinformations-Effekt», durch den man erwachsene Menschen glauben machen kann, frei erfundene Ereignisse hätten tatsächlich stattgefunden. Anfangs wurde nachgewiesen, daß sich die Erinnerungen an Details (z. B. an die Farbe eines Autos) verzerren lassen; später zeigte sich, daß ganze erfundene Erlebnisse als falsche Erinnerungen etabliert werden können (Garry et al., 1994; Loftus & Coan, 1995).

Ein weiterer Faktor ist, daß Detailreichtum und starke emotionale Beteiligung vielfach als Beweis für den Wahrheitsgehalt wiedergewonnener Erinnerungen gewertet werden. Psycholog(innen) sollten sich die «Beweislage» aber in jedem Fall genauer ansehen. Im eingangs zitierten Mordfall wirkten Eileen Franklin-Lipskers Erinnerungen vor allem wegen der zahlreichen Details authentisch. Viele dieser Details stammten aus zeitgenössischen Zeitungsartikeln über den Fall, andere Details waren nicht verifizierbar. Problematisch war auch, daß sich Teile ihrer Aussage im Laufe der Zeit veränderten, so daß an der Wahrhaftigkeit einiger ihrer Erinnerungen Zweifel aufkam

Glover (1929) gibt zu bedenken, daß «Erinnerungen vor allem dann allzu leicht für bare Münze gehalten werden, wenn sie nur ausreichend traumatisch sind» – eine weise Bemerkung, die allzu häufig ignoriert wurde. So wurden die Erinnerungen der Orkney-Kinder an ihre angebliche satanische Besessenheit wohl vor allem wegen ihres bizarren Inhalts so bereitwillig aufgegriffen. Eine interessante und sehr detaillierte Fallstudie von Good (1993) vermag diesen Punkt sehr gut zu veranschaulichen: Eine Patientin namens E. litt unter Angstzuständen und berichtete von sexuellen Schwierigkeiten. Im Verlauf der Therapie stellte sich heraus, daß ihre Mutter extrem wütend auf sie gewesen war, weil sie masturbiert hatte, und sie, um der weiteren Selbstbefriedigung vorzubeugen, gezwungen hatte, eine Art Keuschheitsgürtel zu tragen. Später, so behauptete sie, habe ihre Mutter sie zu einem Arzt gebracht und ihr die Klitoris entfernen lassen. Good bemerkt dazu: «Ihre äußerst emotionale Schilderung wirkte ungewöhnlich, aber glaubhaft. Zu keiner Zeit äußerte sie irgendwelche Zweifel an der eigenen Erinnerung» (S. 86). Nach viermonatiger Therapie wurde sie gefragt, ob sie je mit ihrem Gynäkologen über die Operation in ihrer Kindheit gesprochen habe. Sechs Monate später vereinbarte sie einen Arzttermin, bei dem sich herausstellte, daß sie anatomisch völlig normal war. Ihr Fall ist ein gutes Beispiel dafür, wie Kindheitserinnerungen durch andere Faktoren verfremdet werden können. Wahrscheinlich wurde die Patientin tatsächlich mit krassen Maßnahmen vom Masturbieren abgehalten, und es kann durchaus sein, daß ihre Mutter sie zu einer gynäkologischen Untersuchung brachte, bei der chirurgische Instrumente zum Einsatz kamen. In ihrer Phantasie transformierte sie diese Ereignisse in eine neue, angsterregende Erinnerung um, die für die Entwicklung ihrer Angstzustände von zentraler Bedeutung war.

Eine andere Möglichkeit besteht darin, Erwachsene zu befragen, von denen man aufgrund medizinischer oder anderer Befunde weiß, daß sie sexuell mißbraucht wurden. Pope und Hudson (1996) überprüften mehrere Studien über angeblich verdrängte Mißbrauchserinnerungen, meinten aber, daß aufgrund methodischer Mängel keine gesicherten Schlußfolgerungen zulässig seien. Ein Problem ist, daß es nicht immer zu wirklich klärenden Gesprächen kommt. Über sexuellen Mißbrauch zu sprechen, ist sehr schwierig, und es gibt stets die Möglichkeit, daß sich hinter der vermeintlichen Verdrängung nur die Scheu verbirgt, die erinnerten Erlebnisse einzugestehen und offen auszusprechen. Im Grunde besteht die einzige Chance darin, die Betroffenen mit der Kenntnis des Mißbrauchs zu konfrontieren. Della Femina et al. (1990) beschreiben eine Frau, die von ihrer Mutter mißhandelt und von ihrem Stiefvater mißbraucht wurde. Bei der ersten Befragung gab sie an, sich an nichts erinnern zu können. Auf die schrecklichen Erlebnisse direkt angesprochen, sagte sie: «Ich habe es nicht gesagt, weil ich es vergessen wollte. Ich wollte nicht darüber sprechen. Wenn ich daran denke, muß ich doch nur weinen.» In Übereinstimmung damit stellten Kuyken und Brewin (1995) fest, daß in der Kindheit mißbrauchte Patient(innen) die Erinnerung an diese Ereignisse auf direktes

Befragen hin nicht verleugnen, sie bei einem autobiographischen Gedächtnistest jedoch von sich aus nicht erwähnen.

Aus dem bisher Gesagten wird deutlich, daß beim Akzeptieren plötzlich zurückgekehrter Erinnerungen an traumatische Erlebnisse als Grundlage der Strafverfolgung extreme Vorsicht geboten ist. Dies soll nicht heißen, daß es keine echte Verdrängung von Mißbrauchserinnerungen geben kann (siehe z.B. Harvey & Herman, 1994; Nash, 1994; Schacter et al., 1996a). Dennoch scheint klar zu sein, daß die Häufung des Phänomens zu einer dramatischen Überschätzung seiner Bedeutung führte und viele angeblich verschüttete und im Rahmen einer Therapie wieder aufgedeckte Erinnerungen in Wirklichkeit auf andere Faktoren zurückzuführen sind. In erster Linie ist eine gründliche Aufklärung über die Funktion des Gedächtnisses notwendig. Insbesondere Psychotherapeut(innen) müssen sich immer wieder ins Bewußtsein rufen, daß Erinnerungen wenig widerstandsfähig und leicht zu beeinflussen sind (Lindsay, 1994).

Psychogene Gedächtnisstörungen sind ein faszinierendes, bis heute aber nicht vollständig geklärtes Phänomen. Es gibt dissoziative Zustände, in denen das Individuum ganz oder teilweise von den eigenen Erinnerungen abgetrennt ist. Dissoziative Amnesien sind in diesem Zusammenhang noch die leichtesten Störungen, da sie nur Teile des Lebens eines Individuums betreffen. Bei einer Fugue dagegen kommt es zum vollständigen Verlust der eigenen Identität, bei der multiplen Persönlichkeit spaltet sie sich zur Bewältigung verschiedener Aspekte der Vergangenheit in mehrere scheinbar autonome Komponenten auf. Obgleich die theoretischen Erklärungen dieser Zustände noch immer recht vage sind, scheint klar zu sein, daß es sich um eine Art Abwehrmechanismus handelt, der das Individuum vor quälenden Erinnerungen schützt. Dissoziative Amnesien sind in Verbindung mit Gewaltverbrechen besonders häufig; dies mag mit gleichzeitig auftretenden Problemen wie Alkoholismus oder Schizophrenie zusammenhängen, doch gibt es auch Hinweise auf die Existenz einer eigenständigen, möglicherweise zustandsabhängigen dissoziativen Amnesie. Dissoziative Zustände werden häufig vorgetäuscht. Diese Fälle aufzudecken, ist nicht immer einfach. Von einigen Ausnahmen abgesehen, schützt eine Amnesie nicht vor strafrechtlicher Verfolgung. Mit dem Begriff infantile Amnesie bezeichnen wir die Tatsache, daß uns Erinnerungen aus den ersten Lebensjahren spater nicht mehr zugänglich sind. In letzter Zeit gab es eine Flut von Fällen, in denen «verschüttete» Erinnerungen an Mißbrauch und Mißhandlung plötzlich wieder zum Vorschein kamen. Einiges spricht dafür, daß diese Erinnerungen mit Vorsicht zu behandeln sind.

11. Praktische Hilfen und Gedächtnistherapie

Gedächtnisstörungen nach einer Hirnverletzung sind recht häufig, und ihre Auswirkungen auf das tägliche Leben können niederschmetternd sein. Die meisten Patient(innen) können nicht mehr berufstätig sein, weil sie an ihrem Arbeitsplatz für sich und andere eine Gefahr darstellen würden. Aber auch zu Hause sind sie oftmals gefährdet und bedürfen der ständigen Überwachung, damit es nicht zu Unfällen kommt. Viele Amnestiker(innen) sind darüber hinaus gelangweilt und frustriert, weil für die meisten Freizeitbeschäftigungen wie Bücher lesen, Filme anschauen oder Gespräche verfolgen ein intaktes Gedächtnis erforderlich ist. Auch ihr geselliges Leben ist häufig beeinträchtigt, weil extreme Vergeßlichkeit und die Neigung, immer wieder die gleichen Fragen zu stellen, selbst bei den gutwilligsten Verwandten und Freunden auf die Dauer zu Spannungen führt. Probleme beim Einprägen neuer Informationen stellen für Amnestiker(innen) die größte Schwierigkeit dar, doch auch eine retrograde Amnesie kann störende Folgen haben. Korsakow-Patient(innen) scheinen ihre Beeinträchtigungen noch am ehesten hinzunehmen; für viele andere stellt der Gedächtnisverlust eine ständige Quelle der Verzweiflung dar, die durchaus zu schweren psychischen Erkrankungen führen kann. Wer unter Gedächtnisstörungen leidet, ist mit großer Wahrscheinlichkeit arbeitslos, im Alltag akut gefährdet, gelangweilt, frustriert und ängstlich oder depressiv.

Die negativen Folgen der Amnesie sind seit den Anfängen ihrer Erforschung immer wieder kommentiert worden, eine ernsthafte Diskussion lindernder Maßnahmen dagegen findet erst seit einigen Jahrzehnten statt. Bremsend wirkte möglicherweise die irrtümlichen Annahme, gegen organisch bedingte Gedächtnisstörungen könne man ohnehin nichts tun. Wie wir sehen werden, sind die Erfolge der Gedächtnistherapie in der Tat bescheiden. Ihre Bedeutung im therapeutischen Kontext dürfen wir dennoch nicht unterschätzen. Die Patient(innen) ziehen häufig ebenso wie ihre Angehörigen selbst aus geringsten Fortschritten große Befriedigung, weshalb die Gedächtnistherapie vor allem auch depressive Symptome mildern kann (Wilson, 1995).

Im konkreten Fall ist es oft schwer zu wissen, wo die Hilfe ansetzen soll. Bei einer Aphasie (einem Verlust der gesprochenen Sprache) besteht häufig eine leicht erkennbare Restfunktion, die als Ansatzpunkt dienen kann. Auch Amnestiker(innen) verfügen natürlich über solche Restfähigkeiten (z. B. im Bereich des prozeduralen Gedächtnisses), von denen jedoch meist nur Fachleute mit einem entsprechenden Spezialwissen Kenntnis haben. Angehörige sowie Therapeut(innen) nehmen meist staunend zur Kenntnis, daß amnestische Personen durchaus lernen können, einen Computer zu programmieren, und daß dies eine besonders empfehlenswerte therapeutische Option sein kann (siehe unten). Ein wichtiges Ziel der Neuropsychologie ist daher die Aufklärung über die verschiedenen Amnesieformen und die sich selbst unter widrigsten Umständen bietenden therapeutischen Optionen.

Praktische Hilfen

Ehe wir zu den therapeutischen Behandlungsmöglichkeiten kommen, wollen wir eine Reihe praktischer Hilfen aufführen, die sich ganz leicht im Alltag anwenden lassen:

- Kleben Sie Etiketten auf Schränke und Schubladen, auf denen nachzulesen ist, wo bestimmte Dinge (z. B. Geschirr, Besteck, Lebensmittel) hingehören und zu finden sind.
- Kleben Sie nicht zu übersehende Merkzettel an alle zum Vergessen prädestinierten Stellen (z. B. einen Zettel an die Haustür, der daran erinnert, den Schlüssel mitzunehmen). Legen Sie Dinge, die mitgenommen werden sollen (z. B. den Schlüssel oder ein aus der Bibliothek ausgeliehenes Buch), vor die Haustur auf den Boden.
- Bringen Sie eine große, gut sichtbare Wandtafel an, auf der Sie das Datum und alle Termine des Tages eintragen. Mit Hilfe einer solchen, bei Bedarf immer wieder konsultierbaren Wandtafel läßt sich ständig wiederholtes Fragen vermeiden und das Selbstvertrauen amnestischer Personen stärken.
- Hat die Person Probleme, z. B. auf die Toilette zu finden, streichen Sie die Toilettentür in einer anderen Farbe oder markieren Sie den Weg dorthin mit farbigem Klebeband.

- Verlegt die Person immer wieder die gleichen Dinge (z. B. ihre Brille), hängen Sie eine Liste mit den Stellen auf, an denen sie nach diesen Dingen suchen kann.
- Halten Sie sich an einen regelmäßigen Tagesablauf. Menschen mit Gedächtnisstörungen können feste Abläufe am besten verinnerlichen und reagieren häufig mit Unruhe, wenn sich diese Abläufe ändern, ohne daß man es ihnen sagt. Setzen Sie nie als selbstverständlich voraus, daß eine amnestische Person weiß, was vor sich geht.
- Belassen Sie möglichst alle Dinge an ihrem gewohnten Ort und räumen Sie nicht um. Unter dieser Voraussetzung können sich amnestische Personen am ehesten merken, wo das, was sie brauchen, zu finden ist.
- Legen Sie neben jedes Telefon einen Schreibblock, damit sich die amnestische Person Notizen machen kann. Halten Sie sie dazu an, bei jedem Anruf den Namen oder die Nummer des Anrufers aufzuschreiben. Spezielle Notizblöcke («Gesprächsnotizen») mit vorgegebenen Spalten für die Zeit des Anrufs, den Namen des Anrufers und den Gesprächsinhalt sind in diesem Zusammenhang besonders praktisch.
- Nutzen Sie die Speicherfunktion moderner Telefone für häufig gewählte Verbindungen. Manche Telefone haben spezielle Tasten für gespeicherte Nummern, neben die sie dann nur noch die entsprechenden Namen zu schreiben brauchen, so daß diese Nummern nicht mehr erinnert oder nachgeschaut werden müssen. Seit einiger Zeit gibt es auch handliche Wählgeräte («Dialer»), die Namen und Telefonnummern speichern und bei Telefonen mit Wählton automatisch wählen.
- Postieren Sie Fotos von Angehörigen und Freunden an gut sichtbaren Stellen und versehen Sie sie mit Namensetiketten.

Elektronische Hilfsmittel

Wie wir gesehen haben, gibt es eine Reihe einfacher Hilfsmittel, die Amnestiker(innen) zu einem unabhängigeren Leben verhelfen können. Der beste Terminkalender nützt allerdings wenig, wenn man nicht daran denkt, regelmäßig hineinzuschauen. Harris (1984) nennt drei Kriterien für effektive Hilfsmittel bei Gedächtnisstörungen:

- Der Hinweis muß zeitlich so nah wie möglich an der gewünschten Handlung liegen. (Es hat wenig Zweck, einen Amnestiker am Morgen an einen Termin am Nachmittag zu erinnern.)
- Der Hinweis sollte eher aktiv als passiv sein, d. h. die Person von sich aus darauf aufmerksam machen, daß etwas zu tun ist. (Ein klingelnder

Wecker neben einer offenen Pillenschachtel ist besser als die Aufforderung, zu einer bestimmten Uhrzeit in die Küche zu gehen und die dort auf dem Tisch liegende Medizin zu nehmen.)
- Der Hinweis sollte so spezifisch wie möglich sein. (Ein Knoten im Taschentuch nützt wenig, wenn man nicht mehr weiß, woran er einen erinnern soll.)

Das ideale Hilfsmittel ist ein programmierbarer Timer, der zu bestimmten Zeiten spezifische Nachrichten übermittelt. Der Einsatz eines unter der Bezeichnung «NeuroPage» bekannten Geräts wurde bereits mit zahlreichen Amnestiker(innen) getestet (Lynch, 1995; Hersh & Treadgold, 1994). Es handelt sich um ein kleines Gerät, das sich am Körper tragen läßt und ferngesteuert zu bestimmten Zeiten Nachrichten anzeigen kann. Einem Mann mit schwerer Amnesie verhalf es nachweislich dazu, eine ganze Bandbreite von Aufgaben auszuführen (seine Medizin zu nehmen, das Mittagessen zuzubereiten, den Hund zu füttern etc.), die er sonst vergessen hätte (Aldrich, 1995b). In einer anderen Studie half es einer amnestischen Frau, die vor lauter Vergeßlichkeit ungeheuer viel Zeit im Bad verbrachte, bei der Bewältigung ihres Alltags. NeuroPage hat ein beachtliches Potential, da es sehr leicht zu bedienen ist (die Patient(innen) müssen im Grunde nur lernen, daß ihnen mit jedem Signalton eine Nachricht übermittelt wird); darüber hinaus ist es äußerst anpassungsfähig und kann viele Klienten gleichzeitig versorgen.

NeuroPage ist noch nicht kommerziell erhältlich, doch gibt es ebenso effektiv einsetzbare Alternativen (ein Überblick findet sich bei Harris, 1992, und Kapur, 1995). Kurlychek (1983) lehrte einen Mann im frühen Stadium der Alzheimerschen Krankheit, bei jedem Weckruf seiner Armbanduhr in den Terminkalender zu schauen, und Naugle et al. (1988) nutzten einen elektronischen Wecker mit Display-Funktion bei der Betreuung amnestischer Patient(innen). Auch mit dem Potential elektronischer Terminplaner («Personal Digital Assistants») hat sich die Forschung befaßt (Kapur, 1995). Bei zwei von vier amnestischen Versuchspersonen erwiesen sie sich als sehr effektiv; die anderen beiden kamen mit der Bedienung der Geräte nicht zurecht.

Das Gedächtnis – ein Muskel?

Häufig wird die Funktionsweise des Gedächtnisses mit der eines Muskels verglichen. Muskeln werden, wie wir alle wissen, durch ständiges Üben größer und kräftiger. Durch den Vergleich wird dem Gedächtnis Ähnliches unterstellt. Die Ergebnisse experimenteller Ergebnisse bieten jedoch wenig Anhaltspunkte dafür, daß wiederholtes Üben zu einer tatsächlichen Verbesserung der Gedächtnisleistung führt. Ericsson und Chase (1980) baten einen Studenten mit dem Kürzel S.F., täglich eine Stunde lang die Zahlenspanne zu üben. Am Anfang lag seine Spanne bei 7 Ziffern, am Ende des Experiments hatte er sie auf fast 80 Ziffern gesteigert. Obgleich er dafür 230 Stunden üben mußte, schien der Zugewinn enorm. Doch was genau hatte er durch das Üben eigentlich erreicht? Von der Zahlenspanne wird angenommen, daß sich in ihr die Kapazität des Kurzzeitspeichers niederschlägt, so daß man auf eine Vergrößerung dieser Kapazität schließen könnte. Wäre dies bei S.F. der Fall gewesen, hätte er bei jeder die Gedächtnisspanne betreffenden Aufgabe eine verbesserte Leistung zeigen müssen. Als die Ziffern jedoch durch Konsonanten ersetzt wurden, lag seine Leistung wie zum Anfang bei 7 Items. Eine genauere Analyse ergab, daß seine Leistungssteigerung auf eine während des ständigen Übens entwickelte komplexe Lernstrategie zurückzuführen war, die es ihm erlaubte, Ziffern zu Gruppen zusammenzufassen, um sie anschließend leichter erinnern zu können. Eine allgemeine Vergrößerung seiner KZS-Kapazität lag nicht vor.

Godfrey und Kneight (12985) ließen Korsakow-Patient(innen) 32 Stunden lang Paarassoziationen üben, ohne daß sich dadurch eine Verbesserung ihrer Gedächtnisfunktion ergeben hätte. Prigatano et al. (1984) unterzogen eine Gruppe von Patient(innen) mit Kopfverletzungen einem umfangreichen Rehabilitationsprogramm, zu dem auch das wiederholte Üben einer Reihe von Gedächtnisaufgaben gehörte. Um die Auswirkungen auszuwerten, wurden u.a. die Leistungen der Versuchspersonen bei drei Untertests der WMS – logisches Gedächtnis, Paarassoziationen und visuelle Reproduktion – mit ihrem Abschneiden bei den gleichen Tests vor Beginn des Programms verglichen. Es ergab sich eine bescheidene, aber doch statistisch signifikante Verbesserung der Gedächtnisleistung von etwa einem Item bei jeder Komponente des WMS. In einer Diskussion dieser Studie rechnet Schacter (1986) vor, 625 Stunden Training hätten pro Patient und Stunde zu einer Verbesserung von einem 625tel Item geführt – wohl kaum eine effektive Kosten/Nutzen-Relation! Andere Studien mit computergestützten Trainingsprogrammen kamen zu ähnlichen Ergebnissen. So fanden z. B. Middleton et al. (1991) z. B. keinen Anhaltspunkt für eine verbesserte Gedächtnisleistung nach 32 Stunden Training am Computer, und Skilbeck und Robertson (1992) zogen nach einer Durchsicht der relevanten Literatur den Schluß, daß es für eine Verbesserung des Gedächtnisses durch ein computergestütztes Training keine echten Beweise gibt.

Merkstrategien

Eine Alternative zum repetitiven Üben besteht darin, Amnestiker(innen) effiziente Merkstrategien an die Hand zu geben, um die verbliebenen Restfunktionen optimal auszunutzen. In Kapitel 4 haben wir Eselsbrücken und Mnemotechniken beschrieben – künstliche Strategien zum besseren Behalten neuer Informationen. In der Gedächtnistherapie wird vielfach auf solche Techniken zurückgegriffen. Gardner (1977) lehrte einen Amnestiker den folgenden Vers, mit dessen Hilfe er sich seine persönlichen Daten besser einprägen konnte:

Henry's my name;
Memory's the game;
I'm in the VA in Jamaica Plain;
My bed's on 7D;
The year is '73;
Every day I make a little gain.

Reime sind einfacher zu lernen als Prosa, weil sie die jeweiligen Assoziationsmöglichkeiten eingrenzen. Andererseits sind sie nicht in allen Situationen einsetzbar.

Eselsbrücken, bei denen die Anfangsbuchstaben der zu lernenden Wörter zu Akronymen oder Akrosticha zusammengesetzt werden, sind für Amnestiker(innen), die sich neue Informationen sonst nur schwer einprägen können, ebenfalls sehr nützlich. So könnten sich z. B. die Anfangsbuchstaben der Lebensmittel auf einer Einkaufsliste zu einem neuen Wort zusammenfinden(z. B. Wurst, Ananas, Gurken, Erdbeeren, Nektarinen). Glasgow et al. (1977) nutzten eine unter der Bezeichnung PQRST-Methode bekannte Eselsbrücke, um einem Patienten mit Kopfverletzungen dabei zu helfen, sich neue Texte besser einzuprägen:

P – Preview (preview material quickly) – Den Text kurz überfliegen.
Q – Questions (ask key questions) – Schlüsselfragen stellen.
R – Read (read thoroughly) – Gründlich lesen.
S – State (state answers) – Antworten geben.
T – Test (test yourself on answers) – Die eigenen Antworten testen.

Bei der Lektüre ausgewählter Absätze stellte sich heraus, daß der Patient deren Inhalt mit Hilfe dieser Methode sehr viel besser wiedergeben konnte. Darüber hinaus lernte er, die Methode auf andere Texte zu übertragen, um z. B. Zeitungsartikel zu lesen. Wilson (1982) wandte die Methode auch bei einem Mann namens Mr. B. an, der infolge eines Schlaganfalls unter Gedächtnisstörungen litt. Der Mann konnte sich die Bedeutung der einzelnen Buchstaben einprägen und war in der Lage, etwa eine halbe Stunde lang 80–100 Prozent der mit Hilfe der PQRST-Methode gewonnenen Information im Gedächtnis zu behalten. Wilson (1987) führt eine Reihe von Studien an, die zeigen, daß die PQRST-Methode dem mechanischen Auswendiglernen von Texten überlegen ist. Bei einer Nachuntersuchung (Wilson, 1991) setzte jedoch keine der Versuchspersonen spontan die zuvor erlernte Methode bei der Lektüre von Texten ein.

Von allen in der Gedächtnistherapie eingesetzten Hilfskonstruktionen sind mentale Bilder am beliebtesten. In unserer Diskussion bildhafter Vorstellungen in Kapitel 4 haben wir festgestellt, daß vor allem interagierende Bilder die Paarassoziation effektiv fördern können. Lewinsohn et al. (1977) konnten nachweisen, daß entsprechende Anweisungen bei amnestischen Patient(innen) zu einer Leistungssteigerung führen (siehe auch Cermak, 1975). Robertson-Tchabo et al. (1976) lehrten ältere Amnestiker(innen) die Loci-Methode. Sie nutzten sie beim Erlernen von an verschiedenen Tagen präsentierten Wörterlisten, und tatsächlich fand sich kein Hinweis auf Interferenz. Ebenso wie bei der PQRST-Methode mußten die Autoren jedoch feststellen, daß die Versuchspersonen die Loci-Methode nicht spontan zum Einsatz brachten.

Es gibt wenig Zweifel daran, daß Amnestiker(innen) neue Informationen besser behalten, wenn sie dazu angehalten werden, mentale Bilder einzusetzen. Ob diese Strategien jedoch auch im täglichen Leben hilfreich sein können, ist nicht so ganz klar. Die Loci-Methode wird häufig im Zusammenhang mit dem Erinnern einer Einkaufsliste beschrieben – doch wäre eine schriftliche Einkaufsliste nicht sehr viel praktischer? In einem Bereich haben bildhafte Vorstellungen allerdings tatsächlich einen praktischen Nutzen. Sich neue Namen einzuprägen, ist für Amnestiker(innen) besonders schwierig, und im Gespräch und beim Wiedererkennen in geselligen Situationen sind schriftliche Gedächtnisstützen unpraktikabel.

Wilsons (1982) lehrte einen Patienten namens Mr. B., sich neue Namen mit Hilfe einer Technik einzuprägen, die der von Lorayne und Lucas (1975, siehe Kapitel 4) sehr ähnlich war. Um sich z. B. den Namen «Barbara» zu merken, sollte sich Mr. B. einen «barber» (Herrenfriseur) vorstellen, der den Buchstaben A in die Höhe hält, und dieses Bild mit den Gesichtszügen der betreffenden Dame assoziieren. Nach 12 Tagen hatte sich Mr. B. auf diese Weise 12 neue Namen zuverlässig eingeprägt. Die gleiche Technik wurde eingesetzt, um ihn bei der aktuellen Orientierung zu unterstützen. Zu Beginn der Therapie hatte er auf die Frage nach dem derzeitigen Premierminister beharrlich mit «Harold Wilson» geantwortet. Erst das Bild einer Frau, die das Dach der Hausnummer 10 in der Londoner Downing Street wie ein Reetdach (thatch) bedeckt, half ihm, sich die richtige Antwort einzuprägen: Mrs. Thatcher. Auch Grunberg et al. (1991) setzten Namen in Bilder um – z. B. Neil Kinnock in einen knieenden (kneel) König (king), der an eine Haustür klopft (knock) – und setzten die Methode erfolgreich bei lernbehinderten Kindern ein.

Die Assoziation bildhafter Vorstellungen mit Gesichtern beim Einprägen neuer Namen scheint effektiv zu sein, hat aber auch ihre Grenzen. Das passende Bild zu finden, erfordert viel Phantasie. Die Befürworter(innen) der Methode haben ein geradezu unheimliches Geschick darin, ihr Vorgehen durch gelungene Beispiele zu illustrieren – für hirngeschädigte Patient(innen) kann dies eher schwierig sein. Und selbst wenn ein Name ein bestimmtes Bild nahelegt, kann es immer noch zu mehrdeutigen Kodierungen kommen. So berichtet Wilson (1995):

> Ich habe einmal versucht, einem Mann mit Gedächtnisstörungen den Namen seiner Sozialarbeiterin Mary Thorne einzuprägen, indem ich ein Bild von einem fröhlichen (merry) Dornbusch (thorn) malte. Der Mann sah sich das Bild ausführlich an und schien auch verstanden zu haben, worum es ging. Als er jedoch das nächste Mal nach dem Namen seiner Sozialarbeiterin gefragt wurde, schloß er die Augen, dachte angestrengt nach und platzte dann mit «Gay Holly» (lustige Stechpalme) heraus. (S. 468)

Ein wichtiges Problem bei der Vermittlung bestimmter Lernstrategien besteht, wie wir gesehen haben, darin, daß sie nicht spontan angewendet werden (z. B. Wilson, 1987). Berg et al. (1991) verglichen ein lernstrategisch orientiertes Rehabilitationsprogramm mit einer «Pseudo-Rehabilitation» (Gedächtnisdrill) und den Auswirkungen einer gänzlich ausgebliebenen Behandlung. Die Lernstrategien waren individuell auf die Betroffenen zugeschnitten und in einem Notizbuch festgehalten, das sie konsultieren sollten, sobald sie versuchten, etwas zu erinnern. Die wichtigsten Strategien waren:

1. Praktische Hilfe und spezielle Hilfsmittel nutzen.
2. Aufmerksames Zuhören und bewußtes Einprägen.
3. Sich für das Einprägen mehr Zeit nehmen.
4. Informationen wiederholen.
5. Assoziationen bilden.
6. Informationen strukturieren.
7. Lern- und Abrufsituation so ähnlich wie möglich gestalten.

Dem viermonatigen Training folgten drei Gedächtnistests: eine Wörterliste, eine Gesicht-Namen-Assoziation und das Einprägen einer Einkaufsliste. Die Gruppe, die das strategische Training absolviert hatte, schnitt deutlich besser ab, was jedoch nicht bedeutet, daß die Strategien spontan eingesetzt wurden. Im Gegenteil, die drei Tests waren so ausgewählt, daß die erlernten Strategien darauf anwendbar waren, d.h., die Struktur der Aufgaben kann den Einsatz der Strategien suggeriert haben.

Die obige Übersicht ist nicht erschöpfend, illustriert jedoch die Bandbreite verschiedener Mnemotechniken, die hirngeschädigten Patient(innen) helfen können. Im therapeutischen Kontext muß jeder Erfolg als sinnvoll gelten; der umfassendere Kontext der Rehabilitation dagegen wirft die Frage auf, ob sich die fraglichen Strategien auch auf das normale Leben der Betroffenen übertragen lassen. Wie wir bereits gesehen haben, neigen Amnestiker(innen) dazu, die im Experiment als erfolgreich erlebten Strategien nicht auf ihren Alltag zu übertragen. Auch Wilsons Mr. B., der unter Versuchsbedingungen eine ganze Reihe nachweislich nützlicher Strategien erlernte, brachte sie nach seiner Heimkehr nur noch gelegentlich zur Anwendung.

Spacing-Effekt

In Kapitel 4 haben wir gesehen, daß wiederholtes Einprägen mit längeren Abständen die Gedächtnisleistung steigern kann («Spacing-Effekt»). Schacter et al. (1985) untersuchten diesen Effekt bei Menschen mit Gedächtnisstörungen. Vier 29–68jährigen Versuchspersonen mit leichten bis schweren Gedächtnisproblemen wurden 192 Bilder von Gesichtern gezeigt, und sie wurden gebeten, sich verschiedene Charakteristika dieser Gesichter einzuprägen. Mehrere Wiederholungen in größeren Abständen erwiesen sich als sehr effektiv, und tatsächlich wendeten auch zwei Versuchspersonen die erlernte Technik ohne direkte Anweisung an. Wiederholungen in größeren Abständen haben sich auch bei Gedächtnisstörungen infolge der Demenz von Alzheimer-Typ als hilfreich erwiesen (McKintrick & Camp, 1993).

Bereichsspezifisches Lernen: «Vanishing Cues»

Schacter und Glisky (1986) halten es für unrealistisch, Amnestiker(innen) Mnemotechniken beizubringen, um damit deren allgemeine Gedächtnisleistung zu verbessern. Stattdessen sollte die Theorie darauf abzielen, bereichsspezifisches Wissen zu lehren – also Informationen zu vermitteln, die sich auf die Bereiche beziehen, in denen die betreffende Person derzeit Schwierigkeiten hat.

Aus diesem Ansatz entwickelte sich die Methode der Vanishing Cues (VC) (Glisky & Schacter, 1987, 1989), eine computergestützte Trainingsmethode, welche die Assoziation von Zielinformationen durch konkrete Hinweise unterstützt, die mit fortschreitendem Lernerfolg allmählich zurückgenommen werden. Die ursprünglich von Behavioristen entwickelte Lernmethode (Hollingworth, 1932) läßt sich nach Glisky und Schacter auch in der Arbeit mit Amnestiker(innen) erfolgreich anwenden, weil sie die erhalten gebliebenen Fähigkeiten des impliziten Gedächtnisses erschließt. Im Grunde aktiviert sie die gleichen Lernprozesse wie der Lücken- und Wortstammtest (siehe Kapitel 3).

Glisky und Schacter (1986) verglichen die Auswirkungen der VC-Methode mit denen des mechanischen Auswendiglernens. Sie lehrten vier amnestischen Patienten ein kleines Glossar mit Computerfachbegriffen, die eine Hälfte der Begriffe mit Hilfe der VC-Methode, die andere Hälfte durch stures Auswendiglernen. Bei der VC-Methode wurde den Versuchspersonen eine Definition (z. B. «ein Programm speichern») und das Zielwort gezeigt. Bei der ersten Präsentation wurde das Wort Buchstabe für Buchstabe ergänzt (z. B. ____, S___, SA__, SAV_, SAVE), bis die Versuchsperson das Wort korrekt erkannt hatte. Bei den nachfolgenden Versuchen wurde immer ein Buchstabe weniger gezeigt, als dies beim vorherigen Versuch für eine erfolgreiche Erkennung notwendig war, und dieses Verfahren wurde fortgeführt, bis das Wort ohne jegliche Hilfe richtig genannt wurde. Beim mechanischen Auswendiglernen wurde nur die Definition gezeigt; wenn die Versuchsperson die Antwort nicht wußte, wurde das gesamte Worte genannt.

Die Versuchspersonen lernten sehr langsam, und es waren viele Wiederholungen notwendig. Dennoch erwies sich die VC-Methode als effektiver: Es wurden mehr Items gelernt und über einen Zeitraum von sechs Wochen behalten als beim bloßen Auswendiglernen. In weiteren Experimenten lehrten Glisky et al. amnestische Patient(innen) mit Hilfe der VC-Methode bestimmte Vorgänge am Computer (schreiben, formatieren, Daten speichern und abrufen etc.). Auch grundlegende Kenntnisse über Textverarbeitung, Mikrofilme und den Umgang mit Datenbanken wurden einbezogen (Butters & Glisky, 1993; Glisky, 1993; Glisky, 1995; Glisky & Schacter, 1987; Glisky & Schacter, 1988). Auch Leng et al. (1991) sowie Prevey et al. (1991) setzten die Methode zur Vermittlung von Computerkenntnissen ein. Heinrichs et al. (1992) nutzten sie als Orientierungshilfe für einen Mann mit schweren Gedächtnisstörungen, und Breuning et al. (1989) zeigten, daß Amnestiker(innen) sich mit Hilfe der VC-Methode die Namen des Krankenhausteams einprägen können.

Untersucht wurde auch, ob VC die beste Methode ist, um Menschen mit Gedächtnisstörungen neue Informationen zu lehren. Thoene und Glisky (1995) verglichen sie mit zwei alternativen Lernmethoden beim Assoziieren von Gesichtern und Namen. Die «Video-Gruppe» sah einen Film, in dem sich verschiedene Menschen mit Namen vorstellten und weitere Angaben zur Person machten. Der «Mnemo-Gruppe» wurden zu den Namen bildhafte Vorstellungen angeboten (z. B. «Ihr Vorname «Carol» klingt wie «Christmas carol» (Weihnachtslied), ihr Nachname «Oliphant» wie «Elefant» mit einem O davor. Versuchen Sie sich vorzustellen, daß sie auf einem Elefant reitend Weihnachtslieder singt.»). Die Mnemotechnik-Methode war am effektivsten und die VC-Methode nicht effektiver als die Video-Methode.

Auch eine Untersuchung, die ich gemeinsam mit Nikki Hunkin durchführte (Hunkin & Parkin, 1995), stellt die Vorteile der VC-Methode in Frage. Wie Glisky und Schacter konzentrierten wir uns auf Computerfachbegriffe, hatten aber doppelt so viele Versuchspersonen zur Verfügung. Wir fanden keine Unterschiede zwischen VC-Methode und mechanischem Auswendiglernen. In einem zweiten Experiment versuchten wir, durch Modifikationen der VC-Methode die Einflüsse des expliziten Gedächtnisses möglichst zu reduzieren. Diesmal waren 16 Versuchspersonen beteiligt, und wenn es überhaupt Unterschiede gab, war das mechanische Auswendiglernen überlegen. Aldrich (1995a) verwendete die VC-Methode sowohl bei Amnestiker(innen) als auch bei älteren Menschen und fand keinen Hinweis auf einen Vorteil gegenüber dem mechanischen Auswendiglernen.

Alles in allem scheint die VC-Methode also nicht unbedingt zu besseren Ergebnissen beim Einprägen neuer Informationen zu führen. Zu bedenken ist aber auch, daß sie im Vergleich zu anderen Methoden weniger zeitliche Ansprüche an Therapeut(innen) stellt. Eine Mnemotechnik mag besser geeignet sein, um sich neue Namen einzuprägen, ist aber auf jeden Fall sehr viel zeit- und kostenintensiver als das computergestützte VC-Verfahren. Dieses Argument betont auch Aldrich und merkt an, daß seine Versuchspersonen das VC-Verfahren bevorzugten. Darüber hinaus stellten Hunkin und ich fest, daß die VC-Methode für Versuchspersonen mit geringem verbalen IQ oder beeinträchtigter Frontallappenfunktion gut geeignet ist.

Fehlerfreies Lernen

Nach Baddeley und Wilson (1994) besteht ein häufiges Problem beim Erwerb neuer Informationen in der Neigung amnestischer Versuchspersonen, sich an Fehler zu erinnern, die dem Erwerb korrekter Reaktionen im

Wege stehen. Methoden, die auf das implizite Gedächtnis zielen, sind ihrer Ansicht nach für diese Art der Interferenz besonders anfällig, zumal Amnestiker(innen) sich nicht explizit daran erinnern können, den gleichen Fehler schon einmal gemacht zu haben. Versuchspersonen mit intaktem explizitem Gedächtnis dagegen können Fehler «aussortieren», weil sie sich daran erinnern können, daß die fragliche Lösung schon einmal als fehlerhaft ausgeschieden wurde.

Um dieses Problem näher zu beleuchten, verglichen Baddeley und Wilson die Effektivität des sogenannten *fehlerfreien Lernens* mit einem Lernverfahren, bei dem das Generieren von Fehlern nicht ausgeschlossen war. Beim fehlerfreien Lernen bekamen die Versuchspersonen z. B. die folgende Anweisung zu hören: «Ich denke an ein Wort mit sechs Buchstaben, das mit QU beginnt. Das Wort ist QUELLE. Bitte notieren Sie sich dieses Wort.» Bei dem anderen Lernverfahren mußten die Versuchspersonen raten, um welches Wort es sich handeln könnte. Nach einer bestimmten Anzahl falscher Lösungen wurde ihnen dann die richtige Lösung genannt. Beim anschließenden Gedächtnistest, bei dem die zuvor genannten Anfangsbuchstaben vorgegeben waren, ergab sich ein verläßlicher Vorteil für das fehlerfreie Lernen – ein Ergebnis, das seitdem durch zahlreiche Fallstudien zum Erlernen von Namen, Gegenständen und Fakten des Allgemeinwissens, zur aktuellen Orientierung und zum Programmieren eines elektronischen Hilfsmittels bestätigt wurde (Wilson et al., 1994). Hunkin et al. (im Druck) wiesen das fehlerfreie Lernen darüber hinaus als effektive Methode zur Vermittlung grundlegender Kenntnisse zur Textverarbeitung aus.

Squires et al. (1996) verglichen fehlerfreies und Fehler nicht ausschließendes Lernen als Lernstrategien beim Einprägen von Bild-Bild-Assoziationen bei einem Mann mit schwerer Amnesie. Die Versuchsperson, Mr. S., bekam ein Bild zu sehen. Gleichzeitig wurde ihm mitgeteilt, welches Bild neben diesem Bild in einem Notizbuch abgedruckt war. Beim Fehler nicht ausschließenden Lernen sollte er dreimal raten, ehe er die Antwort nachschlagen konnte. Die fehlerfreie Methode führte zu einem signifikant besseren Lernergebnis, das auch nach zehn Wochen noch nachweisbar war. Das Experiment hatte einen sehr nützlichen Nebeneffekt. Wie viele Amnestiker neigte Mr. S. dazu, die gleichen Fragen immer wieder zu stellen. Die meisten dieser Fragen betrafen seinen Tagesablauf, und so kam man auf die Idee, daß sich die Lage – vor allem auch für seine Frau – möglicherweise verbessern ließe, wenn er die Antworten auf seine Fragen in einem Notizbuch nachschlagen könnte. Das fehlerfreie Lernverfahren wurde entsprechend modifiziert, es wurden 10 häufige Fragen ausgewählt (z. B. «Wohin gehst du heute nachmittag um 2?»), und nach vierwöchigem Training wurde Mr. S.s Tendenz, die gleichen Fragen zu wiederholen, mit der zu der Zeit vor dem Training verglichen. Es ergab sich eine deutliche

Reduktion der sich wiederholenden Fragen, was beweist, daß ein künstliches Lernverfahren so adaptiert werden kann, daß es Amnestiker(innen) für ihren Alltag nützliche Fertigkeiten vermitteln kann.

Um die Generalisierbarkeit dieser Ergebnisse einzuschätzen, folgten zwei weitere Studien zum verbalen Assoziationslernen (Squires et al., im Druck). Für beide Studien standen jeweils 16 Versuchspersonen mit Gedächtnisstörungen zur Verfügung. Die eine Hälfte der dargebotenen Assoziationen erlernten sie mit Hilfe eines fehlerfreien, die andere Hälfte durch ein Fehler nicht ausschließendes Verfahren. In der ersten Studie wurde die Effektivität der beiden Methoden beim Erlernen entfernt verwandter Wörter (z. B. SPEISEKARTE – Pfeffer), in der zweiten Studie die Effektivität der beiden Methoden beim Erlernen völlig neuer Assoziationen verglichen. Bei beiden Studien wurden die mit Hilfe der fehlerfreien Methode erlernten Items besser erinnert. Beim Erlernen neuer Assoziationen war dieser Effekt besonders deutlich. Das fehlerfreie Lernen scheint Menschen mit Gedächtnisproblemen also beim Erlernen neuer Assoziationen eine echte Hilfe zu sein, und es ist zu hoffen, daß diese Methode erfolgreich in die Rehabilitationsbemühungen integriert werden kann.

Gedächtnisgruppen

In letzter Zeit sind von Psycholog(innen) mancherorts sogenannte Gedächtniskliniken eingerichtet worden. Die Bezeichnung ist vielleicht ein wenig irreführend, weil sie zu implizieren scheint, ein gestörtes Gedächtnis ließe sich grundsätzlich heilen. In diesen Kliniken werden die Patient(innen) in «Gedächtnisgruppen» aufgenommen. Die Arbeit in diesen Gruppen ist aus zweierlei Gründen sehr erfolgreich: Erstens gibt sie die Gelegenheit, die eigenen Probleme mit anderen Menschen zu besprechen, die diese Schwierigkeiten aus eigener Erfahrung kennen. Allein die Feststellung, daß andere Menschen mit den gleichen Problemen (vor allem auch Wut und Frustration) zu kämpfen haben, nachdem man vorher dachte, man sei damit ganz allein, kann enorm erleichternd sein. Zweitens geben sie die Chance zur Selbsthilfe, d. h., die Teilnehmer(innen) können einander Tips zur Bewältigung von Problemen geben, die sie von anderen Leidensgenoss(innen) erfahrungsgemäß eher akzeptieren als von Fachleuten oder Pflegepersonen. Außerdem werden in den Gedächtnisgruppen nützliche Lernstrategien eingeübt. Da diese zumindest vorübergehend häufig Wirkung zeigen, können sie dem Selbstwertgefühl der Betroffenen Auftrieb geben. Wie wir gesehen haben, lassen sich die Vorteile solcher Strategien nicht ohne weiteres auf den Alltag übertragen, doch gibt es eindeutige Hinweise darauf, daß Patient(innen), die an solchen Gedächtnisgruppen teilnehmen, seltener unter Depressionen leiden (Evans & Wilson, 1992), und eine Studie hat tatsächlich eine verbesserte Gedächtnisleistung nachgewiesen (Steinglass et al., 1994).

Der Verlust des Gedächtnisses stellt für die Betroffenen und ihre Angehörigen eine große Belastung dar. Im Alltag lassen sich eine ganze Reihe praktischer Hilfen anwenden. Spezielle Hilfsmittel, die auf elektronischem Wege zu bestimmten, vorher programmierbaren Zeiten bestimmte Nachrichten übermitteln, sind besonders effektiv. Das Gedächtnis ist kein Muskel und kann deshalb auch nicht durch wiederholtes Üben trainiert werden. Nur die Anwendung effektiverer Gedächtnisstrategien kann die Gedächtnisleistung verbessern. Unter experimentellen Bedingungen haben sich einige Strategien als besonders wirksam erwiesen, ein großes Problem ist jedoch, daß die Betroffenen sie später im Alltag nicht spontan anwenden. Eine Alternative besteht darin, bereichsspezifische Kenntnisse zu vermitteln. Die VC-Technik scheint dafür ein effektives Hilfsmittel zu sein, auch wenn ihre Überlegenheit gegenüber dem einfachen Auswendiglernen nicht in allen Fällen bewiesen werden konnte. Auch die Methode des fehlerfreien Lernens scheint erfolgversprechend. Die Teilnahme an angeleiteten Selbsthilfegruppen kann zur psychischen Entlastung und besseren Bewältigung des Alltags beitragen.

Bibliographie

Abel, E.L. (1971). Marijuana amd memory: Acquisition or retrieval? *Science, 173,* 1036–1040.

Abernathy, E.M. (1940). The effect of changed environmental conditions upon the results of college examinations. *Journal of Psychology, 10,* 293–301.

Akhtar, S., Lindsey, B. & Kahn, F.L. (1981). Sudden amnesia for personal identity. *Pennsylvania Medicine, 84,* 46–48.

Albert, M.S. & Moss, M. (1984). The assessment of memory disorders in patients with Alzheimer's Disease. In L.R. Squire & N. Butters (Eds.), *Neuropsychology of memory* (S. 236–246). New York: Guilford.

Albert, M.S., Butters, N. & Levin, J. (1979). Temporal gradients in the retrograde amnesia of patients with alcoholic Korsakoff's disease. *Archives of Neurology, 36,* 211–216.

Aldrich, F.K. (1995a). *Can implicit memory be exploited to facilitate the learning of novel associations?* Unveröff. Phil. Diss., University of Sussex.

Aldrich, F.K. (1995b). *Support of prospective memory. Use of a paging device by a young, amnesic man.* Unveröff. Forschungsbericht.

Alzheimer, A. (1907). Über eine eigenartige Erkrankung der Hirnrinde. *Allgemeine Zeitschrift für Psychiatrie/Psychisch-Gerichtliche Medizin, 64,* 146–148.

Anderson, J.R. (1995). *Cognitive psychology and its implications* (4. Aufl.). New York: Freeman.

Anderson, J.R. & Bower, G.H. (1972). *Human associative memory.* Washington, DC: Winston.

Andrade, J. (1995). Learning during anaesthesia: A review. *British Journal of Psychology, 86,* 479–506.

Andrews, E., Poser, C.M. & Kessler, M. (1982). Retrograde amnesia for forty years. *Cortex, 16,* 441–458.

Anonymous (1996). Desert brainstorm. *British Medical Journal, 312,* 1485–1486.

Anooshian, L.J., Mammarella, S.L. & Hertel, P.T. (1989). Adult age differences in knowledge of retrieval processes. *International Journal of Aging and Human Development, 29,* 39–52.

Atkinson, R.C. (1975). Mnemotechnics in second-language learning. *American Psychologist, 30*, 821–828.

Atkinson, R.C. & Shiffrin, R.M. (1968). Human memory: A proposed system and its control processes. In K.W. Spence & J.T. Spence (Eds.), *Psychology of learning and motivation* (Bd. 2). New York: Academic Press.

Backman, L. (1992). *Memory functioning in dementia: Advances in psychology.* Amsterdam: North-Holland.

Baddeley, A.D. (1976). *The psychology of memory.* New York: Basic Books.

Baddeley, A.D. (1984). Memory theory and memory therapy. In B.A. Wilson & N. Moffat (Eds.), *The clinical management of memory problems* (S. 5–27). London: Croom Helm.

Baddeley, A.D. (1986). *Working memory.* Oxford: Churchill Livingstone.

Baddeley, A.D. (1990). *Human memory: Theory and practice.* Boston: Allyn & Bacon.

Baddeley, A.D. (1996). *Human memory: Theory and practice* (2. Aufl.). Hove: Erlbaum.

Baddeley, A.D. & Hitch, G.J. (1974). Working memory. In G.A. Bower (Ed.), *The psychology of learning and motivation* (Vol. 8, pp. 47–90). New York: Academic Press.

Baddeley, A.D. & Lewis, V.J. (1981). Inner active processes in reading: The inner voice, the inner ear and the inner eye. In A.M. Lesgold & C.A. Perfetti (Eds.), *Interactive processes in reading* (pp. 107–130). Hillsdale, NJ: Erlbaum.

Baddeley, A.D., Thomson, N. & Buchanan, M. (1975). Word length and the structure of short-term memory. *Journal of Verbal Learning and Verbal Behaviour, 14,* 575–589.

Baddeley, A.D. & Wilson, B.A. (1994). When implicit learning fails: Amnesia and the problem of error elimination. *Neuropsychology, 32,* 53–68.

Baddeley, A.D., Bressi, S., Della Sala, S., Logie, R. & Spinnler, H. (1991). The decline of working memory in Alzheimer's disease. *Journal of Clinical and Experimental Neuropschology, 13,* 372–380.

Baddeley, A.D., Wilson, B.A. & Watts, F.N. (1995). *Handbook of memory disorders.* Chichester: Wiley.

Bancaud, J., Brunet-Bourgin, F., Chauvel, P. & Halgren, E. (1994). Anatomical origin of déjà vu and vivid «memories» in human temporal lobe epilepsy. *Brain, 117,* 71–90.

Baron, J.C., Petit-Taboue, M.C., Le Doze, F., Desgranges, B., Ravenel, N. & Marchal, G. (1994). Right frontal cortex hypometabolism in transient global amnesia. *Brain, 117*, 545–552.

Bassili, J., Smith, M. & MacLeod, C. (1989). Auditory and visual word stem completion: Separating data-driven and conceptually driven processes. *Quarterly Journal of Experimental Psychology, 41,* 439–453.

Beatty, W.W., Goodkin, D.E., Monson, N., Beatty, P.A. & Herstgaard, D. (1988). Anterograde and retrograde amnesia in patients with chronic progressive multiple sclerosis. *Archives of Neurology, 45,* 611–619.

Beaumont, J.G. & Davidoff, J. (1992). Assessment of visual-perceptual dysfunction. In J.R. Crawford et al. (Eds.), *Handbook of neuropsychological assessment* (pp. 115–140). Hove: Erlbaum.

Becket, J.T. (1988). Working memory and secondary memory deficits in Alzheimer's disease. *Journal of Clinical and Experimental Neuropsychology, 10,* 739–753.

Benson, D.F. & Geschwind, N. (1967). Shrinking retrograde amnesia. *Journal of Neurology, Neurosurgery and Psychiatry, 30,* 539–544.

Berg, I.J., Koning-Haanstra, M. & Deelman, B.G. (1991). Long-term effects of memory rehabilitation: A controlled study. *Neuropsychological Rehabilitation, 1,* 87–111.

Berkowitz, B. (1953). The Wechsler-Bellvue performance of white males past 50. *Journal of Gerontology, 8,* 76–80.

Berrington, W.P., Liddell, D.W. & Foulds, G.A. (1956). A re-evaluation of the fugue. *Journal of Mental Science, 102,* 280–286.

Berry, D.C. & Broadbent, D.E. (1984). On the relationship between task performance and associated verbalisable knowledge. *Quarterly Journal of Experimental Psychology, 36A*, 209–231.

Berry, D.C. & Dienes, Z. (1992). *Implicit and explicit learning in human performance.* Hillsdale, NJ: Erlbaum.

Bigl, P., Hess, L. & Pavek, V. (1992). Our experience with midazolam and flumazenil in dentistry. *Current Therapeutic Research, 51*, 92–96.

Blakemore, C. (1977). *Mechanisms of the mind.* Cambridge: Cambridge University Press.

Blaney, P.H. (1986). Affect and memory: A review. *Psychological Bulletin, 99,* 229–246.

Block, R.I. & Wittenborn, J.R. (1985). Marijuana effects on associative processes. *Psychopharmcology, 85,* 426–430.

Block, R.I., Ghonheim, M.M., Sum-Ping, S.T. & Ali, M.A. (1991). Human learning during general anaesthesia and surgery. *British Journal of Anaesthesia, 66,* 170–178.

Bolles, R.C. (1975). *Learning theory.* New York: Holt, Rinehart & Winston.

Bondi, M.W. & Kaszniak, A.W. (1991). Implicit and explicit memory in Alzheimer's disease and Parkinson's disease. *Journal of Clinical and Experimental Neuropsychology, 13*, 339–358.

Bottoms, B.L. & Goodman, G.S. (1994). Perceptions of children's credibility in sexual assault cases. *Journal of Applied Social Psychology, 24*, 702–732.

Botwinick, J. & Storandt, M. (1974). *Memory, related functions, and age.* Springfield, IL: C.C. Thomas.

Bower, G.H. (1970). Imagery as a relational organizer in associative learning. *Journal of Verbal Learning and Verbal Behavior, 9,* 529–533.

Bower, G.H. (1981). Mood and memory. *American Psychologist, 36,* 129–148.

Bower, G.H., Gilligan, S.G. & Monteiro, K.P. (1981). Selectivity of learning caused by affective states. *Journal of Experimental Psychology: General, 110*, 451–473.

Bowles, N.L. & Poon, L.W. (1985). Aging and retrieval of words in semantic memory. *Journal of Gerontology, 40,* 71–77.

Bradley, V.A., Welch, J.L. & Skilbeck, C. (1993). *Cognitive retraining using computers.* Hove: Erlbaum.

Bradshaw, J.L. & Mattingley, J.B. (1995). *Clinical neuropsychology. Behavioural and brain science.* London: Academic Press.

Brandt, J. & Rich, J.B. (1995). Memory disorders in the dementias. In A.D. Baddeley, B.A. Wilson & F.N. Watts (Eds.), *Handbook of memory disorders.* Chichester: Wiley.

Brandt, J., Rubinsky, E. & Lassen, G. (1985). Uncovering malingered amnesia. *Annals of the New York Academy of Sciences, 444,* 502–503.

Breuning, E., Van Loon Vervoorn, W.A. & Van Dieren, M.P. (1989). Geheugentraining bij Korsakov-patienten met behulp van de methode der «vanishing cues»: Een effect-meting (Memory training with Korsakoff patients using the «vanishing cues» method: Measurement of the effect). *Tijdschrift voor Alcohol, Drugs en Andere Psychotrope Stoffen, 15,* 213–221.

Brindle, P.M., Brown, M.W., Brown, J., Griffith, H.B. & Turner, G.M. (1991). Objective and subjective memory impairment in pregnancy. *Psychological Medicine, 21,* 647–653.

Broadbent, D.E., Cooper, P.E., Fitzgerald, P. & Parkes, K.R. (1982). Cognitive Failures Questionnaire (CFQ). *British Journal of Clinical Psychology, 21,* 1– 16.

Brroks, L.R. (1968). The suppression of visualization by reading. *Quarterly Journal of Experimental Psychology, 19,* 289–299.

Brown, J., Brown, M.W. & Bowes, J.B. (1983). Effects of lorazepam on rate of forgetting, on retrieval from semantic memory and on manual dexterity. *Neuropsychologia, 21,* 5101–5112.

Bruce, P.R., Coyne, A.C. & Botwinick, J. (1982). Adult age differences in metamemory. *Journal of Gerontology, 37,* 354–357.

Bryant, R.A. (1995). Autobiographical memory across personalities in dissociative identity disorder: A case report. *Journal of Abnormal Psychology, 104,* 625–631.

Burke, M. & Matthews, A. (1992). Autobiographical memory and clinical anxiety. *Cognition and Emotion, 6,* 23–36.

Butterfield, E.C., Nelson, T.O. & Peck, V. (1988). Developmental aspects of feeling of knowing. *Developmental Psychology, 24,* 654–663.

Butters, M.A. & Glisky, E.L. (1993). Transfer of new learning in memory-impaired patients. *Journal of Clinical and Experimental Neuropsychology, 15,* 219–230.

Butters, N. (1984). Alcoholic Korsakoff's Syndrome: An update. *Seminars in Neurology, 4,* 226–244.

Butters, N. & Cermak, L.S. (1980). *Alcoholic Korsakoff's Syndrome. An information processing approach to amnesia.* New York: Academic Press.

Buzan, T. (1972). *Use your head.* London: BBC Publications.

Cahill, C. & Frith, C. (1995). Memory following electroconvulsive therapy. In A.D. Baddeley et al. (Eds.), *Handbook of memory disorders* (S. 319–336). Chichester: Wiley.

Calev, A., Ben-Tzvi, E., Shapiro, B., Drexler, H. et al. (1989). Distinct memory impairments following electroconvulsive therapy and imipramine. *Psychological Medicine, 19,* 111–119.

Cameron, D.G. (1994). ECT: Sham statistics, the myth of convulsive therapy, and the case for consumer misinformation. *Journal of Mind and Behavior, 15,* 177–198.

Campell, R. & Conway, M.A. (1995). *Broken memories.* Oxford: Blackwell.

Centor, A. (1982). Criminals and amnesia: Comment on Bower. *American Psychologist,* 37, 240.

Cermak, L.S. (1975). Imagery as an aid to retrieval in Korsakoff patients. *Cortex, 11,* 163–169.

Chan, A.S., Butters, N., Paulsen, J.S., Salmon, D.P., Swenson, M.R. & Maloney, L. (1993a). An assessment of the semantic network in patients with Alzheimer's disease. *Journal of Cognitive Neuroscience, 5,* 254–261.

Chan, A.S., Butters, N., Salmon, D.P. & McGuire, K.A. (1993b). Dimensionality and clustering in the semantic networks of patients with Alzheimer's disease. *Psychology and Aging, 8,* 411–419.

Chiarello, C. & Hoyer, W.J. (1988). Adult age differences in implicit and explicit memory: Time course and encoding effects. *Psychology and Aging, 3,* 359–366.

Clark, D.M. & Teasdale, J.D. (1981). Diurnal variations in clinical depression and accessibility of positive and negative experiences. *Journal of Abnormal Psychology, 91,* 87–95.

Cockburn, J. & Smith, P.T. (1993). Correlates of everyday memory among residents of part III homes. *British Journal of Clinical Psychology, 32,* 75–77.

Cohen, G.D. (1990). Psychopathology and mental health in the mature and elderly adult. In J.E. Birren & K.W. Schaie (Eds.), *Handbook of the psychology of aging* (pp. 359–371). New York: Academic Press.

Comfort, A. (1976). *A good age.* New York: Simon & Schuster.

Coons, P.M., Milstein, V. & Marley, C. (1962). EEG studies of two multiple personalities. *Archives of General Psychiatry, 39,* 823–825.

Corkin, S. (1968). Acquisition of motor skill after bilateral medial temporal lobe-excision. *Neuropsychologia, 6,* 255–265.

Corkin, S. (1982). Some relationships between global amnesias and the memory impairments in Alzheimer's Disease. In S. Corkin et al. (Eds.), *Alzheimer's Disease: A report of progress* (pp. 149–164). New York: Raven.

Craik, F.I.M. & Jacoby, L.L. (1976). A process view of short-term retention. In F. Restle (Ed.), *Cognitive theory* (Bd. 1, S. 173–192). Hillsdale, NJ: Erlbaum.

Craik, F.I.M. & McDowd, J.M. (1987). Age differences in recall and recognition. *Journal of Experimental Psychology: Learning, Memory, and Cognition, 13,* 474–479.

Craik, F.I.M. & Tulving, E. (1975). Depth of processing and retention of words in episodic memory. *Journal of Experimental Psychology: General, 104,* 268–294.

Crawford, J.R., Parker, D.M. & McKinlay, W.W. (Ed.) (1992). *A handbook of neuropsychological assessment.* Hove: Erlbaum.

Cremer, R. & Zeef, E.J. (1987). What kind of noise increases with age? *Gerontology, 42*, 515–518.

Crovitz, H.F., Harvey, M.T. & McClanahan, S. (1981). Hidden memory: A rapid method for the study of amnesia using perceptual learning. *Cortex, 17*, 273–278.

Curran, H.V., Gardiner, J.M., Java, R.I. & Allen, D. (1992). Effects of lorazepam upon recollective experience in recognition memory. *Psychopharmacology, 110*, 374–378.

Damasio, H., Grabowski, T., Frank, R., Galaburda, A.M. & Damasio, A.R. (1994). The return of Phineas Gage: Clues about the brain from the skull of a famous patient. *Science, 264*, 1102–1105.

Danion, J.M., Weingartner, H.J., File, S.E., Jaffard, R. et al. (1993). Pharmacology of human memory and cognition: Illustration from the effects of benzodiazepines and cholinergic drugs. *Journal of Psychopharmacology, 7*, 371–377.

Darley, C.F., Tinklenberg, J.R., Roth, W.T., Hollister, L.E. & Atkinson, R.C. (1974). Influence of marijuana on storage and retrieval processes in memory. *Memory & Cognition, 1*, 196–200.

Davison, G.C. & Neale, J.M. (1994). *Abnormal psychology* (6th ed.). New York: Wiley.

Delbecq-Derousne, J., Beauvois, M.F. & Shallice, T. (1990). Preserved recall versus impaired recognition. *Brain, 113,* 1045–1074.

della Femina, D., Yeager, C.A. & Lewis, D.O. (1990). Child abuse: Adolescent records vs. adult recall. *Child Abuse and Neglect, 14,* 227–231.

De Renzi, E., Lucchelli, F., Muggia, S. & Spinnler, H. (1995). Persistent retrograde amnesia following a minor trauma. *Cortex, 31*, 531–542.

Devanand, D.P., Verman, A.K., Tirumalasetti, F. & Sackeim, H.A. (1991). Absence of cognitive impairment after more than 100 lifetime ECT treatments. *American Journal of Psychiatry, 148,* 929–932.

De Wardener, H.E. & Lennox, B. (1947). Cerebral beri-beri. *Lancet, 1,* 11.

Digman, J.M. (1959). Growth of a motor skill as a function of distribution of practice. *Journal of Experimental Psychology, 57,* 310–316.

Dikmen, S., Temkin, N., McLean, A., Wyler, A. & Machamet, J. (1987). Memory and head injury severity. *Journal of Neurology, Neurosurgery and Psychiatry, 50,* 1613–1618.

Dillard, A. (1982). *Teaching a stone to talk.* London: Picador.

Dinges, D.F., Whitehouse, W.G., Orne, E.C. & Powell, J.W. (1992). Evaluating hypnotic memory enhancement (hypermnesia and reminiscence) using multitrial forced recall. *Journal of Experimental Psychology: Learning, Memory, and Cognition, 18,* 1139–1147.

Dixom, R.A. & Hultsch, D.F. (1983). Structure and development of meta-memory in adulthood. *Journal of Gerontology, 38,* 682–688.

Downes, J.J., Davis, E.J., De Mornay Davies, P., Perfect, T.J., Wilson, K., Mayes, A.R. & Sagar, H.J. (1996). Stem completion priming in Alzheimer's disease: The importance of target word articulation. *Neuropsychologia, 34*, 63–75.

Drachman, D.A. & Sahakian, B.J. (1979). Effects of cholinergic agents on human learning and memory. In R. Barbeau et al. (Eds.), *Nutrition and the brain* (Vol. 5, S. 351–66). New York: Raven.

Druckman, D. & Swets, R. (Eds.) (1994). *Enhancing human performance. Issues, theories and technique.* Washington, DC: National Academy Press.

Dusoir, H., Kapur, N., Byrnes, D.P. et al. (1990). The role of diencephalic pathology in human memory disorders. *Brain, 113,* 1695–1706.

Ebbinghaus, H. (1885). *Über das Gedächtnis.* Leipzig: Dunker.

Eich, J.E. (1980). The cue-dependent nature of state-dependent retrieval. *Memory & Cognition, 8,* 157–173.

Eich, J.E. (1984). Memory for unattended events: Remembering with and without awareness. *Memory & Cognition, 12,* 105–111.

Eich, J.E. & Metcalfe, J. (1989). Mood-dependent memory for internal versus external events. *Journal of Experimental Psychology: Learning, Memory, and Cognition, 15,* 443–455.

Eich, J.E., Reeves, J.L. & Katz, R.L. (1985). Anaesthesia, amnesia and the memory/awareness distinction. *Anaesthesia & Analgesia, 64,* 1143–1148.

Erdeyli, M.H. & Goldberg, B. (1979). Let's not sweep repression under the rug: Toward a cognitive psychology of repression. In J.F. Kihlstrom & F.J. Evans (Eds.), *Functional disorders of memory* (pp. 355–402). Hillsdale, NJ: Erlbaum.

Ericsson, K.A. & Chase, W.G. (1980). Acquisition of a memory skill. *Science, 208,* 1181–1182.

Eslinger, P.J. & Grattan, L.M. (1993). Frontal lobe and frontal-striatal substrates for different forms of human cognitive flexibility. *Neuropsychologia, 31*(1), 17–28.

Evans, J.J. & Wilson, B.A. (1992). A memory group for individuals with brain injury. *Clinical Rehabilitation, 6,* 75–81.

Eysenck, M.W. & Keane, M. (1995). *Handbook of cognitive psychology* (3rd ed.). Hove: Erlbaum.

Fenwick, P. (1990). *Automatism, medicine and the law.* Psychological Medicine Monographs, suppl. 17. Cambridge: Cambridge University Press.

File, S.E. & Bond, A.J. (1979). Impaired performance and sedation after a single dose of lorazepam. *Psychopharmacology, 66,* 309–313.

File, S.E., Easton, P. & Skelly, A.M. (1991). Amnesia for dental procedures and mood change following treatment with nitrous oxide or midazolam. *International Clinical Psychopharmacology, 6,* 169–178.

File, S.E., Sharma, R. & Shaffer, J. (1992). Is lorazepam-induced amnesia specific to the type of memory or to the task used to assess it? *Journal of Psychopharmacology, 6,* 76–80.

Fink, M. (1984). ECT-verdict. Not guilty. *Behavioural and Brain Sciences, 7,* 26–27.

Fitzgerald, J.M. (1992). Autobiographical memory and conceptualisations of the self. In M.A. Conway, D.C. Rubin, H. Spinnler & W.A. Wagenaar (Eds.), *Theoretical perspectives on autobiographical memory* (pp. 99–114). Dordrecht: Kluwer Academic Press.

Fivush, R. & Hamond, N. (1990). Autobiographical memory across the pre-school years: Toward reconceptualizing childhood amnesia. In R. Fivush & J.A. Hudson (Eds.), *Knowing and remembering in young children* (pp. 223–248). Cambridge: Cambridge University Press.

Fivush, R., Haden, C. & Adam, S. (1995). Structure and coherence of pre-schooler's personal narratives over time: Implications for childhood amnesia. *Journal of Experimental Child Psychology, 60*, 32–56.

Fletcher, P.C., Frith, C.D., Grasby, P.M., Shallice, T. et al. (1995). Brain systems for encoding and retrieval of auditory-verbal memory: An in vivo study in humans. *Brain, 118,* 401–416.

Folstein, M.F., Folstein, S.E. & McHugh, P.R. (1975). «Mini Mental State». *Journal of Psychiatric Research, 12*, 189–198.

Freeman, C.P.L., Weeks, D. & Kendell, R.E. (1980). ECT: Patients who complain. *British Journal of Psychiatry, 137,* 17–25.

Fried, P.A. & Watkinson, B. (1990). 36- and 48-month neurobehavioural follow up of children prenatally exposed to marijuana, cigarettes, and alcohol. *Journal of Developmental and Behavioural Paediatrics, 11*, 49–58.

Fuld, P.A., Katzman, R., Davies, P. & Therry, R.D. (1982). Intrusions as a sign of Alzheimer's dementia: Chemical and pathological verification. *Annals of Neurology, 11,* 155–159.

Gabrieli, J.D.E., Cohen, N.J. & Corkin, S. (1983). The acquisition of lexical and semantic knowledge in amnesia. *Society for Neuroscience Abstracts, 9,* 238.

Gainotti, G. & Marra, C. (1994). Some aspects of memory disorders clearly distinguish dementia of the Alzheimer type from depressive pseudo-dementia. *Journal of Clinical and Experimental Neuropsychology, 16*, 65–78.

Gardiner, J.M. (1988). Functional aspects of recollective experience. *Memory & Cognition, 16*, 309–313.

Gardiner, J.M. & Java, R.I. (1993). Recognizing and remembering. In A. Collins, M.A. Conway, S.E. Gathercole & P.E. Morris (Eds.), *Theories of memory* (pp. 163–188). Hillsdale, NJ: Erlbaum.

Gardiner, J.M. & Parkin, A.J. (1990). Attention and recollective experience in recognition memory. *Memory & Cognition, 18*, 579–583.

Gardner, H. (1977). *The shattered mind: The person after brain damage.* London: Routledge and Regan Paul.

Garry, M., Loftus, E.F. & Brown, S.W. (1994). Memory: A river runs through it. *Consciousness and Cognition, 3,* 438–451.

Gasquoine, P.G. (1991). Learning in post-traumatic amnesia following extremely severe closed head injury. *Brain Injury, 5,* 169–175.

Geiselman, R. & Machlovitz, H. (1987). Hypnosis memory recall: Implications for forensic use. *American Journal of Forensic Psychology, 5*, 37–47.

Gick, M., Craik, F.I.M. & Morris, R.G. (1988). Task complexity and age differences in working memory. *Memory & Cognition, 16,* 353–361.

Glanzer, M. & Cunitz, A.R. (1966). Two storage mechanisms in free recall. *Journal of Verbal Learning and Verbal Behavior, 5*, 351–360.

Glanzer, M. & Razel, M. (1974). The size of the unit in short-term storage. *Journal of Verbal Learning and Verbal Behavior, 13,* 114–131.

Glasgow, R.E., Zeiss, R.A., Barrera, M. & Lewinsohn, P.M. (1977). Case studies on remediating memory deficits in brain-damaged individuals. *Journal of Clinical Psychology, 33,* 1049–1054.

Glenberg, A.M., Bradley, M.M., Stevenson, J.A. et al. (1980). A two-process account of long-term serial position effects. *Journal of Experimental Psychology: Human Learning and Memory, 6,* 692–704.

Glisky, E.L. (1993). Training persons with traumatic brain injury for complex computer jobs: The domain-specific learning approach. In D.F. Thomas, F.E. Menz & D.C. McAlees (Eds.), *Community-based employment following* traumatic brain injury (pp. 3–27). Menomonie, WI: University of Wisconsin Press.

Glisky, E.L. (1995). Acquisition and transfer of word processing skill. *Neuropsychological Rehabilitation, 3,* 299–318.

Glisky, E.L. & Schacter, D.L. (1986). Remediation of organic memory disorders: Current status and future prospects. *Journal of Head Trauma Rehabilitation, 1,* 54–63.

Glisky, E.L. & Schacter, D.L. (1987). Acquisition of domain-specific knowledge in organic amnesia: Training for computer-related work. *Neuropsychologia, 25,* 893–906.

Glisky, E.L. & Schacter, D.L. (1988). Long-term memory retention of computer learning by patients with memory disorders. *Neuropsychologia, 26,* 173–178.

Glisky, E.L. & Schacter, D.L. (1989). Extending the limits of complex learning in organic amnesia: Computer training in a vocational domain. *Neuropsychologia, 27,* 107–120.

Glisky, E.L., Polster, M.R. & Routhreaux, B.C. (1995). Double dissociation between item and source memory. *Neuropsychology, 9,* 229–235.

Gloor, P. (1990). Experiential phenomena of temporal lobe epilepsy. *Brain, 113,* 1673–1694.

Glover, E. (1929). The «screening» function of traumatic memories. *International Journal of Psychoanalysis, 10,* 90–93.

Godden, D. & Baddeley, A.D. (1973). Context-dependent memory in two natural environments. *British Journal of Psychology, 66,* 325–331.

Godden, D. & Baddeley, A.D. (1980). When does context influence recognition memory? *British Journal of Psychology, 71,* 99–104.

Godfre, H.P.D & Knight, R.G. (1985). Cognitive rehabilitation of memory functioning in amnesic alcoholics. *Journal of Clinical and Consulting Psychology, 53,* 555–557.

Goldenberg, G. (1995). Transient global amnesia. In A.D. Baddeley, B.A. Wilson & F.N. Watts (Eds.), *Handbook of memory disorders* (pp. 109–134). Chichester: Wiley.

Goldstein, F.C. & Levin, H.S. (1993). Post-traumatic and anterograde amnesia and verification. In A.D. Baddeley, B.A. Wilson & F.N. Watts (Eds.), *Handbook of memory disorders* (pp. 187–210). Chichester: Wiley.

Good, M.I. (1993). The reconstruction of early childhood trauma: Fantasy reality and verification. *Journal of the American Psychoanalytical Association, 42,* 79–101.

Goodglass, H. & Kaplan, E. (1983). *The Boston Diagnostic Aphasia Examination.* Philadelphia: Lea & Febiger.

Goodwin, D.W. (1974). Alcoholic blackout and state-dependent learning. *Federation Proceedings, 33,* 1833–1835.

Graf, P. & Schacter, D.L. (1985). Implicit and explicit memory for novel associations in normal and amnesic subjects. *Journal of Experimental Psychology: Learning, Memory, and Cognition, 9,* 164–178.

Grinken, R.R. & Spiegel, J.P. (1945). *Men under stress.* New York: McGraw-Hill.

Grosse, D.A., Wilson, R.S. & Fox, H.J. (1990). Preserved word-stem-completion priming of semantically encoded information in Alzheimer's disease. *Psychology & Aging, 5,* 304–306.

Grossman, M. (1987). Lexical acquisition in alcoholic Korsakoff psychosis. *Cortex, 23,* 631–644.

Grunberg, M.M. (1987). *Linkword language system.* London: Corgi.

Grunberg, M.M., Sykes, R.N. & Hammond, V. (1991). Face-name association in learning-disabled adults: The use of a visual associative strategy. *Neuropsychological Rehabilitation, 1,* 113–116.

Guthkelch, A.N. (1980). Post-traumatic amnesia, post-concussional symptoms and accident neurosis. *European Neurology, 19,* 91–102.

Halligan, P.W., Hunt, M., Marshall, J.V. & Wade, D.T. (1996). When seeing is feeling: Acquired synaesthesia or phantom touch? *Neurocase, 2,* 21–29.

Hamann, S.B. & Squire, L.R. (1994). *New semantic learning in amnesia.* 35th Annual Meeting of the Psychonomic Society.

Hamilton, E. (1961). *Plato: The collected dialogues.* Princeton: Princeton University Press.

Hamond, N.R. & Fivush, R. (1991). Memories of Mickey Mouse: Young children recount their trip to Disneyworld. *Cognitive Development, 6,* 433–448.

Hanley, J.R. & Davies, A.D.M. (1997). Impaired recall and preserved recognition. In A.J. Parkin (Ed.), *Case studies in the neuropsychology of memory.* Hove: Psychology Press.

Hanley, J.R., Davies, A.D.M., Downes, J.J. & Mayes, A.R. (1994). Impaired recall of verbal material following rupture and repair of an anterior communicating artery aneurysm. *Cognitive Neuropsychology, 11,* 543–578.

Harlow, J.M. (1993). Recovery from the passage of an iron bat through the head. *History of Psychiatry, 4,* 271–281.

Harris, J. (1984). Methods of improving memory. In B. Wilson & N. Moffat (Eds.), *The clinical management of memory problems* (pp. 44–62). London: Croom Helm.

Harris, J. (1992). Ways to help memory. In B. Wilson & N. Moffat (Eds.), *The clinical management of memory problems* (2. Aufl., S. 59–85). London: Croom Helm.

Harrison, J., Baron-Cohen, S., Pavlescu, E. et al. (1995). The physiology of coloured hearing: A PET activation study of colour-word synaesthesia. *Brain, 118,* 661–676.

Hart, R.P., Kwentus, J.A., Harkins, S.W. & Taylor, J.R. (1988). Rate of forgetting in mild Alzheimer's-type dementia. *Brain and Cognition, 7,* 31–38.

Hartley, A.A. (1993). Evidence for the selective preservation of spatial selective attention in old age. *Psychology and Aging, 8,* 371–379.

Harvey, M.R. & Herman, J.L. (1994). Amnesia, partial amnesia, and delayed recall among adult survivors of childhood trauma. *Consciousness and Cognition, 3,* 295–306.

Hasher, L. & Zacks, R.T. (1988). Working memory comprehension and aging: A review and a new view. In G.H. Bower (Ed.), *The psychology of learning and motivation* (Vol. 22, S. 193–225). San Diego, CA: Academic Press.

Hayslip, B. & Kenelly, K.J. (1982). Short-term memory and crystalized-fluid intelligence in adulthood. *Research on Aging, 4,* 314–322.

Hebb, D.A. (1949). *The organization of behavior.* New York: Wiley.

Heinrichs, R.W., Levitt, H., Arthurs, A., Gallardo, C., Hirscheimer, K., MacNeil, M., Olshansky, E. & Richards, K. (1992). Learning and retention of a daily activity schedule in a patient with alcoholic Korsakoff's syndrome. *Neuropsychological Rehabilitation, 2,* 43–58.

Hersh, N. & Treadgold, L. (1994). NeuroPage: The rehabilitation of memory dysfunction by prosthetic memory and cueing. *Neuro-Rehabilitation, 4,* 186–197.

Hertzog, C., Dixon, R.A. & Hultsch, D.F. (1990). Relationships between metamemory, memory predictions, and memory task performance in adults. *Psychology and Aging, 5,* 215–227.

Hewitt, K. (1973). *Context effects in memory: A review.* Unveröff. Manuskript, Cambridge University Psychological Laboratory.

Higbee, K. (1977). *Your memory: How it works and how to improve it.* Englewood Cliffs, NJ: Prentice-Hall.

Higbee, K.L. & Kunihira, S. (1985). Cross-cultural application of Yodai mnemonics in education. *Educational Psychology, 20,* 57–64.

Hill, D. & Sargent, W. (1943). A case of matricide. *Lancet, 1,* 526–527.

Hill, L.B. (1957). A second quarter century of delayed recall or relearning at 80. *Journal of Educational Psychology, 48,* 65–68.

Hirshman, E., Snoodgrass, J.G., Mindes, J. & Feenan, K. (1990). Conceptual priming in fragment completion. *Journal of Experimental Psychology: Learning, Memory, and Cognition, 16,* 634–647.

Hirst, W. & Volpe, B.T. (1988). Memory strategies with brain damage. *Brain and Cognition, 8,* 1–33.

HMSO (1986). *Railway accident report on the collision that occurred on 11th October 1984 near Wembley Central Station.* London: HMSO.

Hodges, J.R. (1991). *Transient amnesia: Clinical and neuropsychological aspects.* London: W.B. Saunders.

Hodges, J.R. (1994). Semantic memory for frontal executive function during TGA. *Journal of Neurology, Neurosurgery and Psychiatry, 57,* 605–608.

Hodges, J.R. (1995). Retrograde amnesia. In A.D. Baddeley, B.A. Wilson & F.N. Watts (Eds.), *Handbook of memory disorders* (pp. 81–108). Chichester: Wiley.

Hodges, J.R. & Warlow, C.P. (1990). Syndromes of transient amnesia: Towards a classification. A study of 153 cases. *Journal of Neurology, Neurosurgery and Psychiatry,* 53, 634–643.

Holding, D.H. *Principles of timing.* Oxford: Pergamon.

Holland, C.A. & Rabbitt, P.M.A. (1991). Aging memory: Use versus impairment. *Britsh Journal of Psychology, 82,* 29–38.

Hollingworth, H.L. (1932). What is learning? *Scientific Monthly, 35,* 63–65.

Hopwood, J.S. & Snell, H.K. (1933). Amnesia in relation to crime. *Journal of Mental Science, 79,* 27–41.

Houx, P.J., Vreeling, F.W. & Jolles, J. (1991). Rigorous health screening reduces age effect on memory scanning task. *Brain and Cognition, 15,* 246–260.

Howard, D. & Howard, J.H. (1992). Adult age differences in the rate of learning serial patterns: Evidence from direct and indirect tests. *Psychology and Aging, 7,* 232–241.

Howard, D. & Orchard-Lisle, V.M. (1984). On the origin of semantic errors in naming: Evidence from the case of a global dysphasic. *Cognitive Neuropsychology, 1,* 163–190.

Howard, D.V., Shaw, R.J. & Heisey, J.G. (1986). Aging and the time course of semantic activation. *Journal of Gerontology, 41,* 195–203.

Howe, M.L. & Courage, M.L. (1993). On resolving the enigma of infantile amnesia. *Psychological Bulletin, 113,* 305–326.

Hudson, J.A. (1990). The emergence of autobiographic memory in mother-child interaction. In R. Fivush & J.A. Hudson (Eds.), *Knowing and remembering in young children* (pp. 166–196). New York: Cambridge University Press.

Hughes, C.P., Berg, L., Dabziger, W.L., Coben, L.A. & Martin, R.L. (1982). A new clinical scale for the staging of dementia. *British Journal of Psychiatry, 140,* 566–572.

Hughlings-Jackson, H.J. (1889). On a particular variety of epilepsy («intellectual aura»), one case with symptoms of organic brain disease. *Brain, 11,* 189–207.

Humphreys, K.J., Ashbury, A.J. & Millar, K. (1990). Investigation of awareness by homophone priming during computer controlled anaesthesia. In B. Bonke, W. Fitch & K. Millar (Eds.), *Memory and awareness in anaesthesia* (pp. 101–109). Lisse/Amsterdam: Swets & Zeitlinger.

Hunkin, N.M. & Parkin, A.J. (1993). Recency judgement in Wernicke-Korsakoff and post-encephalitic amnesia: Influences of proactive interference and retention interval. *Cortex, 29,* 485–500.

Hunkin, N.M. & Parkin, A.J. (1995). The method of vanishing cues: An evaluation of its effectiveness in teaching memory-impaired individuals. *Neuropsychologia, 33,* 1255–1279.

Hunkin, N.M., Parkin, A.J. & Longmore, B.E. (1994). Aetiological variation in the amnesic syndrome: Comparisons using the temporal list discrimination task. *Neuropsychologia, 32,* 819–826.

Hunkin, N.M., Parkin, A.J., Bradley, V.A., Aldrich, F.K. & Jansar, A. (1995). Focal retrograde amnesia following closed head injury: A case-study and theoretical account. *Neuropsychologia, 33,* 509–523.

Hunkin, N.M., Squires, E.J., Aldrich, F.K. & Parkin, A.J. (submitted). *The use of errorless learning in the acquisition of word processing skills: Preliminary finding.*

Hunter. I.M.L. (1977). Imagery, comprehension and mnemonics. *Journal of Mental Imagery, 1,* 65–72.

Huppert, F.A. & Piercy, M. (1978a). Recognition memory in amnesic patients: A defect of acquisition? *Neuropsychologia, 15,* 643–652.

Huppert, F.A. & Piercy, M. (1978b). The role of trace strength in recency and frequency judgements by amnesic and control subjects. *Quarterly Journal of Experimental Psychology, 30,* 346–354.

Huppert, F.A., Brayne, C. & O'Connor, D.W. (1994). *Dementia and normal ageing.* Cambridge: Cambridge University Press.

Incisa della Rocchetta, A. & Milner, B. (1993). Strategic search and retrieval inhibition: The role of the frontal lobes. *Neuropsychologia, 31,* 503–524.

Jacobs, D., Salmom, D.P., Troster, A.I. & Butters, N. (1990). Intrusion errors in the figural memory of patients with Alzheimer's and Huntington's disease. *Archives of Clinical Neuropsychology, 5,* 49–57.

Jacoby, L.L. (1991). A process dissociation framework: Seperating automatic from intentional uses of memory. *Journal of Memory and Language, 30,* 513–541.

Jacoby, L.L. & Dallas, M. (1981). On the relationship between autobiographical memory and perceptual learning. *Journal of Experimental Psychology: General, 110,* 306–340.

James, W. (1890). *Principles of psychology* (Vol. 1). New York: Henry Holt.

James, W. (1899). *Talks to teachers on psychology: And to students on some of life's ideals.* New York: Henry Holt.

Janet, P. (1904). *Neuroses et idées fixes* (2. Aufl.). Paris: Felix Alcan.

Janis, I. (1950). Psychological effects of electro-convulsive treatments. *Journal of Nervous and Mental Disease, 111,* 359–382.

Janowsky, J.S., Shimamura, A.P. & Squire, L.R. (1989a). Memory and metamemory: Comparisons between patients with frontal lobe lesions and amnesic patients. *Psychobiology, 7,* 3–11.

Janowsky, J.S., Shimamura, A.P. & Squire, L.R. (1989b). Source memory impairment in patients with frontal lobe lesions. *Neuropsychologia, 27,* 1043–1056.

Jansari, A.S. (1995). *The reminescence bump in autobiographical memory.* Unveröff. Phil. Diss., University of Sussex.

Jansari, A. & Parkin, A.J. (1996). Things to go bump in your life: Explaining reminiscence effects in autobiographical memory. *Psychology and Aging, 11,* 85–91.

Java, R.I. & Parkin, A.J. (submitted). *Measures of perceptual speed as determinants of age-related deficits in recall and recognition.*

Jelicic, M., De Roode, A., Bovill, J.G. & Bonke, B. (1992a). Unconscious learning during anaesthesia. *Anaesthesia, 47,* 835–837.

Jelicic, M., Bonke, B., Wolters, G. & Phaf, R.H. (1992b). Implicit memory for words presented during anaesthesia. *European Journal of Cognitive Psychology, 4,* 71–80.

Jelicic, M., Ashbury, A.J., Millar, K. & Bonke, B. (1993). Implicit learning during enflurance anaesthesia in spontaneously breathing patients. *Anaesthesia, 48,* 766–768.

Jenkins, J.J., Mink, W.D. & Russell, W.A. (1952). Associative clustering as a function of verbal association strength. *Psychological Reports, 4,* 127–136.

Jenkins, V.A. & Parkin, A.J. (submitted). *Novel association priming in amnesia does not depend on residual explicit memory.*

Jones, M. (1974). Imagery as a mnemonic aid after left temporal lobectomy: Contrast between material-specific and generalized memory disorders. *Neuropsychologia, 12,* 21–30.

Judge, E. & Parkin, A.J. (submitted). *Recognition performance distinguishes multi-infarct dementia from Alzheimer's Disease.*

Kail, F. (1990). *The development of memory in children* (3. Aufl.). New York: Freeman.

Kaminer, H. & Lavie, P. (1991). Sleep and dreaming in Holocaust survivors. Dramatic decrease in dream recall in well-adjusted survivors. *Journal of Nervous and Mental Disease, 179,* 664–669.

Kampen, D.L. & Sherwin, B.B. (1994). Estrogen use and verbal memory in healthy post-menopausal women. *Obstetrics and Gynaecology, 83,* 979–983.

Kaplan, E.F., Goodglass, H. & Weintraub, S. (1983). *The Boston Naming Test* (2. Aufl.). Philadelphia: Lea & Febiger.

Kapur, N. (1992). Focal retrograde amnesia in neurological disease: A critical review. *Cortex, 29,* 217–234.

Kapur, N. (1993). Transient epileptic amnesia – a clinical update and a reformulation. *Journal of Neurology, Neurosurgery and Psychiatry, 56,* 1184–1190.

Kapur, N. (1994). *Memory disorders in clinical practice* (2. Aufl.). Hove: Erlbaum.

Kapur, N. (1995). Memory aids in rehabilitation. In A.D. Baddeley, B.A. Wilson & F.N. Watts (Eds.), *Handbook of memory disorders* (pp. 533–556). Chichester: Wiley.

Kapur, N., Young, A.W., Bateman, D. & Kennedy, P. (1989). A long-term clinical and neuropsychological follow-up of focal retrograde amnesia. *Cortex, 25,* 387–402.

Kapur, N., Ellison, D., Smith, M.P., McLellan, D.L. & Burrows, E.H. (1992). Focal retrograde amnesia following bilateral temporal lobe pathology. *Brain, 115,* 73–85.

Kapur, N., Ellison, D., Parkin, A.J., Hunkin, N.M. et al. (1994). Bilateral temporal lobe pathology with sparing of medial temporal lobe structures: Lesion profile and pattern of a memory disorder. *Neuropsychologia, 32,* 23–38.

Kausler, D.H. & Kleim, D.M. (1978). Age differences in processing-relevant versus irrelevant stimuli in multiple item recognition memory. *Journal of Gerontology, 33,* 87–93.

Kihlstrom, J.E., Schacter, D.L., Cork, R.C. et al. (1990). Implicit and explicit memory following surgical anaesthesia. *Psychological Science, 1,* 303–306.

Kimura, D. (1995). Estrogen replacement therapy may protect against intellectual decline in post-menopausal women. *Hormone and Behavior, 29,* 312–321.

Kintsch, W. (1970). Models for free recall and recognition. In D.A. Norman (Ed.), *Models of human memory* (pp. 333–74). New York: Academic Press.

Knopman, D.S. & Ryberg, R. (1989). A verbal memory test with high predictive accuracy for dementia of the Alzheimer type. *Archives of Neurology, 46,* 141–145.

Knowlton, B.J., Ramus, S.J. & Squire, L.S. (1992). Intact artificial grammar learning in amnesia: Dissociation of classification learning and explicit memory for specific instances. *Psychological Science, 3,* 172–179.

Knowlton, B.J., Squire, L.R. & Gluck, M.A. (1994). Probabilistic classification learning in amnesia. *Learning & Memory, 1,* 106–120.

Kolb, B. & Whishaw, I.Q. (1996). *Fundamentals of human neuropsychology* (4. Aufl.). New York: Freeman.

Kopelman, M.D. (1989). Remote and autobiographical memory, temporal context memory and frontal atrophy in Korsakoff and Alzheimer patients. *Neuropsychologia, 27,* 437–460.

Kopelman, M.D. (1995a). The assessment of psychogenic amnesia. In A.D. Baddeley, B.A. Wilson & F.N. Watts (Eds.), *Handbook of memory disorders* (pp. 427–450). Chichester: Wiley.

Kopelman, M.D. (1995b). The Korsakoff Syndrome. *British Journal of Psychiatry, 166,* 154–173.

Kopelman, M.D., Wilson, B.A. & Baddeley, A.D. (1990). *The Autobiographical Memory Interview.* Bury St. Edmunds: Thames Valley Test Company.

Kopelman, M.D., Green, R.E.A., Guinan, E.M., Lewis, P.D.R & Stanhope, N. (1994). The case of the amnesic intelligence officer. *Psychological Medicine, 24,* 1037–1045.

Kosslyn, S.M. (1983). *Ghosts in the mind's machine: Creating and using images in the brain.* New York: Norton.

Kosslyn, S.M. (1994). *Image and brain: The resolution of the imagery debate.* Cambridge, MA: MIT Press.

Kurlychek, R.T. (1983). Use of a digital alarm chronograph as a memory aid in early dementia. *Clinical Gerontology, 1,* 93–94.

Kuyken, W. & Brewin, C.R. (1995). Autobiographical memory functioning in depression and reports of early abuse. *Journal of Abnormal Psychology, 104,* 585–591.

Landauer, T.K. & Bjork, R.A. (1978). Optimum rehearsal patterns and name learning. In M.M. Gruneberg et al. (Eds.), *Practical aspects of memory* (pp. 625–32). New York: Academic Press.

Laurence, J. & Perry, C. (1983). Hypnotically created memory among highly hypnotizable subjects. *Science, 222,* 523–524.

Layton, B.S. & Wardi-Zonna, K. (1995). Post-traumatic stress disorder with neurogenic amnesia for the traumatic event. *Clinical Neuropsychology, 9,* 2–10.

Leininger, B.E., Gramling, S.E., Farrell, A., Kreutzer, J.S. & Peck, E.A. (1990). Neuropsychological deficits in symptomatic minor head injury patients after concussion and mild concussion. *Journal of Neurology, Neurosurgery and Psychiatry, 53,* 293–296.

Leng, N.R.C. & Parkin, A.J. (1988). Amnesic patients can benefit from instructions to use imagery: Evidence against the cognitive mediation hypothesis. *Cortex, 24,* 33–39.

Leng, N.R.C. & Parkin, A.J. (1995), The detection of exaggerated or simulated memory disorder by neurophysiologal methods. *Journal of Psychosomatic Research, 39,* 767–776.

Leng, N.R., Copello, A.G. & Sayegh, A. (1991). Learning after brain injury by the method of vanishing cues: A case study. *Begavioral Psychotherapy, 19,* 173–181.

Levin, H.S. & Goldstein, F.C. (1986). Organization of verbal memory after severe closed-head injury. *Journal of Clinical and Experimental Neuropsychology, 8,* 643–656.

Levin, H.S., High, W.M., Meyers, C.A., von Laufen, A., Hayden, M.E. & Eisenberg, H. (1985). Impairment of remote memory after closed head injury. *Journal of Neurology, Neurosurgery and Psychiatry, 48,* 55–63.

Levinson, B.W. (1965). States of awareness during general anaesthesia. *British Journal of Anaesthesia, 37,* 544–546.

Lewinsohn, P.M., Danaher, B.G. & Kikel, S. (1977). Visual imagery as a mnemonic aid for brain-injured persons. *Journal of Clinical and Consulting Psychology, 45,* 717–723.

Lezak, M.D. (1995). *Neuropsychological assessment* (3. Aufl.). New York: Oxford University Press.

L'Hermite, F. & Signoret, J.L. (1972). Analyse neuropsychologique et differenciation des syndromes amnesiques. *Revue Neurologique, 126,* 86–94.

Light, L.L. & Carter-Sobell, L. (1970). Effects of changed semantic context on recognition memory. *Journal of Verbal Learning and Verbal Behavior, 9,* 1–11.

Light, L.L. & Singh, A. (1987). Implicit and explicit memory in young and older adults. *Journal of Experimental Psychology: Learning, Memory and Cognition, 13,* 531–541.

Light, L.L., Singh, A. & Capps, J.L. (1986). The dissociation of memory and awareness in young and older adults. *Journal of Clinical and Experimental Neuropsychology, 8,* 62–74.

Lindsay, D.S. (1994). Contextualizing and clarifying criticisms of memory work in psychotherapy. *Consciousness and Cognition, 3,* 426–437.

Lisman, S.A. (1974). Alcoholic blackout: State-dependent learning? *Archives of General Psychiatry, 30,* 46–53.

Lloyd, G.G. & Lishman, W.A. (1975). Effect of depression on the speed of recall of pleasant and unpleasant experiences. *Psychological Medicine, 5,* 173–180.

Loewen, E.R., Shaw, R.J. & Craik, F.I.M. (1990). Age differences in components of metamemory. *Experimental Aging Research, 16,* 43–48.

Loftus, E.F. (1993). The reality of repressed memories. *American Psychologist, 48,* 518–537.

Loftus, E.F. (1994). The repressed memory controversy. *American Psychologist, 49,* 443–445.

Loftus, E.F. & Coan, D. (1995). The construction of childhood memories. In D. Peters (Ed.), *The child witness in context: Cognitive, social and legal perspective.* Dordrecht: Kluwer.

Loftus, E.F. & Loftus, G.R. (1980). On the permanence of stored information in the human brain. *American Psychologist, 35,* 409–420.

Loftus, E.F., Maryanne, G., Brown, S.W. et al. (1994). Near natal memories, past life memories, and other memory myths. *American Journal of Clinical Hypnosis, 36,* 176–179.

Lorayne, H. & Lucas, J. (1975). *The memory book.* London: W.H. Allen.

Lovelace, E.A. & Marsh, G.R. (1985). Prediction and evaluation of memory performance by young and old adults. *Journal of Gerontology, 37,* 432–437.

Lucchelli, F., Muggia, S. & Spinnler, H. (1995). The «Petites Madeleines» phenomenon in two amnesic patients. *Brain, 118,* 167–183.

Luria, A.R. (1968). *The mind of a mnemonist.* Harmondsworth: Penguin.

Lynch, W.J. (1995). You must remember this: Assistive devices for memory impairment. *Journal of Head Trauma Rehabilitation, 10,* 94–97.

Lynn, S.J. & Nash, M.R. (1994). Truth in memory: Ramification for psychotherapy and hypnotherapy. *American Journal of Clinical Hypnosis, 36,* 194–208.

MacMillan, M.B. (1986). A wonderful journey through the skull and brains: The travels of Mr. Gage's tamping iron. *Brain and Cognition, 5,* 67–107.

Madigan, S.A. (1969). Intraserial repetition and coding processes in free recall. *Journal of Verbal Learning and Verbal Behavior, 8,* 828–835.

Malhotra, N.K. (1991). Mnemonics in marketing; A pedagogical tool. *Journal of the Academy of Marketing Science, 19,* 141–149.

Malpass, R.S. & Devine, P.G. (1981). Guided memory in eyewitness identification responses. *Journal of Applied Psychology, 66,* 343–350.

Mandler, G. (1980). Recognising: The judgement of a previous occurrence. *Psychological Review, 27,* 252–271.

Mathews, K.A., Wing, R.R., Kuller, L.H. et al. (1994). Influence of perimenopause cardiovascular risk factors and symptoms of middle-aged healthy women. *Archives of Internal Medicine, 154,* 2349–2355.

Mayes, A.R. (1988). *Human organic memory disorders.* Cambridge: Cambridge University Press.

Mayes, A.R. & Gooding, P. (1989). Enhancement of word completion priming in amnesics by cueing with previously novel associates. *Neuropsychologia, 27,* 1057–1072.

Mayes, A.R., Baddeley, A.D., Cockburn, J. et al. (1988). Why are amnesic judgements of recency and frequency made in a qualitatively different way from those of normal people? *Cortex, 25,* 479–488.

McAndrews, M.P., Glisky, E.L. & Schacter, D.L. (1987). When priming persists: Long-lasting implicit memory for a single episode in amnesic patients. *Neuropsychologia, 25,* 497–506.

McCarty, D. (1980). Investigation of a visual imagery mnemonic device for acquiring face-name associations. *Journal of Experimental Psychology: Human Learning and Memory, 6,* 145–155.

McGeoch, J.A. (1932). Forgetting and the law of disuse. *Psychological Review, 39,* 352–370.

McKenna, P. & Warrington, E.K. (1983). *Graded Naming Test.* London: NFER-Nelson.

McKenna, P.J., Tamlyn, D., Lund, C.E. et al. (1990). Amnesic syndrome in schizophrenia. *Psychological Medicine, 20,* 967–972.

McKenna, P.J., Clare, L. & Baddeley, A.D. (1995). Schizophrenia. In A.D. Baddeley, B.A. Wilson & F.N. Watts (Eds.), *Handbook of memory disorders* (pp. 271–292). Chichester: Wiley.

McKintrick, L.A. & Camp, C.J. (1993). Relearning the names of things: The spaced-retrieval intervention implemented by a caregiver. *Clinical Gerontologist, 14,* 60–62.

McNally, R.J., Lasko, N.B., Macklin, M.L. & Pitman, R. (1995). Autobiographical memory disturbance in combat-related posttraumatic stress disorder. *Behaviour Research and Therapy, 33,* 619–630.

McNeil, M.R. & Prescott, T.E. (1978). *Revised Token Test.* Austin, Tex.: Pro-Ed.

Melton, A.W. (1967). Repetition and retrieval from memory. *Science, 158,* 532.

Merskey, H. (1992). The manufacture of personalities. *British Journal of Psychiatry, 160,* 327–340.

Meudell, P.R. & Mayes, A.R. (1981). The Claparède phenomenon: A further example in amnesics, a demonstration of a similar effect in normal people with attenuated memory, and a reinterpretation. *Current Psychological Research, 1,* 75–88.

Meudell, P.R., Mayes, A.R., Ostergaard, A. & Pickering, A. (1985). Recency and frequency judgements in alcoholic amnesias and normal people with poor memory. *Cortex, 21,* 487–511.

Micco, A. & Masson, M.E.J. (1992). Age-related differences in the specifity *of verbal encoding. Memory & Cognition, 20,* 244–253.

Middleton, D.K., Lambert, M.J. & Seggar, L.B. (1991). Neuropsychological rehabilitation: Microcomputer-assisted treatment of brain-injured adults. *Perceptual and Motor Skills, 72,* 527–530.

Milner, B. (1966). Amnesia following operation on the temporal lobes. In C.W.M. Whitty & O.L. Zangwill (Eds.), *Amnesia* (pp. 109–133). London: Butterworths.

Milner, B. (1971). Interhemispheric differences in the location of psychological processes in men. *British Medical Bulletin, 27,* 272–277.

Milner, B., Corsi, P. & Leonard, G. (1991). Frontal-lobe contribution to recency judgements. *Neuropsychologia, 29(6),* 601–618.

Moller, D. (1988). Enniskillen's prayer for peace. *Reader's Digest, 133,* 51–56.

Monti, L.A., Gabrieli, J.D.E., Reminger, S.L. et al. (1996). Differential effects of aging and Alzheimer's Disease on conceptual implicit and explicit memory. *Neuropsychologia, 10,* 101–112.

Moonen, C.T.W. (1995). Imaging of human brain activation with functional MRI. *Biological Psychiatry, 37,* 141–143.

Morris, R.G., Gick, M.L. & Craik, F.I.M. (1988). Processing resources and age differences in working memory. *Memory & Cognition, 16,* 362–366.

Morton, J. (1994). Cognitive perspectives on memory recovery. *Applied Cognitive Psychology, 8,* 389–398.

Moscovitch, M. (1989). Confabulation and the frontal system: Strategic versus associative retrieval in neuropsychological theories of memory. In H.L. Roediger & F.I.M. Craik (Eds.), *Varieties of memory and consciousness: Essays in honour of Endel Tulving* (pp. 133–160). Hillsdale, NJ: Lawrence Erlbaum Associates.

Mumenthaler, M., Kaeser, H.E., Meyer, A. & Hess, T. (1979). Transient global amnesia after clioquinol. *Journal of Neurology, Neurosurgery and Psychiatry, 42,* 1084–1090.

Musen, G. & Squire, L.R. (1991). Normal acquisition of novel verbal information in amnesia. *Journal of Experimental Psychology: Learning, Memory & Cognition, 17,* 1095–1104.

Musen, G. & Squire, L.R. (1993). On the implicit learning of novel associations by amnestic patients and normal subjects. *Neuropsychology, 7,* 119–135.

Nash, M. (1994). Memory distortion and sexual trauma: The problem of false negatives and false positives. *International Journal of Clinical and Experimental Hypnosis, 42,* 346–362.

Naugle, R., Naugle, C., Prevey, M. et al. (1988). New digital watch as a compensatory device for memory dysfunctions. *Cognitive Rehabilitation, 6,* 22–23.

Nebes, R.D. (1989). Semantic memory in Alzheimer's disease. *Psychological Bulletin, 106,* 377–394.

Nebes, R.D., Boller, F. & Holland, A. (1986). Use of semantic context by patients with Alzheimer's disease. *Psychology and Aging, 1,* 261–269.

Neisser, U. (1967). *Cognitive psychology.* Englewood Cliffs, NJ: Prentice-Hall.

Nelson, H.E. (1976). A modified card sorting test sensitive to frontal lobe defects. *Cortex, 12,* 313–324.

Nelson, H.E. (1991). *National Adult Reading Test (NART): Test manual* (Überarb. Aufl.). Windsor: NFER-Nelson.

Nelson, H.E. & O'Connell, A. (1978). Dementia: The estimation of premorbid intelligence levels using the New Adult Reading Test. *Cortex, 14,* 234–244.

Nelson, K. (1993). The psychological and social origins of autobiographical memory. *Psychological Science, 4,* 7–14.

Nichols, B. (1926). *Twenty-five: Being a young man's candid recollections of his elders and betters.* London: Cape.

Nigro, G. & Neisser, U. (1983). Point of view in personal memories. *Cognitive Psychology, 15,* 467–482.

Nissen, M.J., Ross, J.L., Willingham, D.B., Mackenzie, T.B. & Schacter, D.L. (1988). Memory and awareness in a patient with multiple personality disorder. *Brain and Cognition, 8,* 117–134.

Norman, D.A. & Shallice, T. (1986). Attention to action: Willed and automatic control of behaviour. In R.J. Davidson, G.E. Schwartz & D.E. Shapiro (Eds.), *Consciousness and self-regulation* (Vol. 4, S. 1–18). New York: Plenum Press.

Norman, K.A. & Schacter, D.L. Implicit memory, explicit memory and false recollections: A cognitive neuroscience perspective. In L.M. Reder (Ed.), *Implicit memory and metacognition*. Hillsdale, NJ: Erlbaum.

O'Connell, B.A. (1960). Amnesia and homicide. *British Journal of Delinquency, 10,* 262–276.

O'Connor, M., Butters, N., Miliotis, P., Eslinger, P. & Cermak, L.S. (1992). The dissociation of anterograde and retrograde amnesia in a patient with Herpes encephalitis. *Journal of Clinical and Experimental Neuropsychology, 14,* 159–178.

Owen, A.M., Downes, J.J., Sahakian, B.J., Polkey, C.E. & Robbins, T.W. (1990). Planning and spatial working memory following frontal lobe lesions in man. *Neuropsychologia, 28,* 1021–1034.

Owens, W.A. (1959). Is age kinder to the initially more able? *Journal of gerontology, 14,* 334–337.

Owens, W.A. (1966). Age and mental ability: A second follow up. *Journal of Educational Psychology, 57,* 311–325.

Paivio, A. (1971). *Imagery and verbal processes.* New York: Holt, Rinehart and Winston.

Paivio, A. (1986). *Mental representations: A dual coding approach.* Oxford: Oxford University Press.

Palmini, A.L., Gloor P. & Jones-Gotman, M. (1992). Pure amnesic seizures in temporal lobe epilepsy. *Brain, 115,* 749–769.

Parker, D.M. & Crawford, J.R. (1992). Assessment of frontal lobe function. In J.R. Crawford, D.M. Parker & W.W. McKinlay (Eds.), *Handbook of neuropsychological assessment* (pp. 267–294). Hove: Erlbaum.

Parkin, A.J. (1979). Specifying levels of processing. *Quarterly Journal of Experimental Psychology, 31,* 175–195.

Parkin, A.J. (1992) Functional significance of etiological factors in human amnesia. In L.R. Squire and N. Butters (Eds.), *Neuropsychology of memory* (2. Aufl., S. 122–129). New York: Guilford.

Parkin, A.J. (1993). *Memory: Phenomena, experiment and theory.* Oxford: Blackwell.

Parkin, A.J. (1996a). *Explorations in cognitive neuropsychology.* Oxford: Blackwell.

Parkin, A.J. (1996b). Focal retrograde amnesia: A multi-faceted disorder? *Acta Neurologica Belgica, 96,* 43–50.

Parkin, A.J. (1997). The long and winding road: Twelve years of frontal amnesia. In A.J. Parkin (Ed.), *Case studies in the neuropsychology of memory.* Hove: Psychology Press.

Parkin, A.J. (in press). The development of declarative and procedural memory. In N. Cowan (Ed.), *Memory development.* London: UCL Press.

Parkin, A.J. & Hunkin, N.M. (1991). Memory loss following radiotherapy for nasopharyngeal cancer. *British Journal of Clinical Psychology, 30,* 349–357.

Parkin, A.J. & Hunkin, N.M. (1993). Impaired temporal context memory on anterograde but not retrograde tests in the absence of frontal pathology. *Cortex, 29,* 267–280.

Parkin, A.J. & Lawrence, A. (1994). A dissociation between memory performance and frontal lobe functions in the normal elderly. *Neuropsychologia, 32,* 1523–1533.

Parkin, A.J. & Leng, N.R.C. (1993). *Neuropsychology of the amnesic syndrome.* Hove: Erlbaum.

Parkin, A.J. & Russo, R. (1990). Implicit and explicit memory and the automatic/effortful distinction. *European Journal of Cognitive Psychology, 2,* 71–80.

Parkin, A.J. & Stampfer, H.G. (1995). Keeping out the past. In R. Campbell and M. Conway (Eds.), *Broken memories* (pp. 81–92). Oxford: Blackwell.

Parkin, A.J. & Streete, S. (1988). Implicit and explicit memory in young children and adults. *British Journal of Psychology, 79,* 361–369.

Parkin, A.J. & Walter, B. (1992). Ageing, conscious recollection, and frontal lobe dysfunction. *Psychology and Aging, 7,* 290–298.

Parkin, A.J., Bell, W.P. & Leng, N.R.C. (1988). Metamemory in amnesic and normal subjects. *Cortex, 24,* 141–147.

Parkin, A.J., Montaldi, D., Leng, N.R.C. & Hunkin, N. (1990a). Contextual cueing effects in the remote memory of alcoholic Korsakoff patients. *Quarterly Journal of Experimental Psychology, 42A,* 585–596.

Parkin, A.J., Reid, T. & Russo, R. (1990b). On the differential nature of implicit and explicit memory. *Memory & Cognition, 18,* 507–514.

Parkin, A.J., Blunden, J., Rees, J.E. & Hunkin, N.M. (1991). WernickeKorsakoff Syndrome of non-alcoholic origin. *Brain and Cognition, 15,* 69–82.

Parkin, A.J., Dunn, J.C., Lee, C.W, O'Hara, R.F. & Nussbaum, L. (1993). Neuropsychological sequelae of Wernicke's encephalopathy in a 20-year-old woman: Selective impairment of a «frontal memory system'. *Brain and Cognition, 21,* 1–19.

Parkin, A.J., Rees, J.E., Hunkin, N.M. & Rose, R.E. (1994). Impairment of memory following discrete thalamic infarction. *Neuropsychologia, 32,* 39–51.

Parkin, A.J., Yeomans, J. & Bindschaedler, C. (1994). Further characterization of the executive memory impairment following frontal lobe lesions. *Brain and Cognition, 26,* 23–42.

Parkin, A.J., Walter, B.M. & Hunkin, N.M. (1995). Relationships between normal aging, frontal lobe function, and memory for temporal and spatial information. *Neuropsychology, 9,* 304–312.

Parkin, A.J., Bindschaedler, C., Harsent, L. & Metzler, C. (1996). Pathological false alarm rates following damage to the left frontal cortex. *Brain and Cognition, 32,* 14–27.

Parkin, A.J., Bindschaedler, C. & Squires, E. (in preparation). *Encoding factors in the generation of high false alarm rates in left frontal lobe disease.*

Paulescu, E., Harrison, J., Baron-Cohen, S. et al. (1995). The physiology of coloured hearing: A PET activation study of colour-word synaesthesia. *Brain, 118,* 661–676.

Penfield, W. (1958). Some mechanisms of consciousness discovered during electrical stimulation of the brain. *Proceedings of the National Academy of Sciences, 44,* 51–66.

Penfield, W. & Roberts, L. (1959). *Speech and brain mechanisms.* Princeton, NJ: Princeton University Press.

Perrier, J. & Ruffman, T. (1995). Episodic memory and autonoetic consciousness: Developmental evidence and a theory of infantile amnesia. *Journal of Experimental Child Psychology, 59,* 516–548.

Phillips, S.M. & Sherwin, B.B. (1992). Effects of estrogen on memory function in menopausal women. *Psychoneuroendocrinology, 17,* 497–506.

Polit, D.F. & LaRocco, S.A. (1980). Social and psychological correlates of menopausal symptoms. *Psychosomatic Medicine, 42,* 334–345.

Pollock, V.E., Earleywine, M. & Gabrielli, W.F. (1995). Personality and EEG in older adults with alcoholic relatives. *Alcoholism: Clinical and Experimental Research, 19,* 37–43.

Polster, M.R. (1993). Drug-induced amnesia: Implications for cognitive neuropsychological investigations. *Psychological Bulletin, 114,* 477–493.

Pope, H.G. & Hudson, J.I. (1995). Can memories of childhood sexual abuse be repressed? *Psychological Medicine, 25,* 121–126.

Pope, H.G., Gruber, A.J. & Yurgelun-Todd, D. (1995). The residual neuropsychological effects of cannabis: The current status of research. *Drug and Alcohol Dependence, 38,* 25–34.

Poser, C.M., Kassirer, M.R. & Peyser, J.M. (1986). Benign encephalopathy of pregnancy: Preliminary clinical observations. *Acta Neurologica Scandinavica, 73,* 39–43.

Posner, M.I. (1973). *Cognition: An introduction.* Glenview, III: Scott, Foresman.

Posner, M.I. & Raichle, M.E. (1994). *Images of mind.* New York: Freeman.

Prevey, M., Delaney, R.C., De l'Aune, W. & Mattson, R.H. (1991). A method of assessing the efficacy of memory rehabilitation techniques using a «realworld» memory task: Learning a computer language. *Journal of Rehabilitation Research and Development, 28(4),* 53–60.

Prigatano, G.P., Fordyce, D.J., Zeiner, H.K., Roueche, J.R., Pepping, M. & Wood, B.C. (1984). Neuropsychological rehabilitation after closed head injury in young adults. *Journal of Neurology, Neurosurgery and Psychiatry, 47,* 505–513.

Pylyshyn, Z.W. (1979). Imagery theory: Not mysterious – just wrong. *Behavioral and Brain Sciences, 2,* 561–563.

Rabbitt, R.M.A. & Abson, V. (1991). Do older people know how good they are? *British Journal of Psychology, 82,* 137–151.

Reber, A.S. (1989). Implicit learning and tacit knowledge. *Journal of Experimental Psychology: General, 118,* 219–235.

Reder, L.M., Anderson, J.R. & Bjork, R.A. (1974). A semantic interpretation of encoding specificity. *Journal of Experimental Psychology, 102,* 648–656.

Regard, M. & Landis, T. (1984). Transient global amnesia: Neuropsychological dysfunction during attack and recovery of two «pure» cases. *Journal of Neurology, Neurosurgery and Psychiatry, 47,* 668–672.

Remple-Clower, N.L., Zola, S.M., Squire, L.R. & Amaral, D.G. (1996). Three cases of enduring memory impairment after bilateral damage limited to the hippocampal formation. *Journal of Neuroscience, 16,* 5233–5255.

Rey, A. (1964). *L'examen clinique en psychologie.* Paris: Presses Universitaires de France.

Ribot, T. (1882). *Diseases of memory.* New York: Appleton.

Riddoch, M.J. & Humphreys, G.W. (1995). *Birmingham Object Recognition Battery.* Hove: Erlbaum.

Robertson-Tchabo, E.A., Hausman, C.R. & Arenberg, D. (1976). A classical mnemonic for older learners: A trip that works. *Educational Gerontologist, 1,* 215–226.

Robinson, J.A. (1976). Sampling autobiographical memory. *Cognitive Psychology, 8,* 578–595.

Roediger, H.L. & Blaxton, T. (1987). Effects of varying modality, surface features and retention interval on priming in word fragment completion. *Memory & Cognition, 15,* 379–388.

Romaniuk, M. (1981). Reminiscence and the second half of life. *Experimental Aging Research,* 7, 315–336.

Rundus, D. (1971). Analysis of rehearsal processes in free recall. *Journal of Experimental Psychology, 89,* 63–77.

Russell, E.W. (1975). A multiple scoring method for the assessment of complex memory functions. *Journal of Consulting and Clinical Psychology, 43,* 800–809.

Russell, W.R. (1971). *The traumatic amnesias.* London: Oxford University Press

Russell, W.R. & Smith, A. (1961). Post-traumatic amnesia in closed head injury. *Archives of Neurology, 5,* 16–29.

Russo, R. & Parkin, A.J. (1993). Age differences in implicit memory: More apparent than real. *Memory & Cognition, 21,* 73–80.

Ryback, R. (1971). The continuum and specificity of the effects of alcohol on memory. *Quarterly Journal of Studies in Alcoholism, 32,* 995–1016.

Salthouse, T.A. (1980). Age and memory: Strategies for localizing the loss. In L.W. Poon et al. (Eds.), *New directions in aging.* Hove: Erlbaum.

Salthouse, T.A. (1982). *Adult cognition.* New York: Springer.

Salthouse, T.A. (1984). Effects of age and skill in typing. *Journal of Experimental Psychology: General, 113,* 345–371.

Salthouse, T.A. (1985). *A theory of cognitive ageing*. Amsterdam: North-Holland.

Salthouse, T.A. (1991). *Theoretical perspectives on cognitive ageing*. Hove: Erlbaum.

Salthouse, T.A. (1994). Aging associations: Influence of speed on adult age differences in associative learning. *Journal of Experimental Psychology: Learning, Memory and Cognition, 20,* 1486–1503.

Salthouse, T.A. & Fristoe, N.M. (1995). Process analysis of adult age effects on a computer administered trail making test. *Neuropsychology, 9,* 518–528.

Salthouse, T.A. & Kersten, A.W. (1993). Decomposing adult age differences in symbol arithmetic. *Memory & Cognition, 21,* 699–710.

Schacter, D.L. (1986a). Amnesia and crime: How much do we really know? *American Psychologist, 41,* 286–295.

Schacter, D.L. (1986b). Feeling-of-knowing ratings distinguish between genuine and simulated forgetting. *Journal of Experimental Psychology, 12,* 30–41.

Schacter, D.L. (1990). Perceptual representation systems and implicit memory: Toward a resolution of the multiple memory systems debate. In A. Diamond (Ed.), *The development and neural bases of higher cognitive functions* (pp. 543–571). New York: New York Academy of Sciences.

Schacter, D.L. (1992). Understanding implicit memory. *American Psychologist, 47,* 559–569.

Schacter, D.L. (1996). *Searching for memory: The brain, the mind, and the past.* New York: Basic Books.

Schacter, D.L. & Glisky, E.L. (1986). Memory remediation: Restoration, alleviation and the acquisition of domain-specific knowledge. In B.P. Uzzell & Y. Gross (Eds.), *Clinical neuropsychology of intervention* (pp. 257–282). Nijhoff: Martinus.

Schacter, D.L., Wang, P.L., Tulving, E. & Freedman, M. (1982). Functional retrograde amnesia: A quantitative case study. *Neuropsychologia,* 20, 523–532.

Schacter, D.L., Harbluk, J.L. & McLachlan, D.R. (1984). Retrieval without recollection: An experimental analysis of source amnesia. *Journal of Verbal Learning and Verbal Behavior, 23,* 593–611.

Schacter, D.L., Rich, S.A. & Stampp, M.S. (1985). Remediation of memory disorders: Experimental evaluation of the spaced-retrieval technique. *Journal of Clinical and Experimental Neuropsychology, 7,* 79–96.

Schacter, D.L., Kihlström, J.E. & Kihlstrom, L.C. (1989). Autobiographical memory in a case of multiple personality disorder. *Journal of Abnormal Psychology, 98,* 508–514.

Schacter, D.L., Cooper, L.A. & Delaney, S.M. (1990). Implicit memory for unfamiliar objects depends on access to structural descriptions. *Journal of Experimental Psychology: General, 119,* 5–24.

Schacter, D.L., Curran, T. & Galluccio, L. (1996a). False recognition and the right frontal lobe. *Neuropsychologia, 34,* 793–808.

Schacter, D.L., Reiman, E., Curran, T. et al. (1996b). Neuroanatomical correlates of veridical and illusory recognition memory: Evidence from positron emission tomography. *Neuron, 17,* 267–274.

Schwender, D., Kaiser, A., Klasing, S. et al. (1993). Explicit and implicit memory and mid-latency auditory evoked potentials during cardiac surgery. In P.S. Sebel, B. Bonke & E. Winograd (Eds.), *Memory and awareness in anaesthesia* (pp. 85–98). Englewood Cliffs, NJ: Prentice-Hall.

Schwender, D., Madler, C., Klasing, S. et al. (1994). Anaesthetic control of 40-Hz brain activity and implicit memory. *Consciousness and Cognition, 3,* 129–147.

Scoville, W B. & Milner, B. (1957). Loss of recent memory after bilateral hippocampal lesions. *Journal of Neurology, Neurosurgery and Psychiatry, 20,* 11–21.

Seltzer, A. (1994). Multiple personality: A psychiatric misadventure. *Canadian Journal of Psychiatry, 39,* 442–425.

Shallice, T. (1988). *From neuropsychology to mental structure.* Cambridge: Cambridge University Press.

Shallice, T., Fletcher, R., Grasby, P., Frackowiak, R.S. & Dolan, R.J. (1994). Brain regions associated with acquisition and retrieval of verbal episodic memory. *Nature, 368,* 633 635.

Sharp, K., Brindle, R.M., Brown, M.W. & Turner, G.M. (1993). Memory loss during pregnancy. *British Journal of Obstetrics and Gynaecology, 100,* 209–215.

Shields, I.W. & Knox, V.J. (1986). Level of processing as a determinant of hypnotic hypermnesia. *Journal of Abnormal Psychology, 95,* 358–364.

Shimamura, A.P. (1994). Memory and frontal lobe function. In M.S. Gazzamiga (Ed.), *The cognitive neurosciences* (pp. 803–814). Cambridge, Mass.: MIT Press.

Shimamura, A. & Squire, L.R. (1987). A neuropsychological study of fact memory and source amnesia. *Journal of Experimental Psychology: Learning, Memory and Cognition, 13,* 464–473.

Shimamura, A. & Squire, L.R. (1989). Impaired priming of new associations in amnesia. *Journal of Experimental Psychology: Learning, Memory and Cognition, 15,* 721–728.

Shimamura, A.R., Janowsky, J. & Squire, L.R. (1990). Memory for temporal order of events in patients with frontal lobe lesions and amnesic patients. *Neuropsychologia, 28,* 803–813.

Short, D.D., Workman, E.A., Morse, J.H. & Turner, R.L. (1992). Mnemonics for eight DSM-III-R disorders. *Hospital and Community Psychiatry, 43,* 642–644.

Silber, M., Almkvist, 0., Larsson, B. & Uvnas-Moberg, K. (1990). Temporary peripartal impairment in memory and attention and its possible relation to oxytocin concentration. *Life Sciences, 47,* 57–65.

Skilbeck, C. & Robertson, I. (1992). Computer assistance in the management of memory and cognitive impairment. In B.A. Wilson & N. Moffat (Eds.), *Clinical management of memory problems* (2. Aufl., S. 154–188). London: Chapman & Hall.

Sloman, S.A., Hayman, C.A.G., Ohta, N., Law, J. & Tulving, E. (1988). Forgetting in primed fragment completion. *Journal of Experimental Psychology: Learning, Memory and Cognition, 14,* 223–239.

Smith, S.M. (1986). Environmental context-dependent memory: Recognition memory using a short-term memory task for input. *Memory & Cognition, 14,* 347–354.

Smith, S.M. & Vela, E. (1992). Environmental context-dependent eyewitness recognition. *Applied Cognitive Psychology, 6,* 125–139.

Snoek, J.W., Minderhoud, J.M. & Wilmink, J.T. (1984). Delayed deterioration following mild head injury in children. *Brain, 107,* 15–36.

Spanos, N.P. (1986). Hypnotic behavior: A social-psychological interpretation of amnesia, analgesia, and «trance logic». *Behavioral and Brain Sciences, 9,* 449–502.

Spanos, N.P. (1992). Compliance and reinterpretation in hypnotic responding. *Contemporary Hypnosis, 9,* 7–15.

Sperling, G. (1960). *The information available in brief visual displays.* Psychological Monographs, no. 498.

Spreen, 0. & Strauss, E. (1991). *A compendium of neuropsychological tests.* New York: Oxford University Press.

Squire, L.R. (1982). Comparisons between forms of amnesia: Some deficits are unique to Korsakoffs Syndrome. *Journal of Experimental Psychology: Learning, Memory and Cognition, 8,* 560–571.

Squire, L.R. (1987). *Memory and brain.* New York: Oxford University Press.

Squire, L.R. & Butters, N. (Eds.) (1992). *Neuropsychology of memory* (2. Aufl.). New York: Guilford.

Squire, L.R. & Frambach, M. (1990). Cognitive skill learning in amnesia. *Psychobiology, 18,* 109–117.

Squire, L.R. & Knowlton, B.J. (1994). Memory, hippocampus, and brain systems. In M. Gazzaniga (Ed.), *The cognitive neurosciences* (pp. 825–838). Cambridge, Mass.: MIT Press.

Squire, L.R. & Slater, P.C. (1975). Forgetting in very long-term memory as assessed by an improved questionnaire taxonomy. *Journal of Experimental Psychology: Human Learning and Memory, 104,* 50–54.

Squire, L.R. & Slater, P.C. (1983). Electroconvulsive therapy and complaints of memory dysfunction: A prospective three-year follow-up study. *British Journal of Psychiatry, 142,* 1–8.

Squire, L.R., Nadel, L. & Slater, R.C. (1981a). Anterograde amnesia and memory for temporal order. *Neuropsychologia, 19,* 141–145.

Squire, L.R., Slater, P.C. & Miller, P.L. (1981b). Retrograde amnesia and bilateral electroconvulsive therapy. *Archives of General Psychiatry, 38,* 89–95.

Squire, L.R., Amaral, D.G., Zola-Morgan, S., Kritchevsky, M. & Press, G. (1989). Description of brain injury in the amnesic patient N.A. based on magnetic resonance imaging. *Experimental Neurology, 105,* 23–35.

Squire, L.R., Knowlton, B.J. & Musen, G. (1993). The structure and organization of memory. *Annual Review of Psychology, 44,* 453–495.

Squires, E.J., Hunkin, N.M. & Parkin, A.J. (1996). Memory notebook training in a case of severe amnesia: Generalizing from paired associate learning to real life. *Neuropsychological Rehabilitation, 6,* 55–65.

Squires, E.J., Hunkin, N.M. & Parkin, A.J. (submitted). *Can errorless learning facilitate the learning of novel associations in amnesia?*

Stacy, A.W. (1995). Memory association and ambiguous cues in models of alcohol and marijuana use. *Experimental and Clinical Psychopharmacology, 3,* 183–194.

Steiner, G. (1996). *Lernen. 20 Szenarien aus dem Alltag.* 2. Aufl. Bern: Hans Huber.

Steinglass, H.P., Bobring, K.H., Burgart, F., Sartori, G. & Schugens, M. (1994). Training of cognitive functions in alcoholics. *Neuropsycholoigcal Rehabilitation, 4,* 49–62.

Stuss, D.T., Alexander, M.P. & Palumbo, C.L. (1994). Organizational strategies with unilateral or bilateral frontal lobe injury in word learning tasks. *Neuropsychology, 8,* 355–373.

Sunderland, A., Harris, J. & Baddeley, A.D. (1983). Do laboratory tests predict everyday memory? *Journal of Verbal Learning and Verbal Behavior, 122,* 341–357.

Talland, G.A. (1965). *Deranged memory*. New York: Academic Press.

Tart, C.T. (1972). *Altered states of consciousness*. New York: Doubleday.

Taylor, P.J. & Kopelman, M.D. (1984). Amnesia for criminal offences. *Psychological Medicine, 14,* 581–588.

Tessler, M. & Nelson, K. (1994). Making memories: The influence of joint encoding on later recall by young children. *Consciousness and Cognition, 3,* 307–326.

Thigpen, C.H. & Cleckley, H.M. (1957). *Die drei Gesichter Evas.* Reinbek. Rowohlt.

Thoene, A.I.T. & Glisky, E.L. (1995). Learning of face-name associations in memory-impaired patients: A comparison of different training procedures. *Journal of the International Neuropsychological Society, 1,* 29–38.

Thorndike, E.L. (1913). *Educational psychology*. New York: Teachers' College Press.

Trennery, M.R., Crosson, B., DeBoe, J. & Leber, W.R. (1989). Stroop Neuropsychological Screening Test. London: NFER.Nelson.

Tulving, E. (1962). Subjective organization in free recall of «unrelated» words. *Psychological Review, 69,* 344–354.

Tulving, E. (1972). Episodic and semantic memory. In E. Tulving & W. Donaldson (Eds.), *The organization of memory* (pp. 382–403). New York: Academic Press.

Tulving, E. (1985). How many memory systems are there? *American Psychologist, 40,* 385–398.

Tulving, E. & Thomson, D.M. (1973). Encoding specificity and retrieval processes in episodic memory. *Psychological Review, 80,* 352–373.

Tulving, E., Schacter, D.L. & Stark, H. (1982). Priming effects in word-fragment completion are independent of recognition memory. *Journal of Experimental Psychology: Human Learning and Memory, 8,* 336–342.

Tulving, E., Kapur, S., Craik, F.I.M., Moscovitch, M. & Houle, S. (1994). Hemispheric encoding/retrieval asymmetry in episodic memory. Positron emission tomography findings. *Proceedings of the National Academy of Sciences USA, 91,* 2016–2020.

Verfaellie, M. & Roth, H.L. (1996). Knowledge of English vocabulary in amnesia: An examination of premorbidly acquired semantic memory. *Journal of the International Neuropsychology Society*.

Victor, M., Adams, R.D. & Collins, G.H. (1971). *The Wernicke-Korsakoff Syndrome.* Philadelphia: Davis.

Wagstaff, G.E. (1981). *Hypnosis: Compliance and belief.* Brighton: Harvester Press.

Wagstaff, G.F. & Mercer, K. (1993). Does hypnosis facilitate memory for deep processed stimui? *Contemporary Hypnosis, 10,* 59–66.

Wildfogel, S. (1948). *The frequency and affective character of childhood memories.* Psychological Monographs, 62, no. 291.

Walker, S. (1992). Assessment of language dysfunction. In J.R. Crawford, D.M. Parker & W.W. McKinlay (Eds.), *A handbook of neuropsychological assessment* (pp. 177–222). Hove: Erlbaurn.

Walsh, K.W. (1985). *Understanding brain damage.* Edinburgh: Churchill Livingstone.

Warburton, D.M. & Rusted, J.M. (1991). Cholinergic systems and information processing capacity. In J. Weinman & J. Hunter (Eds.), *Memory: Neurochemical and abnormal perspectives.* London: Harwood Academic Publishers.

Warrington, E.K. (1984). Recognition Memory Test. London: NFER-Nelson.

Warrington, E.K. & James, M. (1991). A new test of object decision: 2D silhouettes featuring a minimal view. *Cortex, 27,* 377–383.

Warrington, E.K. & McCarthy, R.A. (1988). The fractionation of retrograde amnesia. *Brain and Cognition, 7,* 184–200.

Warrington, E.K. & Weiskrantz, L. (1970). Amnesic syndrome: Consolidation or retrieval? *Nature, 228,* 628–630.

Warrington, E.K. & Weiskrantz, L. (1982). Amnesia: A disconnection syndrome? *Neuropsychologia, 20,* 233–248.

Watson, J.B. (1914). Behavior: *An introduction to comparative psychology.* New York: Holt.

Wechsler, D. (1945). A standardised memory scale for clinical use. *Journal of Psychology, 19,* 87–95.

Wechsler, D. (1955). *WAIS Manual.* New York: The Psychological Corporation.

Wechsler, D. (1981). *Manual for the Wechsler Adult Intelligence Scale Revised.* New York: Psychological Corporation.

Wechsler, D. (1987). *Wechsler Memory Scale Revised.* New York: Psychological Corporation.

Weeks, D., Freeman, C.P.L. & Kendell, R.E. (1980). ECT: II. Enduring cognitive deficits? *British Journal of Psychiatry, 137,* 26–37.

Weiner, R.D. (1984). Does electroconvulsive therapy cause brain damage? *Behavioral and Brain Sciences, 7,* 1–53.

Weingartner, H., Kaye, W., Smallberg, S., Cohen, R., Ebert, M.H., Gillin, J.C. & Gold, P. (1982). Determinants of memory failure in dementia. In S. Corkin, K.L. Davis, J.H. Growdon, E. Usdin & R.J. Wurtman (Eds.), *Aging, Vol. 19: Alzheimer's disease: A report of progress* (pp. 171–176). New York: Raven Press.

Weiskrantz, L. (1985). Issues and theories in the study of the amnesic syndrome. In N.M. Weinberger et al. (Eds.), *Memory systems of the brain* (pp. 380–415). New York: Guilford.

Wernicke, C. (1881). *Lehrbuch der Gehirnkrankheiten für Aertzte und Studirende* (Vol. 2, S. 229–242). Kassel: Theodor Fischer.

West, R.L. (1986). Everyday memory and aging. *Developmental Neuropsychology, 2,* 323–344.

West, R.L. & Cohen, S.L. (1985). The systematic use of semantic and acoustic processing by younger and older adults. *Experimental Aging Research, 11,* 81– 86.

Wetzel, C.D., Janowsky, D.S. & Clopton, P.L. (1982). Remote memory during marijuana intoxication. *Psychopharmacology, 76,* 278–281.

White, N. & Cunningham, W.R. (1982). What is the evidence for retrieval problems in the elderly? *Experimental Aging Research, 8,* 169–171.

Whiting, S., Lincoln, N., Bhavnani, G. & Cockburn, J. (1985). Rivermead Perceptual Assessment Battery (RPAB). Windsor: NFER-Nelson.

Williams, J.M.G. & Broadbent, D.E. (1986). Autobiographical memory in suicide attempters. *Journal of Abnormal Psychology, 95,* 145–149.

Williams, J.M.G., Watts, F.N., MacLeod, C. & Mathews, A. (1988). *Cognitive psychology and emotional disorders*. Chichester: Wiley.

Wilson, B.A. (1982). Success and failure in memory training following a cerebral vascular accident. *Cortex, 18,* 581–594.

Wilson, B.A. (1987). *Rehabilitation of memory*. New York: Guilford.

Wilson, B.A. (1991). Long-term prognosis of patients with severe memory disorders. *Neuropsychological Rehabilitation, 1,* 117–34.

Wilson, B.A. (1995). Management and remediation of memory problems in brain-injured adults. In A.D. Baddeley, B.A. Wilson & E.N. Watts (Eds.), *Handbook of memory disorders* (pp. 451–79). Chichester: Wiley.

Wilson, B.A. & Moffat, N. (1992). *Clinical management of memory problems* (2. Aufl.). London: Chapman and Hall.

Wilson, B.A., Cockburn, J. & Baddeley, A.D. (1985). *The Rivermead Behavioural Memory Test.* Bury St Edmunds: Thames Valley Test Company.

Wilson, B.A., Ivani-Chalian, R. & Aldrich, E.K. (1991). *The Rivermead Behavioural Memory Test for Children aged 5–10 years.* Bury St Edmunds: Thames Valley Test Company.

Wilson, B.A., Baddeley, A.D., Shiel, A. & Patton, G. (1992). How does post-traumatic amnesia differ from the amnesic syndrome and from chronic memory impairment? *Neuropsychological Rehabilitation, 2,* 231–243.

Wilson, B.A., Baddeley, A.D., Evans, J. & Shiel, A. (1994). Errorless learning in the rehabilitation of memory-impaired people. *Neuropsychological Rehabilitation, 4,* 307–326.

Wilson, B.A., Baddeley, A.D. & Kapur, N. (1995). Dense amnesia in a professional musician following herpes simplex virus encephalitis. *Journal of Clinical and Experimental Neuropsychology, 17,* 668–681.

Wilson, B.A., Alderman, N., Burgess, R.W., Emslie, H. & Evans, J.J. (1996). *Behav-*

ioural Assessment of the Dysexecutive Syndrome (BADS). Bury St Edmunds: Thames Valley Test Company.

Wilson, R.S., Kaszniak, A.W., and Fox, J.H. (1981). Remote memory in senile dementia. *Cortex, 17,* 41–48.

Wingfield, A., Stine, E.L., Lahar, C.J. & Aberdeen, J.S. (1988). Does the capacity of working memory change with age? *Experimental Aging Research, 14,* 103– 107.

Winocur, G. (1982). *Learning and memory deficits in institutionalized and non-institutionalized old people. An analysis of interference effects.* New York: Plenum Press.

Winocur, G. & Kinsbourne, M. (1978). Contextual cueing as an aid to Korsakoff amnesics. *Neuropsychologia, 16,* 671–682.

Winograd, E. (1976). Recognition memory for faces following nine different judgments. *Bulletin of the Psychonomic Society, 8,* 419–421.

Winograd, E., Sebel, R.S., Goldman, W.P. & Clifton, C.L. (1990). Indirect assessment of memory for music under anaesthesia. In B. Bonke, W. Fitch & K. Millar (Eds.), *Memory and awareness in anaesthesia* (pp. 181–184). Lisse/Amsterdam: Swets & Zeitlinger.

Wolf, A.S. (1980). Homicide and blackout in Alaskan natives. *Journal of Studies on Alcohol, 41,* 456–462.

Wollen, K.A., Weber, A. & Lowry, D.H. (1972). Bizarreness versus interaction of mental images as determinants of learning. *Cognitive Psychology, 3,* 518–523.

Wrightson, P., McGinn, V. & Gronwall, D. (1995). Mild head injury in preschool children: Evidence that it can be associated with a persisting cognitive defect. *Journal of Neurology, Neurosurgery and Psychiatry, 59,* 375–380.

Yapko, M.D. (1994). Suggestibility and repressed memories of abuse: A survey of psychotherapists' beliefs: Response. *American Journal of Clinical Hypnosis, 36,* 185–187.

Yarnell, P.R. & Lynch, S. (1973). The ding: Amnestic states in football trauma. *Neurology, 23,* 196–197.

Yates, F.A. (1966). *The art of memory.* London: Routledge and Kegan Paul.

Young, A.W., Aggleton, J.P., Hellawell, D.J. et al. (1995). Face processing impairments after amygdalectomy. *Brain, 118,* 15–24.

Zangwill, O.L. (1967). The Grunthal-Storring case of the amnesic syndrome. *British Journal of Psychiatry, 113,* 113–128.

Zola-Morgan, S. & Squire, L.R. (1985). Complementary approaches to the study of memory: Human amnesia and animal models. In N.M. Weinberger, J.L. McGaugh & G. Lynch (Eds.), *Memory systems of the brain* (pp. 46–78). New York: Guilford.

Zola-Morgan, S., Squire, L.R. & Amaral, D.G. (1986). Human amnesia and the medial temporal region: Enduring memory impairment following a bilateral lesion limited to field CA1 of the hippocampus. *Journal of Neuroscience, 6,* 2950–2967.

Register

A
Abruf, spezifisch signalisierter 46, 49, 71
Abrufdefizittheorie 130
Abrufprozeß 46
Acetylcholin 27
Agnosie 102
Alkohol 66, 111, 155, 193, 211, 213, 225
Alterungsprozeß 154, 179
Alzheimersche Krankheit 105, 155, 174, 179, 229
Amnesie
– anterograde 90, 139, 199, 213
– bei Straftätern 211, 225
– diencephale 116, 120, 134, 135, 137, 140
– dissoziative 201, 225
– fokale retrograde 137, 140
– hypnotische 70
infantile 169, 219, 225
– posttraumatische 184, 199
– psychogene 139, 180, 200, 225
– Quellen- 143, 153
– retrograde 90, 96, 139, 154, 177, 186
– Temporallappen- 134, 135, 137, 140
– transitorische epileptische 183, 218
– und Strafrecht 217
– vorgetäuschte 211, 214, 225
Amnestische Blockade 70
Amnestisches Syndrom 109
– Charakteristika 111
– Erklärung 129
– Neuropathologie 112
Anästhesie 195
Anästhetika 197
Anterograde Amnesie 199
Aphasie 106, 227
Apraxie 106
Arbeitsgedächtnis 39, 44, 79, 164, 166, 168
Artikulatorische Schleife 40
Artikulatorische Suppression 41
Artikulatorischer Kontrollprozeß 42
Artikulatorischer Speicher 42
Aufmerksamkeit 165, 168, 179
– geteilte 52, 55
– Störungen 103
Autobiographical Memory Interview (AMI) 97
Autobiographisches Gedächtnis 220
Autobiographisches Stichwortverfahren 96, 169, 202

B
Behaviorismus 16, 77, 235

Benzodiazepine 194
Beobachtungserinnerung 172
Bilder
– eidetische 76
– mentale 42, 76, 78, 134, 232
Birmingham Object Recognition Battery (BORB) 103
Blackout 212, 213
Blockade, amnestische 70
Blockade, cholinerge 27, 64
Boston Diagnostic Aphasia Examination (BDAE) 106
Boston Naming Test 106
Boston Remote Memory Test (BRMT) 98

C
Clinical Dementia Rating (CDR) 173
Clioquinol 181
Cognitive Failures Questionnaire (CFQ) 100
Compliance 70, 205
Computertomographie (CT) 112

D
Deklaratives Gedächtnis 34, 128, 139
Demenz 173
– Alzheimer Typ 105, 155, 174, 179, 229
– im Alter 154
– Multiinfarktdemenz 177
– Pseudodemenz 178, 215
– subkortikale 178
– vaskuläre 177
Depressionen 69, 155, 178, 188, 208, 211, 215, 239
Disinhibition 166, 168
Dissoziative Identitätsstörung 204
Dissoziative Störungen 200
Doppelaufgabenparadigma 39
Drogen 193, 199
Dyslexie 105

E
Elaboration 37, 85, 176
Elektroschocktherapie 65, 155, 188, 199
Enkodierungs-Variabilitäts-Hypothese 85
Enkodierungsspezifität 49, 50, 71
Epilepsie 62, 90, 109, 118, 182, 188, 218
Episodisches Gedächtnis 31, 44, 50, 127, 139, 174, 176, 207, 209
Erinnern
– durch Suggestion 223
– falsches 147, 153, 221, 223
– freies 19, 46, 71, 157, 164
Erinnerungen
– Beobachtungs- und Felderinnerungen 172
Ersparnismethode 60
Eselsbrücken 79, 85, 231
Exekutiv-Einheit, zentrale 41, 44
Explizites Gedächtnis 54, 57, 71, 179

F
Felderinnerungen 172
Figur-Grund-Differenzierung 103
Frontallappenfunktion 106, 141, 167, 168, 179, 210
Frontallappenschädigung 94, 95, 106, 142, 151, 152, 153, 178
Fugue 201, 203, 208, 209, 210, 216, 225

G
Gedächtnis
– Analogien 14, 15, 16, 29
– autobiographisches 220
– bildhaftes 75

– deklaratives 34, 128, 139
– episodisches 31, 44, 50, 127, 139, 174, 176, 207, 209
– explizites 54, 57, 71, 179
– Gedächtnistests 91
– ikonisches 16
– implizites 54, 57, 71, 122, 140, 161, 164, 176, 179
– Kurzzeitgedächtnis 90
– Mehr-Speicher-Modell 16, 29
– Meta-Gedächtnis 101
– Primärgedächtnis 15
– prospektives 173
– prozedurales 31, 44, 122, 128, 139, 140, 161, 227
– Sekundärgedächtnis 15
– semantisches 31, 44, 126, 160, 164, 176, 179
Gedächtnisdelle 169
Gedächtnisgruppen 238
Gedächtniskliniken 238
Gedächtnisquotient 91
Gedächtnisspanne 17
Gedächtnisspur 26
Gedächtnisstörungen
– altersbedingte 154
– Diagnose 89
– elektronische Hilfsmittel 228, 239
– organische 89
– praktische Hilfen 226, 227, 239
– psychische Folgen 226
– psychogene 89, 137, 139, 200, 225
– vorübergehende 180
Gedächtnistests 91
– Autobiographical Memory Interview (AMI) 97
– Boston Remote Memory Test (BRMt) 98
– Cognitive Failures Questionnaire (CFQ) 100
– Gedächtnisquotient 91
– Komplexe Zeichnung nach Rey 93
– Recognition Memory Test (RMT) 93
– Rivermead Behavioural Memory Test (RBMT) 95
– Wechsler Gedächtnistest (WMS) 91
– Wechsler Gedächtnistest Revidierte Fassung (WMS-R) 91
Gedächtnistherapie 226
Gedächtnistraining 73
Gehirnfunktion 13, 26
Gehirnschlag 119
Gehirnstimulation 63
Generierungs-Wiedererkennungs-Modell 48, 71
Gesichtsfeld-Defekte 102
Globalamnesie, transitorische 180, 199, 218
Graded Naming Test 106

H

Hamburg-Wechsler-Intelligenztest für Erwachsene (HAWIK) 104
Herpes Simplex Enzephalitis 118, 128, 134
Hilfsspeicher, räumlich-visueller 41, 43, 79
Hirnfunktion 106
– Gesichtsfeld-Defekte 102
– Sprachfunktion 106
– visuell-perzeptuelle Funktion 102
HIV-Infektion 178
Huntington-Chorea 178
Hypnose 69, 72, 196, 205, 223
Hypnotische Amnesie 70

I
Identifikation, perzeptuelle 57
Identität, persönliche 209
Ikonisches Gedächtnis 16
Imipramin 64
Implizites Gedächtnis 54, 57, 71, 122, 140, 161, 164, 176, 179
Implizites Lernen 59
Infantile Amnesie 169, 219, 225
Intelligenz, prämorbide 105
Intelligenzquotient 91, 104
– Verbal- und Handlungs-IQ 104
Intelligenztests 91, 104, 156
Interaktionstheorie, soziale 220
Interferenz
– proaktive 130, 136
– retroaktive und proaktive 62
Interferenztheorie 61, 71
Intrusion 146, 149, 174
Inzidentielles Lernen 35
Ischämie, transitorische zerebrale 182, 199

K
Kernspinresonanztomographie (MRT) 112
Konfabulation 96, 97, 142, 143, 149, 153
– spontane und phantastische 143
Konsolidierung 27, 64, 139, 140
Konsolidierungstheorie 129
Konstante Quotientenregel 25
Kontext 49, 51, 125, 135
– intrinsischer und extrinsischer 49, 72, 130
– zeitlicher 50, 133
Kontext-Effekte 65
Kontextabruf 52, 71, 131
Kontextdefizittheorie 130, 135, 137, 140
Kontrollprozeß, artikulatorischer 42
Kopfverletzung, gedeckte 95, 119, 184, 199
Korsakow-Syndrom 111, 115
Kurzzeitgedächtnis 90
Kurzzeitspeicher 17, 18, 23, 26, 45, 64, 121, 139, 157, 164, 179, 185, 230

L
Lag-Effekt 84, 85
Langzeitspeicher 18, 26, 30, 44, 121, 139, 157
Lernen 85
– assoziatives 165
– bereichsspezifisches 234, 239
– computergestütztes 235
– fehlerfreies 236, 239
– implizites 59, 126
– inzidentielles 35
– kumulatives 164
– perzeptuelles 123
– probalistisches 126
– zustandsabhängiges 66, 212, 213
Lernstrategien 73
Linienhalbierungsaufgabe 103
Lobektomie 118
Loci-Methode 80, 232

M
Marihuana 67, 193
Mehr-Speicher-Modell 16, 29, 44
Menopause 197, 199
Mentale Bilder 42, 134, 232
Meta-Gedächtnis 101, 145, 153, 163, 164
Mini-Mental-Status-Test (MMST) 155
Mißbrauch, sexueller 71, 206, 222, 224, 225
Mnemotechniken 79, 82, 85, 231
Multiinfarktdemenz 177

Multiple Persönlichkeit 201, 204, 210, 225
Mütter, elaborative und pragmatische 220

N
National Adult Reading Test (NART) 105
Negativ-Priming 167
Neglect, uniliteraler 103
Neuronen 13
NeuroPage 229
Neuropharmakologie 27
Neuropsychologie 89, 227
Neurotransmitter 13, 27, 29

O
Objekt-Funktions-Test 103
Orientierungsaufgabe 37

P
Parkinsonsche Krankheit 178
Penfield-Phänomen 62
Pentothalnatrium 201
Perimetrie 102
Persönlichkeit, multiple 201, 204, 210, 225
Perzeptuelle Identifikation 57
Perzeptuelles Repräsentationssystem 57, 124
Pflegeheime 173
Pflockwortmethode 81
Positionskurve, serielle 23
Positronenemissionstomographie (PET) 77, 112, 151
Posttraumatische Belastungsstörung 202
PQRST-Methode 232
Primacy-Effekt 19
Primärgedächtnis 15
Priming
– assoziatives 125, 161, 175
– konzeptuelles 59, 124, 177
– Negativ- 167
Priming-Effekte 54, 57, 58, 124, 125, 161, 176
Prospektives Gedächtnis 173
Prozedurales Gedächtnis 31, 44, 122, 128, 139, 140, 161, 227
Prozessor, zentraler 35
Pseudodemenz 178, 215
Psychoanalyse 201, 208, 219
Psycholinguistik 30
Psychopharmaka 188, 194
Psychotherapie 71, 222, 225
Pyramids and Palm Trees Test 106

Q
Quellen-Amnesie 143, 153
Quotientenregel, konstante 25

R
Räumlich-visueller Hilfsspeicher 41, 43, 79
Recency-Effekt 19, 23, 24, 29
Recognition Memory Test (RMT) 93
Rehabilitationsprogramme 230, 233
Reminiszenz 84
Repräsentationssystem, perzeptuelles 57, 124
Ribotsches Gesetz 96
Rivermead Behavioural Memory Test (RBMT) 95
Rivermead Perceptual Assessment Battery 102

S
SALTT-Lernmethode 73
Scanning 25
Schädelhirntrauma 184
Schizophrenie 188, 211, 225

Schlaganfall 119
Schleife, artikulatorische 40
Schlüsselwortmethode 82
Schwangerschaft 197, 199
Scopolamin 27, 55, 64
Sekundärgedächtnis 15
Selbsthilfegruppen 238, 239
Selbstkonzept 31, 220
Semantisches Gedächtnis 31, 44, 126, 160, 164, 176, 179
Sensorischer Speicher 16
Serielle Positionskurve 23
Sexueller Mißbrauch 71, 206, 222, 224, 225
Simulation 211, 214, 225
Somnambulismus 201, 218
Soziale Interaktionstheorie 220
Spacing-Effekt 84, 234
Speicher, artikulatorischer 42
Speicher, sensorischer 16
Spezifisch signalisierter Abruf 49, 71
Sprachstörungen 106
Stichwortverfahren, autobiographisches 96, 169, 202
Stimmungs-Kongruenz-Effekt 68, 72
Störung
– dissoziative Identitäts- 204
– posttraumatische Belastungs- 202
Störungen, dissoziative 200
Stroop Test 103
Supervisory Activating System 148
Suppression, artikulatorische 41
Synapse 13, 26
Synästhesie 76
Syndrom, amnestisches 109

T

Temporallappenschädigung 118, 134, 138, 140
Testbatterie für visuelle Objekt- und Raumwahrnehmungen (VOSP) 102
Thiaminmangel 115
Token Test 106
Transitorische Globalamnesie 180, 199, 218
Transitorische zerebrale Ischämie 182, 199

U

Üben 83, 85, 229
– massiertes und verteiltes 83
Übungs-Effekte 156
Umwelt-Effekte 65, 72, 172

V

Vanishing Cues-Methode 234, 239
Verarbeitungsgeschwindigkeit 165, 168, 179
Verarbeitungstiefe 34, 38, 44
Verdrängung 208, 219, 222
Vergessen 46, 60
Vergessenskurve 60
Vertrautheitsreaktion 51, 52, 71, 131, 159, 179

W

Wechsler Gedächtnistest (WMS) 91
Wechsler Gedächtnistest Revidierte Fassung (WMS-R) 91
Wechsler Intelligenztest für Erwachsene (WAIS) 91, 104, 127
Wernicke-Enzephalopathie 110, 115
Wiedererkennen 47, 49, 51, 53, 71, 131, 164, 179
– kontextfreies und kontextabhängiges 52
– falsches 145, 153

– im Alter 158
– Inklusion und Exklusion 52
Wiederholung 21, 84, 234
Wiederholungs-Priming 54, 124
Wisconsin Card Sorting Test 107
Wortlängeneffekt 41

Z
Zentrale Exekutiv-Einheit 41, 44
Zentraler Prozessor 35
Zeugenaussagen 66, 70
Zustandsabhängiges Lernen 66
Zweitaufgabenparadigma 39